压疮
诊疗与预防

主编　王兴义　沈余明　王文璋

科学出版社

北京

内 容 简 介

　　本书主要介绍了压疮常见临床问题及推荐对策、预测评估、综合护理、超声检查及保鲜膜疗法、负压封闭疗法（NPWT）等多种压疮的治疗。本书配有大量图表，充分展示了压疮治疗和预防的研究成果和临床实践的进展。

　　本书可供内科、骨科、康复科、皮肤科、小儿科、老年科等临床医务工作者参考。

图书在版编目（CIP）数据

压疮诊疗与预防 / 王兴义, 沈余明, 王文璋主编 . -- 北京 : 科学出版社, 2019.1
ISBN 978-7-03-060066-0

Ⅰ . ①压… 　Ⅱ . ①王… ②沈… ③王… 　Ⅲ . ①褥疮—诊疗②褥疮—预防（卫生） 　Ⅳ . ① R632.1

中国版本图书馆 CIP 数据核字 (2018) 第 279214 号

责任编辑：李　玫 / 责任校对：赵桂芬
责任印制：肖　兴 / 封面设计：吴朝洪

科 学 出 版 社 出版
北京东黄城根北街 16 号
邮政编码：100717
http://www.sciencep.com

北京汇瑞嘉合文化发展有限公司 印刷
科学出版社发行　各地新华书店经销
*
2019 年 1 月第　一　版　开本：787 × 1092　1/16
2019 年 1 月第一次印刷　印张：19 1/4
字数：450 000

定价：158.00 元
（如有印装质量问题，我社负责调换）

前　言

随着我国人口高龄化、脊髓损伤患者抢救成功案例增多、癌症患者术后生存期延长，压疮的发生率越来越高。脊柱裂和脊髓拴系引起的坐骨及足踝压疮终身存在，预防压疮，提高护理及治疗质量迫在眉睫。压疮的护理与治疗耗费巨大的经济、医疗资源、人力资源，我国目前没有系统的压疮预防与诊疗的专业书籍。

在压疮的诊断与治疗过程中有很多创新与发展。例如，用超声波诊断压疮，对于早期压疮和有潜行的压疮有很好的诊断价值，对各部位的软组织感染也有重要价值。在压疮治疗方面，保鲜膜疗法、负压封闭疗法（NPWT）、持续洗净疗法、高压氧与臭氧纳米气泡水治疗及中医药治疗等近年来都在运用。其中，保鲜膜疗法为日本独创，而高压氧与臭氧纳米气泡水治疗压疮是日本川嶋整形外科病院最近几年才用于治疗压疮及软组织感染的方法，治疗效果良好。

北京昌平圣济骨伤医院，四十余年来一直致力于骨关节感染、压疮的研究与治疗，取得了丰硕成果，治愈了数以千计的骨关节感染及压疮患者。首创发明胫骨中足骨融合治疗脊柱裂引起的足踝部严重感染压疮，填补了世界医学空白。

本书从压疮预防、诊断、治疗系统论述，内容全面准确，有较高的学术价值及实用价值；在多个方面填补压疮诊疗的空白，反映了中国及世界压疮的治疗水平。骨感染专家沈余明教授、王文璋教授共同参与编写本书，使内容更加丰富，并提高了临床实用价值。

在本书的编写过程中，全体参编人员付出了努力和智慧，在此致以深深的感谢。相信本书的出版能使临床各科医护人员对压疮的预防诊断、治疗有更深入、更全面的了解。

由于水平有限，错误之处在所难免，敬请指正。

王兴义

2018 年 11 月

编著者名单

主　　编　王兴义　沈余明　王文璋

副 主 编　王　伟　王公奇　杜心如

　　　　　万　波　川嶋眞之

主编助理　曲　艺　侯亚萍

编　　委　（以姓氏笔画为序）

万　波　　洪湖市中医医院

王　伟　　北京昌平圣济骨伤医院

王　军　　北京昌平圣济骨伤医院

王　靖　　北京昌平圣济骨伤医院

王公奇　　北京昌平圣济骨伤医院

王兴义　　北京昌平圣济骨伤医院

王兴国　　北京昌平圣济骨伤医院

王文璋　　中国医科大学航空总医院

王中强　　河南省南召骨科医院

曲　艺　　北京昌平圣济骨伤医院

苏桂有　　北京昌平圣济骨伤医院

杜心如　　北京朝阳医院

沈余明　　北京积水潭医院烧伤整形科

张国伟　　施乐辉公司先进伤口管理部门

川嶋眞人　日本川嶋整形外科病院

川嶋眞之　日本川嶋整形外科病院

梁棹茹　　北京王府中西医结合医院

目 录

第 1 章

概　论

由于我国的国情、民族文化、医疗现状，我国的老年人大多数是居家养老，这些因素都会影响压疮的发病率。在城市和乡村，仍有较多的压疮患者得不到及时、规范的治疗护理。国内尚无权威性的压疮发病率、患病率和压疮治疗护理相关的医疗费用统计数据，虽然也有文献报道压疮的发病率为 2.5%～8.8%，有的甚至高达 11.6%，但数据尚缺乏说服力，也未见有整个机构的压疮发病率和患病率的调查报道。笔者认为临终前压疮的患病率很高，需要社会各界共同关注。

第一节　压疮的定义和流行病学

一、压疮的定义

加在身体上的外力降低了骨骼和皮肤表层之间软组织的血流或停止了血流。这种状况持续一段时间，组织处于不可逆的缺血性损伤，则成为压疮。按照这个定义，近年又增加了打石膏、使用预防深层静脉血栓长筒袜、氧气面罩等与医疗器械有关的压伤。

二、压疮的流行病学

我国没有详细的流行病学统计资料，笔者参照了日本压疮学会的资料。

日本调查资料的来源为 279 所医院、56 家长期护理医疗机构、62 所家访护士站，总计 397 家机构。

（一）患病率、预估发病率

压疮患病率：医院为 1.92%～3.52%，长期护理医疗机构为 1.89%～2.20%，家访护士站为 5.45%。

压疮预估发病率：医院为 0.78%～1.54%，长期护理医疗机构为 1.21%～1.75%，家访护士站为 4.40%。

（二）压疮的部位

发生压疮最多的部位为骶骨部位、骶骨部压疮发生率在普通医院为 40.5%，有护理型病床普通医院为 38.9%，大学附属医院为 43.7%，精神病院为 50.0%，老人福利院为

35.2%，长期护理医疗机构为48.1%，家访护士站为35.4%。

发生压疮排名第二常见部位为跟骨部位：在普通医院和精神病院分别为14.3%、25.0%。

其他部位压疮发生率：在有护理型病床普通医院为16.1%，大学附属医院为14.8%，老人福利院为16.5%，长期护理医疗机构为19.2%，家访护士站为16.2%。脊髓损伤后压疮最常见于坐骨部，其次是骶尾部。

（三）压疮的深度

直达真皮深度的压疮d2，在普通医院压疮的发生率中为36.4%，有护理型病床普通医院为27.3%，大学附属医院为41.6%，老人福利院为35.7%。

直达皮下组织的压疮D3在精神病院压疮的发生率中为50.0%，长期护理医疗机构为34.6%；持续发红d1在家访护士站为38.6%。

（四）压疮患者的特征

1. 年龄　压疮患者多为老年人。在普通医院、有护理型病床普通医院、大学附属医院、精神病院、长期护理医疗机构、家访护士站中75～84岁所占比例最大。老人福利院中85～94岁（45.7%）最多。

2. 性别　普通医院、有护理型病床普通医院、大学附属医院中男性超过了50%（分别为57.9%、51.0%、60.0%）。而精神病院、老人福利院、长期护理医疗机构、家访护士站中女性的比例较高（分别为52.4%、75.7%、73.5%、54.6%）。

3. 住院治疗的原发疾病　住院治疗的原发疾病前三位在普通医院中为恶性肿瘤22.6%、感染20.6%、脑血管病后遗症12.1%；在有护理型病床普通医院为脑血管病后遗症18.6%、感染13.8%、恶性肿瘤12.9%；在大学附属医院为恶性肿瘤26.5%、感染12.3%、高血压之外的循环器官疾病11.0%；在精神病院为痴呆66.7%、脑血管病后遗症14.3%、高血压9.5%；在老人福利院为痴呆52.9%、脑血管病后遗症38.6%、骨关节疾病12.9%；在长期护理医疗机构为痴呆34.7%、脑血管病后遗症28.6%、高血压12.2%；在家访护士站为脑血管病后遗症24.6%、痴呆16.9%、高血压和骨关节疾病为9.2%。

4. 日常生活自理程度与压疮发生率的关系　在老人福利院中压疮多发生在自理程度等级依靠他人帮助可以坐上轮椅、饮食或是排泄必须依赖他人帮助B2的老年人，发生率为42.9%，自理程度等级自己甚至不能翻身C2的压疮发生率在普通医院为64.5%，有护理型病床普通医院为71.1%，大学附属医院为56.1%，精神病院为52.4%，长期护理医疗机构为59.2%，家访护士站为60.4%。

普通医院、有护理型病床普通医院、精神病院中卧床不起（等级C1、C2）发生率分别为77.8%、83.1%、81.0%。

5. 压疮的发生危险因素

（1）基本活动能力：有风险的压疮患者比例，在所有机构中为80%以上。基本活动能力（在轮椅上）有风险的比例为33.3%～85.7%。

（2）病理性骨突出：在普通医院为53.3%～71.4%，老人福利院为64.3%，长期护理医疗机构为67.3%，家访护士站为63.3%。

（3）关节挛缩：在普通医院为39.4%，有护理型病床普通医院为49.5%，大学附属医院为32.5%～50.0%，精神病院为66.7%，老人福利院为54.3%，长期护理医疗机构为

67.3%，家访护士站为 50.0% 以上。

（4）营养状态不佳：在普通医院为 80.6%，有护理型病床普通医院为 76.2%，大学附属医院为 73.3%，精神病院为 81.0%，老人福利院为 67.1%，长期护理医疗机构为 63.3%，家访护士站为 65.7%。

（5）潮湿和出汗：在精神病院为 28.6%，普通医院为 52.9%，有护理型病床普通医院为 54.7%，大学附属医院为 42.5%，老人福利院为 44.3%，长期护理医疗机构为 53.1%，家访护士站为 63.8%。

（6）尿便失禁：在大学附属医院为 60% 以下（58.6%），但在其他机构中为 60% 以上（普通医院为 69.6%，有护理型病床普通医院为 74.7%，精神病院为 71.4%，老人福利院为 65.7%，长期护理医疗机构为 73.5%，家访护士站为 67.1%）。

（7）水肿：有护理型病床普通医院为 44.4%，精神病院为 42.9%，普通医院为 36.5%，大学附属医院为 34.0%，老人福利院为 31.4%，长期护理医疗机构为 24.5%，家访护士站为 37.2%。

（五）压疮患者的护理

1. **压力分散床垫** 除精神病院外，大多机构使用气垫床，普通医院为 54.7%，有护理型病床普通医院为 69.5%，大学附属医院为 50.0%，老人福利院为 57.5%，长期护理医疗机构为 72.9%，家访护士站为 71.1%。精神病院使用最多的是聚氨酯泡沫为 45.5%。另外，未使用压力分散用具的压疮患者在老人福利院为 9.6%，家访护士站为 7.1%。

2. **变换体位的时间间隔** 每隔 2h 变换 1 次体位的比例，在普通医院为 68.1%，有护理型病床普通医院为 60.4%，大学附属医院为 72.4%，精神病院为 90.5%，老人福利院为 71.5%，长期护理医疗机构为 95.9%，家访护士站为 13.5%。在家访护士站有 60.4% 未进行体位变换。另外，还有不定期变换体位的情况。

3. **皮肤护理** 有皮肤护理计划的比率，在普通医院为 90.6%，有护理型病床普通医院为 94.0%，大学附属医院为 93.6%，精神病院为 100%，老人福利院为 81.4%，长期护理医疗机构为 63.3%，家访护士站为 92.8%。

4. **营养状况** 有改善营养计划的比率，在普通医院为 63.2%，有护理型病床普通医院为 72.8%，大学附属医院为 64.8%，精神病院为 100%，老人福利院为 90.0%，长期护理医疗机构为 61.2%，家访护士站为 63.3%。

5. **康复训练** 有康复训练计划的比率，在普通医院为 52.9%。有护理型病床的比例，普通医院为 60.2%，大学附属医院为 54.5%，精神病院为 28.6%，老人福利院为 82.9%，长期护理医疗机构为 53.1%，家访护士站为 55.1%。

（六）压疮的局部管理

1. **基本情况** 在大学附属医院中使用最多的是敷料，比率为 51.6%。其他机构中使用最多的是外用制剂，在普通医院为 46.1%，有护理型病床普通医院为 45.0%，精神病院为 66.7%，老人福利院为 58.6%，长期护理医疗机构为 67.3%，家访护士站为 64.3%。

2. **d1 压疮** 在精神病院、老人福利院、长期护理医疗机构中使用的是外用制剂。其他机构使用最多的是敷料，在普通医院为 75.0%，有护理型病床普通医院为 81.0%，大学附属医院为 65.4%，家访护士站为 53.8%。普通医院和有护理型病床普通医院使用保鲜膜疗法，比率分别为 4.8% 和 9.5%。

3. d2 压疮　使用外用制剂比率前三位的机构，为长期护理医疗机构 66.7%、家访护士站 57.6%、老人福利院 51.5%。使用敷料比率由高到低的机构依次为大学附属医院、普通医院、有护理型病床普通医院、精神病院，其比率分别为 69.4%、66.7%、61.8%、50.0%。老人福利院中除了使用外用制剂之外，使用最多的就是保鲜膜疗法，其比率为 36.4%。

4. D3 ~ D5 压疮　使用比率最多的是外用制剂，其比例在普通医院为 72.4%，有护理型病床普通医院为 56.0%，大学附属医院为 71.2%，精神病院为 83.3%，老人福利院为 64.7%，长期护理医疗机构为 72.7%，家访护士站为 74.0%。在医院中使用比率仅次于外用制剂的是敷料，在普通医院为 18.8%，有护理型病床普通医院为 24.6%，大学附属医院为 21.2%，精神病院为 16.7%。老人福利院中使用最多的是保鲜膜疗法，其比率为 26.5%。

以上 4 项是日本统计数据。

第二节　发生压疮的机制

Berlowitz 等指出发生压疮有 4 种机制：①缺血性损伤；②再灌注损伤；③淋巴系统损伤；④细胞和组织的机械变形复合性损伤（图 1-1）。

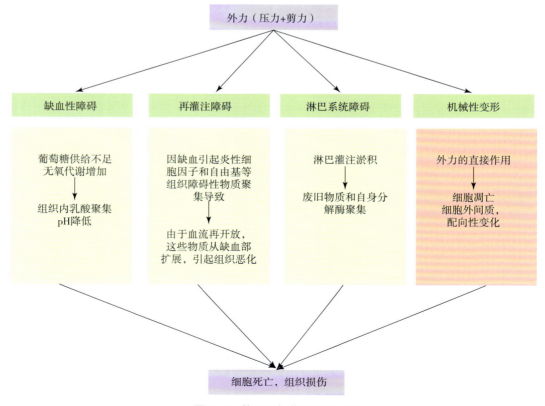

图 1-1　软组织损伤的产生机制

　　作用在软组织上的外力可根据向量方向分解为压力和剪力。加在骨突出部位的剪力是越接近骨骼的深层组织越大。从理论上可以推测皮下近骨骼处存在深层软组织损伤，这种状态在临床上可观察到伴有疼痛的皮肤变色及皮下硬结，称为深部组织损伤（deep tissue injury，DTI）。在最为普及的美国国家压疮咨询委员会（National Pressure Ulcer Advisory Panel，NPUAP）分类 2007 年修改中，引进了疑似深部组织损伤（suspected DTI）的概念，压疮的浸润深度分类（表 1-1）结合了美国国家压疮咨询委员会 / 欧洲压疮咨询委员会（National Pressure Ulcer Advisory Panel, NPUAP / European Pressure Ulcer Advisory Panel, EPUAP）指南中的压疮分类。

表 1-1　依据 NPUAP/EPUAP 的压疮分类

类别 / 程度Ⅰ：发红持久不褪	
	一般是指在骨突出部位有限的区域内，伴有持久不褪的发红且无损伤的皮肤。在色素重的皮肤上没有明显的消退，有与周围皮肤不同的情况 与周围组织相比，伴有疼痛、发硬、柔软、灼热感及冷感。Ⅰ类为在皮肤色素重的患者中难以发现的情况。有可能被视为"有风险"的患者
类别 / 程度Ⅱ：部分缺损	
	不伴有黄色坏死组织，伤口底部出现淡粉色表浅溃疡，部分真皮层缺损。被覆上皮无皮损或开放 / 撕裂，也有显示充盈着血清或血清水疱 不伴有坏死组织或皮下出血，出现有光泽及干燥的表浅溃疡。不应将此类损伤概念用于表皮皮肤裂伤、因胶布产生的皮炎及与尿便失禁有关的皮炎、浸润、表皮剥离等
类别 / 程度Ⅲ：全层皮肤缺损	
	全层组织缺损，虽然可以看到皮下脂肪，但未露出骨、肌腱、肌肉。明确组织损伤深度且附有坏死组织。也可存在潜行及瘘孔 压疮的深度因解剖学的位置而各不相同。鼻梁部、耳郭部、枕部、踝部缺乏皮下（脂肪）组织，压疮有可能是表浅压疮。相反，在皮下脂肪层较厚的部位，有可能发生压疮。看不到骨或肌腱，不能直接接触
类别 / 程度Ⅳ：全层组织缺损	
	伴有骨外露、肌腱、肌肉的全层组织缺损。有附着坏死组织或是焦痂（eschar，黑色坏死组织）。多伴有潜行及瘘孔 压疮的深度因解剖学的位置而各不相同。鼻梁部、耳郭部、枕部、踝部缺乏皮下（脂肪）组织，压疮有可能是表浅压疮。相反，在皮下脂肪层较厚的部位，有可能发生深部压疮。压疮深及肌肉和支持组织（筋膜、肌腱、关节囊等），也可发生骨髓炎。骨或肌肉外露可以看到并能直接接触
针对美国的情况而增加的类别	
	难以分类，皮肤或是组织全层缺损——深度不明 伤口底部附着有坏死组织（黄色、黄褐色、灰色、绿色或褐色）及焦痂（黄褐色、褐色或黑色），是溃疡深度完全不明确的全层组织缺损 彻底清除坏死组织和焦痂，仅限于不露出伤口的底部，不能正确判断浸润深度。附着在踝部的稳定的焦痂起到了"保护伤口"的作用，所以不应去除
疑似深部组织损伤——深度不明	
	因压力及剪力产生的皮下组织损伤，有局限性的紫色或褐色皮肤变色或是血疱 与相邻组织相比，临床所见为初期有疼痛、硬结、脆弱，因浸润性而有的热感或是冷感。深部组织损伤在皮肤色重的患者中较难发现。病变继续发展，暗色的伤口底部会出现水疱。进一步恶化还会有薄的焦痂覆盖在上面，即使进行妥善治疗，进展速度仍然很快，即使是适当的治疗也有可能露出深部组织

美国国家压疮咨询委员会 / 欧洲压疮咨询委员会（National Pressure Ulcer Advisory Panel, NPUAP / European Pressure Ulcer Advisory Panel, EPUAP）

第三节　压疮愈合的过程

一、一般性创伤的愈合过程

一般创伤愈合的基本病理过程分为凝血期、炎症期、增殖期、再塑形期。

（一）凝血期

出血通过凝血因子、血小板形成血块，从血小板释放出血小板衍生生长因子（platelet derived growth factor,PDGF）等细胞因子形成凝血块，填补创腔。

（二）炎症期

中性粒细胞及巨噬细胞等炎症细胞浸润、吞噬坏死组织。同时，可看到从这些细胞再次释放出转化生长因子 β（transforming growth factor-β，TGF-β）及成纤维细胞生长因子（fibroblast growth factor，FGF）等细胞因子。另外，还释放出了溶解坏死组织蛋白的基质金属蛋白酶（matrix metalloproteinase，MMP）等蛋白酶类。

（三）增殖期

释放出的细胞因子促使成纤维细胞及上皮细胞的迁移和生长。成纤维细胞合成以胶原蛋白为代表的细胞外基质，成为细胞迁移的平台。另外，还产生新生血管。新生血管、成纤维细胞等各种细胞、胶原纤维等细胞外基质混合的肉芽组织填充了组织缺损部分。在良好的肉芽组织覆盖下的创面上再加上由于上皮细胞迁移增殖产生的上皮，在肌成纤维细胞产生的创伤收缩的作用下，创伤面积逐渐缩小。

（四）再塑形期（形成瘢痕组织）

通过细胞外基质重塑等机制，起初发红的瘢痕经过数月后变白、变柔软而成熟化。参与这些过程的细胞及增殖因子见图 1-2。

二、慢性创伤的愈合过程

与一般创伤不同，压疮是愈合过程非常缓慢的创伤，由于炎症期过长、缓慢，大多认为就是炎症期向增殖期过渡失败。也可认为这种慢性炎症状态是因为细胞异常（细胞本身所产生的老化）、渗出液异常（由于增殖因子及细胞因子组成发生变化致使创伤的顽固化，以及由于 MMP 等蛋白酶的增加而产生的组织损伤）或是细胞外基质异常（细胞迁移障碍、吸附增殖因子使其不能发挥其活性）等机制复合参与的结果。为了治疗慢性炎症，使其尽快过渡到愈合阶段，在临床上采取了直接、间接等各种方法，这些统称为创面环境调整/伤口床准备（wound bed preparation）并规范化。

临床上常按照创面颜色进行分类，有黑色及黄色坏死组织的时期为炎症期、形成红肉芽组织的时期为增殖期、有白色上皮的时期为再塑形期，按照分类进行相应处置。

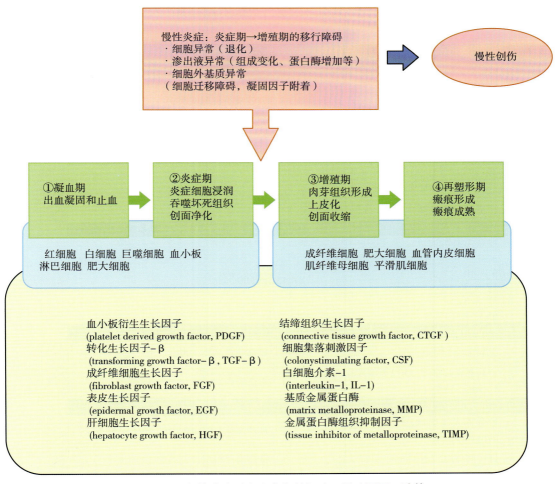

图 1-2 创伤愈合过程和参与的细胞、增殖因子、酶等

第四节 压疮评价量表和 DESIGN-R

一、压疮评价量表

正确评价压疮是正确治疗的前提，按照压疮的情况选择合适的治疗及护理方法。评估压疮的过程，可以同时评价所进行的护理是否正确，还关系到后续护理的选择。在临床上多学科协同共同管理压疮，就需要各个学科用统一的评价指标。

二、DESIGN-R 的标记方法

在标记 DESIGN-R 时，需要注意以下几点（表 1-2）。

表 1-2　DESIGN - R （压疮经过评价用）

姓名（　　　）　病历号（　　　　　）

日期	/	/	/	/	/

深度（Depth） 通过伤口内最深部分进行评价，随着好转，伤口底部变浅时，作为与此相应的深度进行评价

d	0	皮肤无损伤、无发红	D	3	深至皮下组织的损伤
	1	持续发红		4	超过皮下组织的损伤
	2	深至真皮的损伤		5	深至关节腔、体腔的损伤
				U	深度不能判定的情况

渗出液（Exudate）

e	0	无	E	6	量大：需要每日更换 2 次以上敷料
	1	少量：无须每日更换敷料			
	3	中等量：需要每日更换 1 次敷料			

大小（Size） 测量皮肤损伤范围 [长（cm）× 宽（cm）直角最大直径（cm）]

s	0	皮肤无损伤	S	15	> 100
	3	< 4			
	6	4 ~ 16			
	8	17 ~ 36			
	9	37 ~ 64			
	12	65 ~ 100			

炎症 / 感染（Inflammation/Infection）

i	0	无局部炎症症状	I	3	局部明显感染（炎症、胀、恶臭）
	1	有局部炎症征兆（伤口周围发红、肿胀、灼热感、疼痛）		9	有全身影响（发热）

肉芽组织（Granulation）

g	0	愈合或表浅伤口，所以不能评价形成的肉芽组织	G	4	良性肉芽组织占创面的 10% ~ 50%
	1	良性肉芽组织占创面的 90% 以上		5	良性肉芽组织占创面的 10% 以下
	3	良性肉芽组织占创面的 50% ~ 90%		6	完全没有形成良性肉芽组织

坏死组织（Necrotic tissue） 混合情况时，对整体上较多的病情进行评价

n	0	无坏死组织	N	3	有柔软的坏死组织
				6	有厚、硬且致密的坏死组织

潜行（Pocket） 每次相同的体位，从潜行四周（包括溃疡面）[长（cm）× 宽（cm）] 减去溃疡大小

p	O	无潜行	P	6	< 4
				9	4 ~ 16
				12	17 ~ 36
				24	> 36

部位（骶尾部、坐骨部、大转子部、足踝部、其他）　　　　　合 计

1. 标注 DESIGN-R 的分数为"D 分、E 分、S 分、I 分、G 分、N 分、P 分：合计（分数）"。

2. 记录时请区分大小写。

3. D（Depth）和其他项目之间要加入"-（连字符号）"。

4. 合计分数表示除了深度（D）之外 6 个项目（渗出液、大小、炎症 / 感染、肉芽组织、坏死组织、潜行）的合计分数，深度的分数不包括在合计分数中。

5. 因坏死等无法判断深度时，标注为"U（unstageable）：不能判断深度的情况"。

三、DESIGN-R 判断压疮严重程度

DESIGN-R 将对于压疮严重程度（某个期间的愈合概率）的影响度作为重点（渗出液：6 分；大小：15 分；炎症 / 感染：9 分；肉芽组织：6 分；坏死组织：6 分；潜行：24 分）而给予计分，在此 6 个项目的合计分数越高则可判断为压疮重症。

DESIGN-R 总分数表示其罹患压疮期间的愈合概率，也就是表示压疮严重程度。因此，DESIGN-R 不仅可以评价各个压疮愈合过程，还可以判断不同压疮中哪个为更严重的压疮。

四、DESIGN-R 预测压疮愈合

日本压疮学会学术教育委员建议用 DESIGN-R 的合计分数来预测压疮愈合。

< 9 分：约 80% 的压疮在 1 个月内可愈合；9 ~ 18 分：约 60% 在 3 个月内可愈合；> 19 分：约 80% 在 3 个月内不能愈合。

但是这些数值是统计值，不能保证每个压疮都能愈合。DESIGN-R 预测压疮在 3 个月内愈合是有限的，有 20% ~ 30% 的预测误差。

反映压疮愈合概率的重症度指标，综合考虑了患者生活质量（QOL）、住院期间、医疗负担等，可作为研究治疗方针的资料使用。

五、DESIGN-R 评价护理压疮的质量

由于 DESIGN-R 的总计分数成为绝对的评价指标，那么就可用来评价群体压疮的严重程度。

通过评价每家医院病房所有压疮的严重程度，可以对医院等机构护理压疮的质量进行对比。另外，通过按年度比较某些医院机构所有压疮的严重程度，可以评价压疮护理质量的变化。也可用于比较试验组和对照组的结果指标。

第五节　压疮预防和管理

压疮预防和管理的操作是压疮预防和管理计划的整体概括。

最初需要评价对患者发生压疮的风险、观察全身。全身观察是"压疮预防和管理指南（第 3 版）"新加的事项，是基于对患者的基础疾病、营养状态、管理全身性感染作为预防压疮和管理措施加以规划而增加的。

利用风险评估和量表评价发生压疮风险。无发生压疮风险时，定期观察。有压疮发生风险时，观察局部（皮肤），评价有无压疮和压疮状态（图 1-3）。

无压疮时：①预防护理的处理步骤；②预防发生综合管理的处理步骤，制订出计划并加以实施。

有压疮时：①发生后护理的处理步骤；②发生后综合管理的处理步骤。

伤口部分的管理：①非手术治疗的处理步骤；②手术治疗的处理步骤，制订出计划并加以实施；③再次适当地评价压疮发生风险、全身状态、压疮状态。

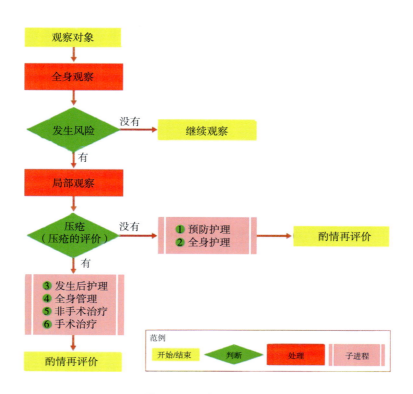

图 1-3　压疮预防和管理

一、无压疮的预防护理

1. 压疮预防护理　见图 1-4。
2. 预防发生压疮的综合护理　见图 1-5。

二、有压疮的预防护理

1. 压疮发生后的护理　见图 1-6。
2. 压疮发生后的综合护理　见图 1-7。
3. 压疮非手术治疗　见图 1-8。
4. 压疮手术治疗　见图 1-9。

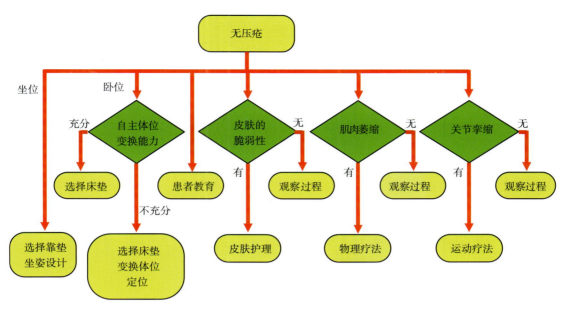

图 1-4　压疮预防护理

评估患者的自主变换体位能力、皮肤的脆弱性、肌肉萎缩、关节挛缩，选择并实施选择坐姿时的靠垫、坐姿设计、选择卧位床垫、变换体位、定位、患者教育、皮肤护理、物理疗法、运动疗法

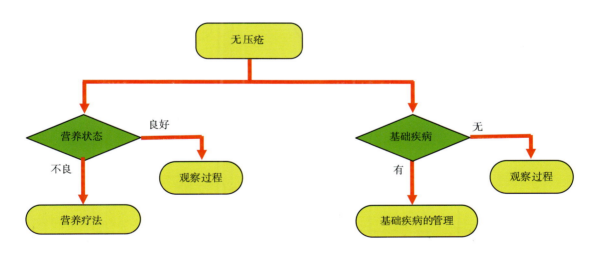

图 1-5　预防压疮的综合护理

评估患者的营养状态和基础疾病，选择并实施营养疗法和管理基础疾病

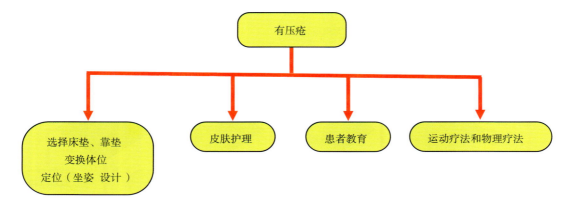

图 1-6   压疮发生后的护理

选择并实施患者所用床垫或是坐垫、变换体位、定位、皮肤护理、患者教育、运动疗法

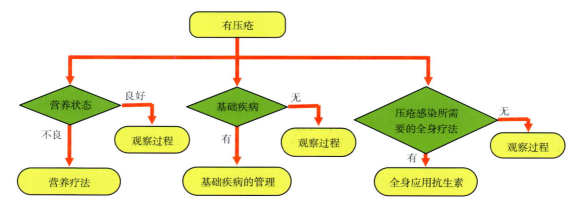

图 1-7   压疮发生后的综合护理

评估患者的营养状态、基础疾病、需要全身疗法的感染压疮，选择并实施营养疗法、管理基础疾病、抗生素的全身给药

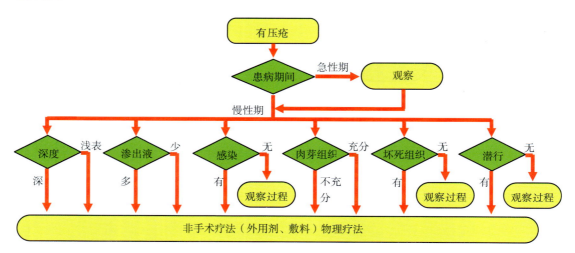

图 1-8   压疮非手术治疗

评价压疮患者的患病期间和 DESIGN-R 所定义的压疮状态，选择并实施非手术治疗（外用制剂、敷料）、物理疗法

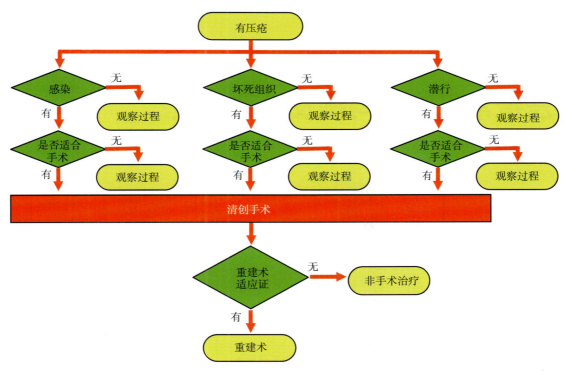

图 1-9 压疮手术治疗

评价压疮患者感染程度、坏死组织、潜行和是否适合做手术,选择并实施手术清创。其后,评估是否适合重建手术,选择并实施重建手术或是非手术治疗

（王兴义）

第 2 章

压疮常见临床问题及推荐对策

对压疮临床预防与诊疗中的许多临床问题（clinical question，CQ），按照临床问题的顺序和项目，用 CQ1/2/3……分类列出。

简明扼要地表述了临床问题，对每个临床问题提出详细的推荐对策。 推荐的强度分类按 A、B、C1、C2、D 列出，一目了然。表中 CQ1 ～ CQ13 引自『褥瘡ガイドブック』第 3 版，CQ14 为新增加的临床问题，推荐度暂定为 C1。

推荐度分类的对策见表 2-1。

表 2-1　推荐度分类

推荐度分类

A	具有充分的证据，强烈建议进行
B	有证据，建议进行
C1	证据有限，可进行
C2	无证据，不建议进行
D	因有无效或是不利的证据，不建议进行

所谓证据指的是通过临床试验或是流行病学研究获得的见解和经验。

一、非手术治疗

1. 外用制剂　见表 2-2。
2. 敷料　见表 2-3。

二、手术治疗

手术治疗见表 2-4。

表 2-2　外用制剂

临床问题		推荐度	推荐对策
CQ1.1	急性期压疮使用什么外用制剂	C1	可以使用氧化锌、愈创蓝油烃、白色凡士林等具有很好保护创面效果的油性主剂的软膏及磺胺嘧啶银
CQ1.2	怀疑是深度损伤压疮（DTI），使用什么外用制剂	C1	每天密切关注局部的变化，可以使用氧化锌、愈创蓝油烃、白色凡士林等油性主剂的软膏
CQ1.3	发红与紫斑使用什么外用制剂	C1	最重要的是保护创面，可以使用愈创蓝油烃、白色凡士林
CQ1.4	水疱使用什么外用制剂	C1	以保护创面为目的时可以使用氧化锌
CQ1.5	糜烂、溃疡使用什么外用制剂	C1	可以使用愈创蓝油烃。促进上皮形成时，可以使用前列地尔 α-环糊精包合物、布拉地辛钠、盐酸溶菌酶
CQ1.6	伴有疼痛时使用外用制剂	C2	关于使用外用制剂改善疼痛，没有证据
CQ1.7	渗出液很多时，使用什么外用制剂	B	使用具有吸收渗出液作用的卡地姆碘、聚维酮碘、糖
		C1	可以使用聚糖酐、碘软膏
CQ1.8	渗出液少时，使用哪种外用制剂	C1	使用乳剂性主剂的软膏，感染伤口可以使用磺胺嘧啶银，非感染时可用维 A 酸生育酚
CQ1.9	清洗压疮时正确的方法是什么	C1	使用充足量的生理盐水或是自来水清洗
CQ1.10	怎样正确消毒压疮部位	C1	仅清洗即可，一般没必要消毒，发现有明显的伤口感染、较多渗出液及脓液时，可以在清洗之前消毒
CQ1.11	压疮伴有感染、炎症时使用什么外用制剂	B	推荐使用具有治疗感染作用的卡地姆碘、磺胺嘧啶银、聚维酮碘、糖
		C1	可以使用硫酸新霉素、胰蛋白酶、聚维酮碘、碘软膏、碘仿
CQ1.12	肉芽组织形成不充分时，为促使肉芽组织形成使用什么外用制剂	B	推荐使用具有促进肉芽组织形成的氯羟基脲囊素铝、曲弗明、维 A 酸生育酚、聚维酮碘、糖
		C1	也可以使用前列地尔 α-环糊精包合物、布拉地辛钠、盐酸溶菌酶
CQ1.13	肉芽组织形成不充分，疑似临界定植时使用什么外用制剂	C1	可以使用具有抗感染作用的卡地姆碘、聚维酮碘、糖、碘软膏或是磺胺嘧啶银
CQ1.14	肉芽组织形成不充分，希望创伤缩小时使用什么外用制剂	B	推荐具有缩小伤口作用的前列地尔 α-环糊精包合物、氯羟基脲囊素铝、曲弗明、布拉地辛钠、聚维酮碘、糖
		C1	可以使用氧化锌、愈创蓝油烃、小牛血液提取物、盐酸溶菌酶
CQ1.15	有坏死组织时，使用什么外用制剂	C1	可以使用卡地姆碘、磺胺嘧啶银、聚糖酐、菠萝蛋白酶、聚维酮碘、糖
CQ1.16	有潜行时使用什么外用制剂	C1	潜行内残存坏死组织时，首先清洁伤口。渗出液多时，可用聚维酮碘和糖。渗出液不多时，可用曲弗明、维 A 酸生育酚

表 2-3   敷料

临床问题		推荐度	推荐对策
CQ2.1	急性期压疮使用哪种敷料	C1	每天密切观察，为了达到保护创面的目的，可使用聚氨酯薄膜，贴上可直至真皮的伤口用敷料后也可观察伤口的变化
CQ2.2	怀疑深度损伤压疮（DTI）时，使用哪种敷料	C1	每天必须密切观察，为了达到保护伤口的目的，可以使用聚氨酯薄膜，直至真皮的伤口贴上之后也可以观察到伤口的敷料
CQ2.3	发红和紫斑使用什么敷料	C1	要达到保护伤口的目的，可以使用聚氨酯薄膜。还可用能观察伤口的敷料
CQ2.4	有水疱使用哪种敷料	C1	不要刺破水疱，保持原状，以保护创面为目的，可以使用聚氨酯薄膜。还可使用直至真皮的伤口用敷料，此敷料贴上后可观察到伤口的变化
CQ2.5	糜烂、表浅溃疡使用哪种敷料	B	直至真皮的伤口推荐使用敷料胶体。也可使用可至皮下组织的伤口用敷料胶体
		C1	直至真皮的伤口用敷料，如水凝胶、贴片型聚氨酯泡沫、藻朊酸泡沫、几丁质。直至皮下组织的伤口也可以用敷料，如水凝胶、氢化聚合物、聚氨酯泡沫、聚氨酯泡沫/软硅胶、藻朊酸钠、几丁质
CQ2.6	伴有疼痛时使用哪种敷料	C1	敷料没有减轻伤口疼痛的效果，因有保持伤口适当湿润环境的效果，可以缓和疼痛。在更换敷料时，要充分评估疼痛，可以使用胶体、聚氨酯泡沫、聚氨酯泡沫/软硅胶、几丁质、水凝胶
CQ2.7	渗出液多时使用哪种敷料	B	推荐使用吸收、保持过多渗出液的聚氨酯泡沫
		C1	可以使用直至皮下组织的伤口用和直至肌肉、骨骼的伤口用敷料，如藻朊酸/CMC、聚氨酯泡沫/软硅胶、藻朊酸钠、藻朊酸泡沫、几丁质、氢化聚合物
CQ2.8	渗出液少时使用哪种敷料	B	推荐使用胶体
		C1	可以使用水凝胶
CQ2.9	压疮伴有感染、炎症时，使用哪种敷料	C1	推荐使用具有治疗感染作用的外用制剂或使用含银的藻朊酸银
		C2	渗出液多时，可以使用高吸收性的藻朊酸钠，因没有治疗感染的作用，所以不推荐使用
CQ2.10	肉芽组织形成不充分，促使肉芽组织形成时，使用哪种敷料	C1	可以使用藻朊酸钠、胶体、氢化聚合物、聚氨酯泡沫、聚氨酯泡沫/软硅胶、几丁质
CQ2.11	肉芽组织形成不充分，疑似临界定植时，使用哪种敷料	C1	可以使用含银的银离子敷料、藻朊酸银

续表

临床问题		推荐度	推荐对策
CQ2.12	为了缩小伤口,充分形成肉芽组织,应使用哪种敷料	B	推荐使用含银的藻朊酸银
		C1	根据渗出液的程度可以选用胶体、水凝胶、氢化聚合物、聚氨酯泡沫、软硅胶、藻朊酸泡沫、几丁质、藻朊酸
CQ2.13	有坏死组织时,使用哪种敷料	C1	推荐使用水凝胶
CQ2.14	有潜行时使用哪种敷料	C1	潜行内残留坏死组织,首先需要清洁创面;渗出液多时,可使用藻朊酸钠等银离子敷料
CQ2.15	保鲜膜疗法治疗压疮有效吗	C1	居家难以使用医用敷料时,可以考虑保鲜膜疗法,但是需要有医学知识和经验丰富的医师指导,向患者及其家属详细说明并经过同意后才可进行

表 2-4 手术治疗

临床问题		推荐度	推荐对策
CQ3.1	有感染和炎症时,可以做手术清创吗	C1	有恶臭脓液或骨髓炎感染灶可以进行手术清创
CQ3.2	有坏死组织时,何时适合做手术清创	C1	坏死组织与周围健康组织的界线清晰时可以手术清创
		C1	控制感染后,可以手术清创
CQ3.3	有坏死组织时,何时适合做手术清创	C1	非手术治疗未见改善的潜行,可以手术切开及清创
CQ3.4	哪种情况是外科手术清创的适应证	C1	优先选择非手术治疗,感染稳定时可以进行手术清创
		C1	深及皮下组织时,可以进行手术清创
		C1	是否手术清创由感染灶面积、坏死组织量、伤口及周围血液循环状态、疼痛耐受性决定
CQ3.5	哪种情况适合重建手术	C1	对非手术治疗无效、深达皮下组织的压疮
		C1	伤口周围组织老化及瘢痕化的压疮
		C1	合并骨髓炎的压疮
CQ3.6	有实用性很强的重建外科吗	C1	重建手术有多种手术方式和封闭方法。另外,关于每种重建方法的治疗效果没有充分的证据,不支持具体的重建手术
CQ3.7	肉芽组织很少时,选用哪种物理疗法	C1	对于已控制了感染及坏死的创面,可以进行负压封闭疗法

三、综合管理

1. 预防发生的综合护理　见表 2-5。

2. 压疮发生后综合管理　见表 2-6。

表 2-5　预防发生的综合护理

	临床问题	推荐度	推荐对策
CQ4.1	哪些基础疾病会成为发生压疮的危险因素	C1	骨盆骨折、糖尿病、脑血管疾病、脊髓损伤等
CQ4.2	营养不良患者预防压疮时，应进行哪些营养干预	B	蛋白质及能量为营养不良状态（PEM）的患者，在考虑疾病的基础上，推荐补充高能量、高蛋白的营养辅助食品
CQ4.3	不能经口摄取患者该如何补充营养	C1	经肠营养或静脉营养
CQ4.4	确认发生压疮的危险因素的营养不良状态指标都有哪些	C1	如果无炎症、脱水，可以使用血清白蛋白
		C1	可以使用体重减少率
		C1	可以使用可食率（摄取食物量）
		C1	可以使用主观综合性营养评价（SGA）
		C1	老年人可以，MNA（mini nutritional assessment）使用简易营养评价法

表 2-6　压疮发生后综合管理

	临床问题	推荐度	推荐对策
CQ4.5	有感染的压疮，什么时候需要全身给药	C1	蜂窝织炎及骨髓炎、坏死性筋膜炎、菌血症、败血症时，可以考虑全身性抗生素。只有局部感染征兆，不考虑全身性抗生素
CQ4.6	哪些抗生素适用于需要全身抗生素治疗的感染压疮	C1	尽快考虑能够抑制假定细菌的抗生素的给药，根据敏感性试验结果，再调整更适合的抗生素
CQ4.7	哪些基础疾病会成为延迟压疮愈合的危险因素	C1	恶性肿瘤、心血管疾病、糖尿病、肾病透析
CQ4.8	压疮患者需要做营养评价吗	C1	需要进行营养评价，对有问题的患者进行营养干预
CQ4.9	压疮患者需要做营养评价吗	B	作为压疮愈合所需的能量，建议补充 1.5 倍以上基础能量的消耗量（BEE）。
		B	建议补充与所需量相符的蛋白质
CQ4.10	给压疮患者补充特定的营养素有效吗	C1	需要补充锌、藻朊酸、抗坏血酸等多种微量元素
CQ4.11	对压疮患者，有专业营养师及团队干预是否好些	C1	营养管理师及营养支持团队可以干预
CQ4.12	评价压疮患者的营养补充可以用体重指标吗	B	如果没有水肿、脱水，建议使用体重增加量

四、康复

1. 压疮发生前的护理　见表 2-7。
2. 压疮发生后的护理　见表 2-8。
3. 感染坏死创面物理疗法　见表 2-9。

表 2-7　压疮发生前的护理

	临床问题	推荐度	推荐对策
CQ5.1	慢性脊髓损伤患者发生压疮有哪些因素	B	有压疮病史，注意复发
CQ5.2	什么方法可以有效预防脊髓损伤患者发生压疮	C1	可以一边检查接触压力，一边进行指导
CQ5.3	老年人坐姿时使用哪种坐垫可以有效预防压疮	B	建议使用分散身体压力坐垫
CQ5.4	可以限制连续坐姿的时间吗	B	不能自主变换姿势的老年人，限制连续坐姿的时间为好
CQ5.5	间隔多长时间变换坐姿	C1	不能自主变换姿势时，以每隔 15min 变换坐姿
CQ5.6	调整坐姿有效吗	C1	可以考虑调整坐姿、平衡等
CQ5.7	用坐垫有效吗	D	无效。不推荐使用
CQ5.8	对于肌肉萎缩都有哪些物理疗法	C1	可以进行电刺激疗法
CQ5.9	哪些运动疗法可防止关节挛缩	C1	可以进行被动运动
CQ5.10	可以在骨突出部位按摩吗	D	建议不要在骨突出部位按摩

表 2-8　压疮发生后的护理

	临床问题	推荐度	推荐对策
CQ5.11	有表浅压疮的患者，使用哪种方法可以保持轮椅坐姿生活	C1	正确的坐姿，选择坐垫，然后是限制坐姿的时间

表 2-9　感染坏死创面物理疗法

	临床问题	推荐度	推荐对策
CQ5.12	感染压疮适用哪种物理疗法	C1	可以进行水疗
CQ5.13	坏死组织压疮选用哪种物理疗法	C1	可以进行水疗及脉冲清洗
CQ5.14	选用哪种物理疗法能缩小伤口	B	建议电击刺激疗法
		C1	还可用近红外线疗法、超声波疗法、电磁波刺激疗法

五、预测发生压疮

预测发生压疮见表 2–10。

六、皮肤观察

皮肤观察见表 2–11。

七、皮肤护理

1. 预防护理　见表 2–12。

表 2–10　预测发生压疮

	临床问题	推荐度	推荐对策
CQ6.1	预测压疮发生时，利用风险评估有效吗	B	有效。建议使用风险评估量表
CQ6.2	一般使用哪种风险评估和量表	B	建议使用压疮评估量表
CQ6.3	老年人使用哪种评估方法	C1	可以根据发生压疮的危险因素进行评估
CQ6.4	老年人使用哪种风险评估和量表	C1	卧床不起的老年人可以使用 OH 量表
		C1	卧床不起的住院老年人可使用 K 式量表
CQ6.5	儿童使用哪种风险评估和量表	C1	可以使用布雷登 Q 量表
CQ6.6	脊髓损伤者使用哪种风险评估和量表	C1	可以使用脊髓损伤量表（SCIPUS）
CQ6.7	居家护理的患者使用哪种风险评估和量表	C1	可以使用居家版压疮发生风险评估和量表

表 2–11　皮肤观察

	临床问题	推荐度	推荐对策
CQ7.1	预测压疮的浸润深度时，什么样的方法	C1	预测 d1 预后时，可以观察双重红斑（浓淡的发红）、远离骨突出部位的发红迹象
		C1	可以用超声诊断
		C1	预测足跟部压疮的浸润深度时，可以测量踝臂指数（ABI）
CQ7.2	判断发红和 d1 压疮时，可以利用哪种方法	C1	可以用玻片压诊法或指压法
CQ7.3	判断深部损伤压疮（DTI）时，可以利用哪种方法	C1	通过触诊与附近的组织比较，可以使用观察疼痛、硬结、泥样漂浮感、皮肤温度变化（温热、冰凉）等方法
		C1	可以利用超声诊断

2. 压疮发生后的护理　见表 2-13。

八、变换体位和固定体位

1. 预防护理　见表 2-14。

表 2-12　皮肤预防护理

	临床问题	推荐度	推荐对策
CQ8.1	尿 / 粪失禁时，为了预防发生压疮，如何进行皮肤护理	C1	利用清洗剂清洗后，可以从肛门、外阴部向周围皮肤涂抹保护皮肤的乳膏等
CQ8.2	为了预防老年人骨突出部位发生压疮，如何进行皮肤护理	B	建议贴敷聚氨酯薄膜敷料、带有润滑功能的敷料
CQ8.3	为了预防仰卧位手术患者发生压疮，如何进行皮肤护理	C1	可以在骶骨部贴敷聚氨酯薄膜敷料
CQ8.4	佩戴非侵袭性人工呼吸器的患者因与面罩接触需要做哪些皮肤护理以预防压疮	C1	可以贴敷聚氨酯薄膜敷料、胶体敷料

表 2-13　压疮发生后的皮肤护理

	临床问题	推荐度	推荐对策
CQ8.5	为了加快压疮愈合，清洗压疮周围皮肤有效吗	C1	有效。可以用弱酸性清洗剂清洗
CQ8.6	尿 / 粪失禁时，为了加快压疮愈合，如何进行皮肤护理	C1	利用清洗剂清洗干净后，可以在压疮周围皮肤上涂上护肤乳膏等

表 2-14　预防护理

	临床问题	推荐度	推荐对策
CQ9.1	为了有效预防压疮，在床上应隔多长时间变换体位	C1	基本上是每隔 2h（不超过 2h）变换 1 次体位
CQ9.2	为了有效预防压疮，使用分散身体压力床垫应间隔多长时间变换体位	C1	使用黏弹性泡沫床垫时，变换体位的间隔时间不超过 4h
		C1	使用上铺式双层气垫床时，变换体位的间隔时间不超过 4h
CQ9.3	为了有效预防压疮，如何在床上变换卧床体位	C1	可以 30° 侧卧位、90° 侧卧位
CQ9.4	重症监护的患者该如何变换体位预防压疮	C1	可以利用带翻身功能的特殊病床，变换体位

2. 压疮发生后的护理　见表 2-15。

九、分散身体压力用具

1. 预防护理　见表 2-16。

表 2-15　压疮发生后的护理

临床问题		推荐度	推荐对策
CQ9.5	臀部有压疮的患者，为了促进压疮愈合，应如何固定体位	C1	可以是 30° 侧卧位及半坐位之外的定位

表 2-16　预防护理

临床问题		推荐度	推荐对策
CQ10.1	为了降低压疮发病率，使用分散身体压力床垫有效吗	A	有效。为了降低压疮发病率，强烈建议使用分散身体压力用具
CQ10.2	不能自主变换体位者，用哪种分散身体压力床垫对预防压疮有效	B	建议使用压力切换型气垫床
		C1	可以使用替换式泡沫床垫
CQ10.3	老年人使用哪种分散身体压力床垫对预防压疮有效	B	建议使用压力切换型气垫床
		C1	还可以使用压力切换型气垫床、上铺静止型气垫床、泡沫床垫
CQ10.4	集中护理患者使用哪种分散身体压力床垫可以有效预防压疮	B	建议使用保持低压的气垫床
		C1	可以使用微孔喷气床、上铺压力切换型气垫床、替换式静止型气垫床
CQ10.5	围术期使用哪种分散身体压力床垫及用具可以有效预防压疮	B	有发生压疮风险的患者在手术台上建议使用分散身体压力床垫及用具
		B	术中除床垫之外，在足跟、肘部等突出部位建议使用凝胶或黏弹性垫子
		C1	术中、术后可以使用压力切换型气垫床
		C1	股骨颈部手术的患者，手术中可以使用带珠子的床垫系统
		C1	心脏外科手术的患者，手术中可以使用维持体温的黏弹泡沫
CQ10.6	居家护理的患者用哪种分散身体压力床垫可以减轻看护者的负担	C1	可以使用带自动变换体位的气垫床
CQ10.7	为了躺着舒适，使用哪种分散身体压力床垫有效	B	建议使用替换式压力切换型气垫床
		C1	晚期患者可以使用带自动调整床垫内压功能的替换式压力切换型气垫床垫
CQ10.8	管理聚氨酯泡沫床垫时注意事项	C1	检查床垫的老化程度

2. 发生压疮后的护理　见表 2-17。

十、患者教育

1. 预防护理　见表 2-18。
2. 压疮发生后的护理　见表 2-19。

表 2-17　发生压疮后的护理

临床问题		推荐度	推荐对策
CQ10.9	为了促进压疮（d1、d2 或是 D3～D5）愈合，适合使用哪种分散身体压力床垫	A	加快 D3～D5 压疮或多个部位压疮愈合时，强烈推荐使用气体流动型床或是微孔喷气床
		C1	加快 d2 以上压疮愈合时，可以使用带床垫内自动调压功能的替换式压力切换型气垫、压力切换型大气囊床垫、双层式气垫床、保持低压用气垫床
		C1	加快 d1、d2 压疮愈合时，可以使用上铺静止型气垫床
		C1	压疮皮瓣手术后，可以使用带床垫内自动调压功能的替换式压力切换型气垫床

表 2-18　预防护理

临床问题		推荐度	推荐对策
CQ11.1	为了预防压疮发生和复发，应向患者及其家属（护理者）进行怎样的指导及教育	C1	可以进行变换体位方法、预防用具的种类及使用方法的指导及教育
		C1	医护人员定期进行电话会诊及通过远程操作的图像评价皮肤
		C1	由医护人员通过电子学习进行教育培训
		C1	可以进行有关压疮病情、危险因素、压疮评价、伤口愈合的原则、营养管理方法、皮肤护理和皮肤观察方法、排泄管理方法的内容指导及教育

表 2-19　压疮发生后的护理

临床问题		推荐度	推荐对策
CQ11.2	已经发生压疮时，应如何向患者及其家属（护理者）进行指导和教育	C1	可提供与压疮恶化有关的医疗机构联系方法及信息

十一、成果管理

成果管理见表 2-20。

十二、生活质量（QOL）和疼痛

生活质量（QOL）和疼痛见表 2-21。

十三、压疮诊疗进展的临床问题

压疮诊疗进展的临床问题见表 2-22。

表 2-20　成果管理

	临床问题	推荐度	推荐对策
CQ12.1	在医院预防压疮时应该采取哪些措施	A	强烈推荐选择根据布雷登量表建立的处理步骤而开发的分散身体压力床垫
		C1	选择根据 OH 量表建立的处理步骤而开发的分散身体压力床垫
		C1	设置由多学科构成的压疮对策团队
		C1	配置具有皮肤及排泄护理认证资格的护士
		C1	引进压疮高风险患者护理计费
		C1	利用综合性程序及治疗步骤
CQ12.2	预防压疮应采取哪些措施	C1	利用综合性程序及治疗步骤
		C1	选择根据布雷登量表建立的处理步骤预防压疮的护理
CQ12.3	医院应采取哪些有效措施	C1	设置由多学科构成的压疮诊疗团队
		C1	引进压疮高风险患者护理计费
		C1	配置具有皮肤及排泄护理认证资格的护士
CQ12.4	为了加快压疮愈合，护理机构中应采取哪些措施	B	建议设置由多学科构成的压疮对策团队
		C1	利用综合性程序及治疗步骤

表 2-21　生活质量（QOL）和疼痛

	临床问题	推荐度	推荐对策
CQ13.1	如何评价压疮患者的 QOL	C1	可以评价身体影响、心理影响、社会影响等
CQ13.2	什么样的压疮需要评估疼痛	C1	所有阶段的压疮均需要评估疼痛
CQ13.3	什么时候评估压疮的疼痛	C1	压疮处置时及处置后均可以评估疼痛
CQ13.4	用什么方法评估压疮疼痛	C1	可以使用疼痛评价量表评估疼痛

表 2-22　压疮诊疗进展的临床问题

临床问题		推荐度	推荐对策
CQ14.1	超声检查对压疮有用吗	C1	有用。特别是早期压疮及有潜行压疮
CQ14.2	洗净疗法治疗压疮有用吗	C1	有用。对坐骨部压疮及能缝合切口的压疮可以用洗净疗法
CQ14.3	洗净疗法治疗压疮的优点是什么	C1	时间短，简化护理，治愈率高，复发率低
CQ14.4	脊柱裂合并足踝部压疮必须截肢吗	C1	不必。病灶清除，矫正畸形，Ilizarov 法固定延长有很好疗效
CQ14.5	压疮癌发生于哪些疾病	C1	先天性脊柱裂、伤病引起的截瘫、生命时间长患者
CQ14.6	压疮癌能治愈吗	C1	预后不良。易近处及远处淋巴转移，多发感染病灶
CQ14.7	中药软膏治疗压疮有效吗	C1	有效。须总结、提高

（王兴义）

第 3 章

压疮治疗

目前临床及家庭中治疗压疮的方法有很多，如非手术治疗（使用外用制剂与敷料）、物理疗法、手术治疗、运动疗法与康复等。近年又有新疗法应用于临床，即保鲜膜疗法。这些治疗方法不仅提高了疗效，更提高了患者的生活质量和生存率。

第一节　非手术治疗

评估压疮患病期间和 DESIGN-R 分析的压疮状态、选择并实施非手术治疗（外用制剂、敷料）、物理疗法等。最基本的是除掉存在于创面内部的坏死组织、感染等，以及维持创面的湿润环境（图 3-1）。

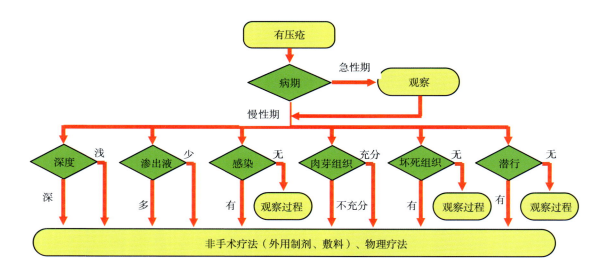

图 3-1　非手术治疗

一、外用制剂

（一）选择外用制剂的原则

理解外用制剂的组成是正确使用外用制剂的前提，局部治疗压疮的外用制剂种类很多（表 3-1）。外用制剂由药效成分的主剂和属于添加剂的软膏主剂（以下简称为主剂）及赋形剂、溶剂构成。

表 3-1　依据 DESIGN-R 为慢性期深度压疮（D）选择外用制剂

（坏死组织）N→n	（炎症／感染）I→i	（渗出液）E→e	（形成肉芽）G→g	（大小）S→s	（潜行）P→（-）
			前列地尔α-环糊精包合物	前列地尔α-环糊精包合物	
			氯羟基尿囊素铝		
卡地姆碘	卡地姆碘	渗出液多卡地姆碘	疑似临界定植卡地姆碘		
				氧化锌	
				愈创蓝油烃	
磺胺嘧啶银	磺胺嘧啶银	渗出液少(伤口感染)磺胺嘧啶银	疑似临界定植磺胺嘧啶银		
聚糖酐		渗出液多聚糖酐			
		渗出液少(非感染伤口)维A酸生育酚	维A酸生育酚		渗出液少维A酸生育酚
		渗出液少乳剂性主剂软膏	曲弗明		渗出液少曲弗明
			布拉地辛钠	布拉地辛钠	
	硫酸新霉素、胰蛋白酶				
菠萝蛋白酶	聚维酮碘				
聚维酮碘、糖	聚维酮碘、糖	渗出液多聚维酮碘、糖	聚维酮碘、糖		渗出液多聚维酮碘、糖
			疑似临界定植聚维酮碘、糖		
			盐酸溶菌酶		
			小牛血液提取物		
	碘软膏	渗出液多碘软膏	疑似临界定植碘软膏		
	碘仿				

推荐度 B　　推荐度 C1

证据是指通过临床试验或流行病学研究获得的经验

剂型有软膏、粉末、喷雾、膏药等，市面上出售最多的产品是各种软膏制剂。在软膏制剂中被使用的有软膏及乳膏，乳膏制剂分属为软膏制剂，乳膏及软膏不一定表示是主剂。

一般认为外用制剂就是涂抹在表皮上，所以制成了软膏或乳膏的剂型。表皮具有皮肤屏障功能，主剂影响皮肤屏障功能而改变了药效成分的吸收性，通过混合乳剂性主剂和油性主剂，促进类固醇可经皮吸收。另一方面，在压疮等皮肤溃疡面上因为没有作为皮肤屏障功能的表皮，在溃疡面上填充药剂维持湿润环境尤为重要，可使药效成分滞留在溃疡面上。

中药软膏种类很多，临床上治愈了很多难治性压疮。中药软膏存在的问题：①各临床单位应用的软膏方剂不同；②临床应用缺乏对比性变化；③机制和疗效尚没有达成共识。

（二）软膏主剂的特性

软膏主剂的药理效果非常重要，但是却忽略了作为添加剂主剂的重要性。主剂中有很多特性，特别是在压疮等的溃疡面上，根据创伤的渗出液量选择不同特性的主剂。

这与基于主剂特性的水分吸收性、保湿性、补水性均有很大关系。主剂（表3-2）根据其亲和性分为"亲水性""疏水性"。

1. 疏水性主剂　疏水性主剂也可称为油性主剂，以甘油、液状石蜡、聚乙烯复合软膏等油脂材料为基剂。油性主剂具有保湿性，与水分不相融。

仅使用于还未干燥的创面，即还有少量渗出的创面。因为具有将渗出液保留在创面的效果，如果渗出液量增加，创面会去除多余的渗出液而保持适当的湿润环境。选择保湿性主剂必须形成适当的湿润环境。

2. 亲水性主剂　亲水性主剂中有以下种类，有很大特性差异。

（1）吸收水分溶于水的水溶性主剂（聚乙二醇主剂）。

（2）水包油型：水分中含有油分的乳剂性主剂（O/W 型）。

（3）油包水型：油分中含有水分的乳剂性主剂（W/O 型）。

（4）凝胶主剂。

水溶性主剂聚乙二醇可吸收溃疡面渗出液。乳剂性主剂（O/W 型）含有较多水分，对于湿润环境差的创面具有补水功能，对渗出液多的创面有加重分泌物分泌的现象。乳剂性主剂（W/O 型）因含有少量的水分，油分很多，虽然属于亲水性，但是几乎不吸收渗出液，具有与油性主剂同样的保湿性。

利用这些主剂的特性，通过调节湿润度，调配出最佳的湿润环境，提高药效成分的疗效，缩短治疗时间。

（三）以调节湿润环境为目的而调配主剂

以调节湿润环境为目的的不同特性主剂，例如，混合水溶性主剂（聚乙二醇主剂）和含有很多水分的乳剂性主剂或是含有很多油分的乳剂性主剂，使其物理化学特性发生变化，以调节形成肉芽组织时的渗出液量。临床证明了其安全性和稳定性。

表 3-2　外用软膏基剂的分类

分类			主剂的种类	外用制剂	药效成分
疏水性基剂	油性主剂	矿物质动植物	白色凡士林、液状石蜡和聚乙烯的复合软膏基质、软膏、锌软膏	锌软膏 0.033%	氧化锌
				甘葡环烃软膏 0.033%	愈创蓝油烃（dimethylisopropylazulene）
				前列地尔软膏（Prostandin）0.033%	前列地尔 α-环糊精包合物（alprostadil alfadex）
亲水性基剂	乳剂型主剂	水包油型（O/W 型）	亲水软膏、雪花膏（vanishing cream）	维 A 酸 0.25%（tretinoin）	托可维 A 酸（Tretinoin tocoferil）
				磺胺嘧啶银盐 1%	磺胺嘧啶银
		油包水型（W/O 型）	吸水软膏、冷膏（cold cream）、亲水凡士林、羊毛脂（lanolin）	氯化溶菌酶制剂 5%（lysozyme chloride）	溶菌酶（lysozyme）
				小牛血清软膏 5%（solcoseryl）	小牛血液抽取物
	水性主剂	聚乙二醇软膏（macrogol）		布拉地辛钠软膏 3%（Actosin）	布拉地辛钠（bucladesine sodium）
				铝克洛沙软膏 2%（alcloxa）	尿囊素氯羟铝（aluminum chlorohydroxy allantoinate）
				菠萝蛋白酶 5 万 U（Bromelain）	菠萝蛋白酶
		聚乙二醇软膏（+ 糖）		U-PASTA KOWA 软膏（U-Pasta Kowa Ointment）	聚维酮碘（povidone-iodine）
		聚乙二醇 600（+ 玻璃珠）		聚糖酐软膏 0.9%（Debrisan）	聚糖酐（dextranomer）
		聚乙二醇（+ 吸水性聚合物）		Iodocoat	碘（Iodine）
		聚乙二醇（+ 玻璃珠）		卡地姆软膏 0.9%（Cadexomer）	卡地姆软膏

（四）外用制剂的包覆材料

外用制剂的创伤包覆材料一般使用纱布。治疗压疮时需要湿润环境。渗出液很少的创面仅用纱布包覆或是用涂抹有软膏的纱布敷，伤口渗出液被纱布吸收后如不能保持伤口的湿润环境而使伤口发干，则要增加涂药量。纱布在生理盐水中浸泡后变为水分含量更高的乳剂性主剂（O/W 型）的包覆材料。根据主剂的特性保持湿润环境，利用聚氨酯薄膜敷料（以下简称为薄膜）包覆。

在渗出液减少的伤口上有创缘厚大、表皮上翻时，在外用制剂上直接或是从纱布上包覆薄膜以保持湿润环境。纱布与创面因粘连，更换时会撕伤再生组织，延迟伤口愈合，需使用外用制剂，或使用不会产生粘连的纱布。

二、敷料

（一）选择敷料的标准

根据"DESIGN-R"选择敷料（表 3-3），观察伤口的深度（D）、渗出液（E）、大小（S）、炎症 / 感染（I）、肉芽组织（G）、坏死组织（N）、潜行（P）的状态，评估伤口，选择敷料。还要考虑更换敷料时避免损伤组织及污染皮肤屏障作用，将患者的疼痛感降低到最小限度。

敷料具有保持伤口的湿润环境、完善愈合环境的功能（表 3-4）。 伴随着伤口缩小及渗出液的减少，更换敷料时，要选择不损伤肉芽组织及新生表皮的敷料。

表 3-3　依据 DESIGN-R 为慢性期深度压疮（D）选择敷料

（坏死组织） N→n	（炎症 ／感染）I→i	（渗出液） E→e	（形成肉芽） G→g	（大小） S→s	（潜行） P→（－）
	藻朊酸钠	渗出液多 朊酸钠	藻朊酸钠	藻朊酸钠	渗出液多 藻朊酸钠
		渗出液多 藻朊酸/CMC		藻朊酸/CMC	
		渗出液多 藻朊酸泡沫		藻朊酸泡沫	
	藻朊酸银		疑似临界定植 藻朊酸银	藻朊酸银	渗出液多 藻朊酸银
		渗出液多 几丁质	几丁质		
		渗出液少 胶体	胶体		
水凝胶		渗出液少 水凝胶			
				水凝胶	
		渗出液多 银离子敷料	银离子敷料		
			疑似临界定植 银离子敷料	银离子敷料	
	银离子敷料				渗出液多 银离子敷料
		渗出液多 氢化聚合物	氢化聚合物		
		渗出液多 聚氨酯泡沫	聚氨酯泡沫		
		渗出液多 聚氨酯泡沫/ 软硅胶	聚氨酯泡沫/软硅胶		

推荐度B　　推荐度C1

引自《褥瘡ガイドブック》（第 3 版）

表 3-4　敷料的种类和功能

功能	种类
保护创面	聚氨酯薄膜
闭合创面和湿润环境	胶体
使干燥的伤口湿润	水凝胶
吸收渗出液	聚氨酯泡沫
	藻朊酸 /CMC
	聚氨酯泡沫 / 软硅胶
	藻朊酸钠
	藻朊酸泡沫
	几丁质
	银离子敷料
	氢化聚合物
管理感染作用	银离子敷料
缓解疼痛	胶体
	聚氨酯泡沫 / 软硅胶
	银离子敷料
	几丁质
	水凝胶

引自《褥瘡ガイドブック》（第 3 版）

（二）保护伤口的敷料

聚氨酯薄膜在透明或是半透明的聚氨酯薄膜上涂上防水性黏结剂的敷料，透气并可以防止水的浸入。通过伤口的渗出液保持湿润状态，营造伤口愈合的环境，即使是深部损伤压疮也可选用保护创面的敷料。

（三）闭合创面形成湿润环境的敷料

胶体通过与创面密切接触，在闭合性环境下敷料的亲水性聚合物变化为凝胶状，从而保持创面的湿润环境。有大量渗出液时，凝胶会漏出，须更换敷料。

（四）湿润干燥伤口的敷料

水凝胶：敷料中含有很多水分，会使干燥的坏死组织软化，促进自溶。

（五）吸收、保持渗出液的敷料

1. 聚氨酯泡沫、藻朊酸 /CMC、聚氨酯泡沫 / 软硅胶、藻朊酸钠、藻朊酸泡沫、几丁质、银离子敷料、氢化聚合物　为了伤口不淤积过多的渗出液而吸收创面上的渗出液。具有良好的吸收水分且保持创面湿润的功能。填充在深部伤口内，吸收多余渗出液。

2. 银离子敷料　保持伤口湿润环境的同时，可在伤口内部释放低浓度的银离子。将含有细菌等的渗出液封闭在内部，阻止向伤口逆流。在这种状态下，释放出银离子，可以迅速且有效地抵抗渗出液中的细菌，由于保持了创面的湿润环境，因此还可以缓解疼痛。根据上述情况，敷料通过保持湿润环境，有助于细胞迁移，促进坏死组织自溶和排除。其防污染的屏障功能、缓解疼痛、保持创面温度等作用，可形成伤口愈合环境。

第二节　外用制剂与敷料的使用方法

一、急性期、深部损伤压疮

（一）急性期压疮

急性期压疮是指发生 1 ~ 3 周的压疮。急性期压疮最突出的问题是状态不稳定，很难掌握损伤的深度（图 3-2）。近年来特别关注的是深部损伤压疮（deep tissue injury, DTI）。

急性期压疮时，需要保持适度的湿润环境，同时还需要保护创面，每天观察创面变化。表浅急性期压疮大多使用敷料，所用的外用制剂大多为具有保护创面效果的白色凡士林、愈创蓝油烃等。伴有感染时磺胺嘧啶银比较好。

聚氨酯薄膜用于保护因摩擦、剪力而发红的部位。贴敷时清洗粘贴部位，贴在清洁的皮肤上，有剧烈变化时，适当更换，至少 1 周更换 1 次。

（二）DTI 的定义

DTI 指的是在美国国家压疮咨询委员会的压疮分类（2007），疑似深部组织损伤，最初属于轻症，随着时间的推移，发展为深部压疮，表现为无明显损伤的紫色和褐色，变色的皮肤成为血疱，是由于压力和剪力作用造成的深层压疮。与相邻部位相比，有疼痛、硬结、柔软松弛、灼热感及冷感。

皮肤黑的人很难发现 DTI。有时水疱变色成为黑色坏死组织，即使早期进行最妥善的治疗，也有向更深层发生病变的可能。不管使用敷料还是使用外用制剂，都要密切关注病情变化。

最重要的是适当减轻压力。观察创面，高度怀疑 DTI 时，根据情况，进行清创等。需要覆盖伤口时，为了便于观察，以使用敷料为主。可用氧化锌、愈创蓝油烃、白色凡士林等。

DTI 是从深部组织开始恶化，所以频繁观察压疮非常重要（图 3-3）。与急性期压疮相同，最好使用可以透视伤口状态的敷料。

聚氨酯薄膜用作保护因摩擦、剪力而发红部位。贴敷时清洗粘贴部位，贴在清洁的皮肤上，最少要 1 周更换 1 次。

二、表浅压疮

（一）表浅压疮的定义

表浅压疮指深度达到并稳定在真皮的压疮。分为发红及紫斑、水疱、糜烂、表浅溃疡（图 3-4 ~ 图 3-6）。

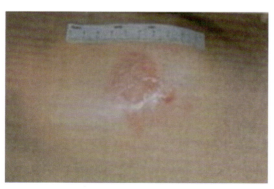

图 3-2　急性期压疮

可以看到表皮剥离，伴有糜烂，虽然看起来是浅表压疮，但因为是急性期，得不到确切的证据

凝似DTI		DTI
治疗开始	第一周	第二周

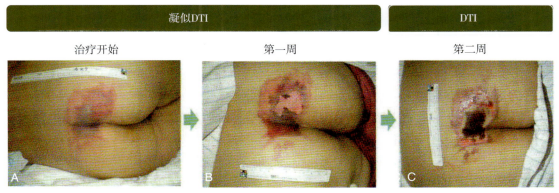

图 3-3　DTI 发展过程和护理方法

DTI 为深部损伤压疮（deep tissue injury，DTI）。A. 以保护表皮为目的：通过贴敷聚氨酯薄膜，预防因摩擦和剪力而导致的压疮；B. 以保护表皮，预防压疮恶化为目的：通过贴敷聚氨酯薄膜，预防因摩擦及表皮缺损会出现更多渗出液和剪力伤害皮肤。按照糜烂、表浅压疮或渗出液多少的情况参照 CQ2.5、CQ2.7 的处理步骤进行护理。本病例是按照 CQ2.5 进行护理。通过贴敷有吸收性敷料，预防因摩擦和剪力伤害皮肤；C. 将重点移至"Ⅳ"或"Ⅰ"的护理（请参照"坏死组织""感染及炎症"）

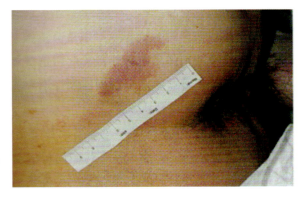

图 3-4　发红及紫斑病例

发红、不褪色即紫斑。保护创面，最重要的是要经常观察创面

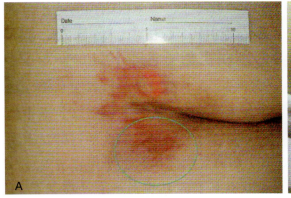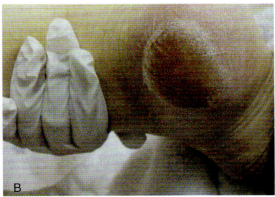

图 3-5　水疱

A. 下半部分可看到水疱，上半部分表皮脱落，已糜烂；B. 原则上不要刺破水疱，保持原状，但是明显胀满时可以刺破

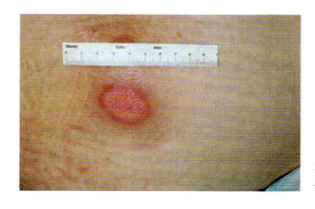

图 3-6　表浅溃疡
真皮部分缺损，约 1 周表皮化，保护创面，使创面
保持湿润

发红和紫斑是由于压迫血管，红细胞漏出血管外而产生的。与毛细血管扩张产生的单纯反应性充血区别，可使用指压法及玻片压诊法，如果发红消退，则为反应性充血，反之可判定为压疮。

水疱是由于在压力及剪力作用下，真皮边缘部位渗出液潴留产生。糜烂指很脆弱的表皮从真皮脱落，流出渗出液的状态。表浅溃疡指除了表皮脱落之外，一部分真皮受到损伤溃疡化。如果真皮全部丧失，露出皮下组织，则定义为深部压疮。

（二）表浅压疮的基本治疗

1. 皮肤发红与紫斑

（1）推荐使用外用制剂：使用白色凡士林等油性主剂的软膏保护创面。愈创蓝油烃有抗炎作用和消肿的作用，白色凡士林为主剂可起到保护创面的作用。与外用制剂相比，皮肤发红和紫斑应用敷料更好。

（2）推荐使用的敷料：着重保护和密切观察创面。聚氨酯薄膜可用于保护因摩擦、剪力发红部位，最少 1 周更换 1 次。胶体、聚氨酯泡沫、水凝胶贴片均属于贴敷后可看到伤口的敷料。每天观察皮肤状况，发现表皮破损有渗出液流出时，必须根据情况调整治疗方法。

2. 水疱

（1）外用制剂：保护和密切观察创面。使用白色凡士林等油性主剂的软膏保护创面。氧化锌有收敛、保护及轻度防腐作用，可治疗炎症促进组织修复。

明显胀满的水疱需要刺破。水疱破裂后，按照糜烂、表浅溃疡治疗。

（2）敷料：保护和密切观察创面。聚氨酯薄膜用于因摩擦、剪力而发红的部位。至少 1 周更换 1 次。表皮破损进展至真皮创伤时，改为糜烂、表浅溃疡的处理方法。

基本不刺破水疱，但胀满时需要刺破。选择可看到伤口的敷料。如胶体、聚氨酯泡沫、水凝胶的贴片型敷料，贴敷后可看到伤口。每天观察皮肤状态，一旦发现表皮破损有渗出液时，改为治疗糜烂、表浅溃疡的方法。

3. 糜烂、溃疡

（1）外用制剂：保护创面及维持适当的湿润环境，外用制剂中使用白色凡士林、愈创蓝油烃等。表浅溃疡肉芽组织生长、促进上皮化时，使用前列地尔 α - 环糊精包合物及布拉地辛钠。即使是表浅溃疡，怀疑伴有浸润、临界定植时，使用外用制剂比较有效（图

3-7）。除了上述外用制剂之外，还可以使用磺胺嘧啶银、聚维酮碘及糖。

（2）敷料：按照伤口的深度选择适合皮肤用的敷料，敷料覆盖要包括溃疡周围健康皮肤表面。根据渗出液的多少决定更换时间。片状敷料覆盖从创缘向外 2 ~ 3cm，渗出液从外缘扩散到 1cm 范围时需要更换敷料。至少 1 周更换 1 次。

①胶体：胶体与生理盐水纱布相比，胶体可形成封闭性的湿润环境，形成促进新生血管和不妨碍细胞迁移的环境。另外，防止外部污染物及细菌入侵（图 3-8）。

②氢化聚合物：氢化聚合物在吸收渗出液的同时，使所吸收的渗出液蒸发。胶粘剂是以水为主剂的聚氨酯胶体，对皮肤的刺激性很小。

③水凝胶：水凝胶具有保护创面的作用，可维持创面的湿润环境，促进伤口愈合。有贴面为凝胶状的贴片型和填充在伤口中的啫喱状水凝胶。

④聚氨酯泡沫：聚氨酯泡沫的吸水能力约是自重的 10 倍、胶体的 4 倍，通过中间层的泡沫保持多余的渗出液，形成创面的湿润环境。敷料不因渗出液而变形，在伤口上不残留渣滓。吸收层有自黏性的贴片型、非固定型、丙烯酸树脂黏结剂的类型。非固定型需要用胶带等固定在伤口周围。

⑤藻酸钠泡沫：藻酸钠泡沫是将通过非离子化结合得到的藻酸钠凝胶，冻结干燥后形成的片剂迅速凝胶化。

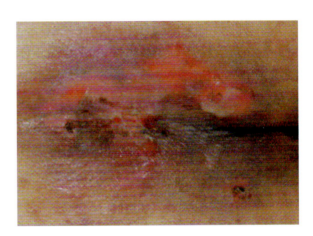

图 3-7　伴有浸软的肛门周围的表浅溃疡
粪便污染是溃疡加重的因素；肛门周围混合有红斑、糜烂、表浅溃疡

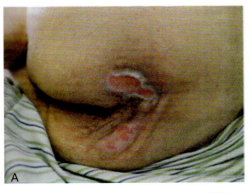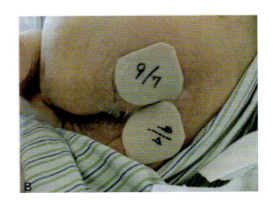

图 3-8　表浅压疮使用敷料
A. 表浅压疮；B. 贴敷料前，用聚氨酯薄膜盖在肛门部位，防止排泄物的浸入

⑥几丁质：几丁质的成分之一为氨基多糖，通过自重约 25 倍的吸水性和吸附细菌，起到有效清洁创面的作用。

⑦聚氨酯泡沫 / 软硅胶：聚氨酯泡沫 / 软硅胶是在黏结材料上使用了硅材料，预防剥离时损伤组织及伤口周围的皮肤，可以减轻疼痛。

⑧藻酸钠：藻酸钠具有约自重 20 倍的吸收力，吸收渗出液的速度十分迅速。吸收渗出液后，立即凝胶化，通过维持创面的湿润环境而促进伤口愈合。

三、渗出液

（一）渗出液的特点

渗出液（exudates）是由缺损上皮渗出的组织间液，含有丰富的蛋白、各种炎症细胞、细胞因子等，伤口要顺利愈合，湿润环境必不可少，但过分湿润有可能对愈合造成不良影响（图 3-9）。

渗出液不仅要观察量还要观察其性状。正常愈合过程的渗出液从开始的透明色变为淡黄色，呈低黏性。发生感染时渗出液的颜色和气味会有变化。观察渗出液的要点见表 3-5。

（二）渗出液量的基准

伤口中渗出液的程度在 DESIGN 中以更换敷料的次数判定。另外，敷料种类具体未限定（以纱布换算），每天更换 1 次以下为 e（量少），每天更换 2 次以上为 E（量多）。

（三）渗出液的管理方法

渗出液除了伤口感染之外，主要原因还有毛细血管漏出及水肿等。因此，需要根据原因选择适当的外用制剂及敷料。注意伤口内部，防止皮肤周围损伤等。

（四）湿性愈合疗法

渗出液浸润环境中，表皮细胞迅速分裂、迁移，伤口较快愈合，称为湿性愈合疗法。在创面上保持含有渗出液的多种白细胞、巨噬细胞、酶、细胞生长因子等，对促进自溶，清除坏死组织有效，同时不妨碍细胞迁移。

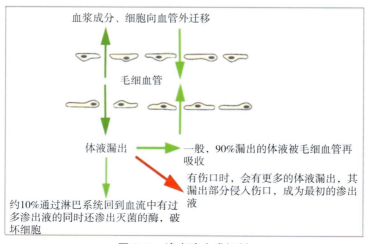

图 3-9　渗出液生成机制

表 3-5 观察渗出液的要点

特点		可能的原因
颜色表示的症状	透明、琥珀色	血清状渗出液。大多被视为"正常",但是,除了会造成纤维蛋白溶解酶产生菌(金黄色葡萄球菌)的感染之外,尿瘘或淋巴瘘也是发生的原因
	浑浊、乳白色、乳膏状	可能有纤维蛋白网络(炎症反应之一的纤维性渗出液)或是感染(含有白细胞和细菌的化脓性渗出液)
	粉色或红色	因存在红细胞,可能是毛细血管损伤(血液性或是出血性渗出液)
	绿色	可能表示有细菌感染(铜绿假单胞菌等)
	黄色或褐色	可能是坏死组织,以及肠瘘和尿瘘产生的物质
	灰色或蓝色	有时是因为使用银离子敷料所产生
黏稠度表示的症状	高黏性 (高黏度,时有粘连性)	·蛋白含量多,其原因为:感染、炎症 ·坏死物质 ·肠瘘 ·部分敷料或是外用制剂的残留物
	低黏性 (低黏性,易流动)	·蛋白含量少,其原因为:静脉性或淤血性心脏疾病、营养不良 ·尿瘘、淋巴瘘或关节腔瘘
气味表示的症状	有味道	·细菌繁殖或是感染 ·坏死组织 ·有肠瘘或尿瘘

World Union of Wound Healing Societies(WUWHS). Principles of best practice : Wound exudate and the role of dressings. A consensus document. London: MEP Ltd.2007

渗出液较多时,使用具有吸收作用的外用制剂,以保持适当的湿润环境。合并感染(炎症)时,选择可以治疗感染的药剂。

(五)渗出液多时选择外用制剂的依据

渗出液的吸收率,比较卡地姆碘和纤维蛋白溶酶,以及脱氧核糖核酸调配制剂和聚糖酐的试验,发现卡地姆碘有明显差异。在聚维酮碘和糖中,进行盐酸溶菌酶和小牛血液提取物对比试验,发现在聚维酮碘和糖中有明显差异。聚糖酐、碘软膏仅有病例报道。

(六)渗出液多时外用制剂的选择

外用制剂吸收渗出液的作用主要由主剂承担。关于渗出液作用的程度,一般用每克外用制剂的吸水量(吸水能力)表示,吸水能力越高表示外用制剂能吸收大量的渗出液(表 3-6)。

吸收动力学中有通过渗透压从组织吸水(主动吸水)和吸收从创面溢出的渗出液(被动吸水)。主动吸水保持伤口的干燥,被动吸水保持伤口的湿润。主动吸水的外用制剂有聚维酮碘和糖,被动吸水的外用制剂有聚糖酐、碘软膏、卡地姆碘(图 3-10)。选择外用制剂时根据伤口渗出液量和肉芽组织状态、考虑吸收能力和吸收动力学。需要减轻伤口水肿时,可以使用聚维酮碘和糖;保持伤口湿润避免干燥及吸收多余渗出液时,可以使用碘软膏或卡地姆碘。

重要的是使用具有吸收渗出液能力的敷料(表 3-7)。

表 3-6　具有吸收渗出液作用的外用药的主剂和吸水能力

外用制剂	主剂	吸水能力（ml/g）
碘软膏	聚乙二醇 + 卡地姆	7.3
卡地姆碘	聚乙二醇 + 羧甲基纤维素钠 + 部分中和的聚丙烯酸	3.7
聚糖酐	聚乙二醇 + 聚糖酐	2.9
聚维酮碘、糖	聚乙二醇 + 糖	1.3

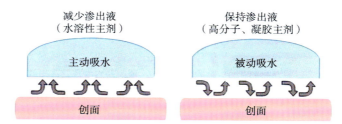

图 3-10　主动吸水和被动吸水主剂模式

表 3-7　敷料吸收渗出液的能力

种类	吸收能力（自重的倍数）
聚氨酯泡沫 / 软硅胶	10 倍
聚氨酯泡沫	35 倍
藻朊酸钠	10 ～ 20 倍
藻朊酸泡沫	＞ 18 倍
银离子敷料	25 倍
氢化聚合物	8 倍

1.聚氨酯泡沫　在渗出液吸收能力中，聚氨酯泡沫优于胶体。聚氨酯泡沫中的亲水性聚氨酯可以吸收、蒸发多余的渗出液，防止浸软。更换敷料的大小，以渗出液浸湿敷料前端 1.5cm 为准。

2.褐藻胶料（藻朊酸 /CMC、藻朊酸钠、藻朊酸泡沫）　从海带及海草中提取的藻朊酸钠可吸收自重 10 ～ 20 倍的水分，可保持创面的湿润，虽然在水中不会凝胶化，但是吸收了含有钠离子的渗出液及血液后，亲水胶体会凝胶化。因为未使用黏结材料，需要外面再覆盖一层敷料（图 3-11），渗出液多时更换。渗出液减少时，褐藻胶料则会干燥，更换时有损伤创面的风险时，用生理盐水或温水冲洗后更换。

3.聚氨酯泡沫 / 软硅胶、氢化聚合物　聚氨酯泡沫 / 软硅胶与氢化聚合物相比，在吸收渗出液方面没有差别，均有吸水性。

4.几丁质　从甲壳类的外骨骼提取的黏多糖几丁质可吸收渗出液，在伤口部位形成适度的湿润环境，具有抑制出血的效果。

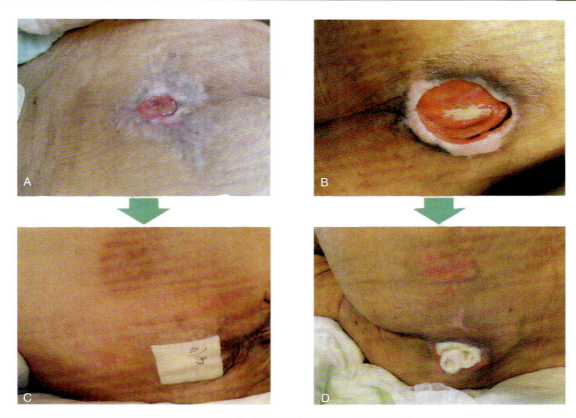

图 3-11　褐藻胶在伤口中凝胶化形成湿润环境
A. 平形伤口用于渗出液多的伤口；B. 深度伤口用于形成腔体的渗出液多的伤口；C. 薄膜敷料固定，观察渗出液量；
D. 注意不要塞得过紧而压迫伤口

　　5. 银离子敷料　银离子敷料将渗出液维持在纤维内，防止浸软伤口周围的健康皮肤。吸收力大于藻朊酸钠，吸收大于自重 25 倍的水分。将水分吸收到纤维中并纵向及横向扩散。
　　（七）渗出液少时外用制剂的选择
　　渗出液少时，使用具有补水作用的外用制剂，以便保持适当的湿润环境。另外，长期使用可吸收渗出液的外用制剂会使伤口干燥，应考虑更换为有补水作用的外用制剂。
　　外用制剂的主剂起补水作用。乳剂性主剂大致可分为水包油型和油包水型。水包油乳剂性主剂水分含量很多，向组织的浸透性高。油包水乳剂性主剂含油分多，水分不多（表3-8）。水包油乳剂性主剂可起到补水作用。
　　典型的水包油乳剂性主剂药剂中有维 A 酸生育酚和磺胺嘧啶银，有感染（炎症）时使用磺胺嘧啶银；促使肉芽组织生长时，使用维 A 酸生育酚。
　　渗出液少时，为使创面不干燥，选用可维持湿润环境的敷料。与生理盐水纱布相比，胶体能形成封闭的湿润环境，形成促进新生血管和不妨碍细胞迁移的环境。另外，还可阻止外部污染物及细菌侵入。
　　水凝胶通过保护创面和维持伤口湿润环境，促进伤口愈合。有贴敷面为凝胶状的贴片型和填充伤口的啫喱型。需要使用薄膜敷料等二次敷料。

表 3-8   渗出液少时使用外用制剂（乳剂性主剂）的主剂、外用主剂和含水率

主剂		外用主剂	含水率（%）
水包油型（O/W 型）（供给水分）	亲水软膏、雪花膏	维 A 酸生育酚	73
		磺胺嘧啶银	67
油包水型（W/O 型）（保护创面作用）	吸水软膏、冷霜、亲水软膏、羊毛脂	小牛血液提取物	25
		盐酸溶菌酶	21

四、感染、炎症

（一）感染（infection）

感染是病原微生物侵入身体内部繁殖，呈现出发红、肿胀、灼热感及疼痛等炎症症状的病理过程。将某种程度以下的细菌繁殖，不伴有明显临床症状的情况称为定植（colonization）。感染一旦从局部扩散至全身，就会引发败血症和菌血症。

（二）炎症（inflammation）

生物体上加入侵袭性刺激时，所产生的局部、有时全身性反应，与排除侵袭刺激和修复被伤害组织有关的一系列的生物体防御反应。发红、肿胀、灼热感、疼痛是炎的 4 个主要特征（有的还在临床症状加上功能障碍，这样就是 5 个特征）。压疮中当组织产生缺血性变化时，被称为修复或是排除变性组织、组织重建的伤口愈合过程即是炎症。

（三）伴有感染及炎症压疮的基本治疗

伴有感染及炎症时，任何时候都要优先治疗感染及炎症。

感染是加重压疮的主要因素，只要感染产生的炎症状态持续下去，就不会形成良好的肉芽组织。因此，怀疑有感染时，必须优先治疗感染。但是，在残存坏死组织期间，对于感染伤口仅使用药剂或是消毒剂很难治疗感染。要想治疗感染，重要的是清除坏死组织及消灭潜行。有脓液时要立即切开排脓。

清洗可有效清除伤口表面附着的细菌，要用足量的清洗液进行清洗。如没有改善伤口愈合的特别清洗剂，使用生理盐水或自来水也可以。

关于是否使用消毒剂有不同意见，但是，即使用于感染伤口，所表现的是不会延迟伤口愈合。治疗感染时，需要充分的清洗和按照感染程度使用消毒剂。伴有感染及炎症时，最好避免使用敷料，但是充分观察伤口，有时也使用含银敷料。

1. 清洗压疮正确的方法   通常清洗时，无论是生理盐水还是自来水都可作为清洗剂（图 3-12）。伤口有感染时，使用具有杀菌作用的清洗剂效果会更好。

清洗的目的在于减少附着在伤口表面的细菌。在加压的情况下清洗不影响愈合。反倒是与伤口接触的清洗剂四处溅射污染周围环境。坏死组织通过清洗很难被清除，通过溶解及切除的方法除掉坏死组织。

伤口内部与伤口周围的健康正常皮肤不同，保持着很高的 pH（pH 7.4 左右）。参与肉芽组织形成的成纤维细胞在 pH > 7.4 环境中增殖很明显。所以，用弱酸性肥皂清洗伤口没有科学根据。

2010 年的 WOCN 指南中，推荐一般清洗使用生理盐水或是自来水，有明显感染时，可考虑使用有杀菌作用的清洗剂。对于无坏死组织的压疮，允许使用生理盐水或自来水。

2. 压疮部位的正确消毒　仅清洗即可，一般没必要消毒，发现有明显的伤口感染、较多渗出液及脓苔时，可以在清洗之前消毒。常用的消毒剂为聚维酮碘。根据国外研究数据，明确聚维酮碘具有细胞毒性，但是在压疮治疗中具有很好疗效。

有明显的感染时，也可以进行伤口消毒（图 3-13）。为了在伤口上不残留消毒剂，消毒后必须彻底清洗干净。有明显的感染时可以使用消毒剂。

3. 压疮伴有感染、炎症时外用制剂的选择

（1）碘制剂：伴有感染及炎症时，多伴有大量的渗出液。可使用有吸水性的碘制剂。不同的碘制剂其吸水性也各不相同。因此，观察肉芽组织形态，选择适当的碘制剂，从伤口吸收水分强度按照"卡地姆碘＜碘软膏＜聚维酮碘"的顺序逐渐加大。

碘制剂的杀菌作用，以及细胞毒性与从制剂中释放出的游离碘（I_2）的浓度成正比（图 3-14）。从碘含量相等的洗脱液中游离碘浓度推算，其作用强度按照"聚维酮碘、糖＜碘软膏＜卡地姆碘"的顺序逐渐加大。

（2）磺胺嘧啶银：磺胺嘧啶银是通过银离子起杀菌作用。为多水分的乳剂性主剂，在渗出液多的感染伤口上使用。

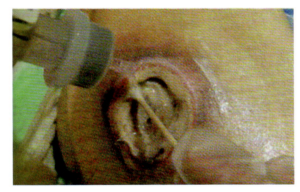

图 3-12　清洗伴有感染压疮的方法
有感染时，仅是基本清洗就行，没必要使用高水压。用于清洗的清洗剂泡沫不要四处飞溅。有潜行时，为了冲洗内部的浮游物，可以使用棉签

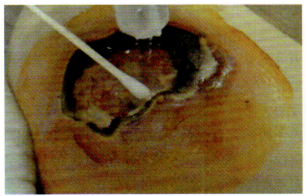

图 3-13　消毒伤口
伤口周围的炎症非常明显，有感染征兆，进行伤口内部及周围的消毒后，彻底清洗

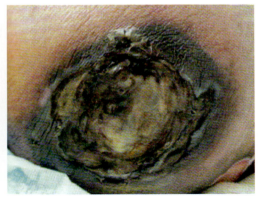

图 3-14　感染及炎症
残存有大量的坏死组织，伤口周围有炎症，多伴有大量的渗出液，使用具有吸水性的碘制剂

（3）聚维酮碘：聚维酮碘用于伤口消毒。用足够量的清洗液清洗创面的残留物之后涂抹在伤口部位。消毒后，为了在伤口上不残留消毒剂，需要再次清洗。

（4）碘仿：碘仿是少量使用的浸渍在纱布上的干燥制剂。碘仿没有杀菌性，通过与分泌液反应，可释放出碘，显示出杀菌性。

4.压疮伴有感染、炎症时敷料的选择　压疮伴有感染、炎症时敷料的护理要点：①观察渗出液；②观察渗出液的颜色、黏稠度、气味等特征；③进行皮肤护理，充分清洗干净；④防止排泄物污染伤口；⑤选择合适的敷料。

有感染征兆的患者，通过临床观察判断进行药物治疗、综合和局部治疗、并用敷料。充分观察局部伤口，谨慎选择敷料。

（1）银离子敷料：银离子敷料治疗感染作用的证据不足，但有促进愈合的报道。对铜绿假单胞菌、耐甲氧西林金黄色葡萄球菌、耐万古霉素肠球菌等有效。可填充在潜行内，需要二次敷料（图3-15）。

（2）藻朊酸银：有促进愈合和治疗感染的效果。藻朊酸银不仅具有高吸收力，还具有银离子的抗感染作用。有贴片形和条形（图3-16）。

（3）藻朊酸钠：没有治疗感染功能，用作渗出液敷料。

五、肉芽组织形成

（一）治疗的第一选择是外用制剂

清除坏死组织能够控制感染，洁净创面，形成良好的肉芽组织和上皮细胞。没有抗感染作用，以促进肉芽组织形成为主的外用制剂是局部治疗的重心，适于大压疮和残留感染恶化时。

选择敷料时，需要考虑渗出液量、压疮大小及形状、压疮发生的部位，按照渗出液量决定更换敷料的间隔时间。选择外用制剂不仅要考虑主要成分，还要考虑制剂的作用。

（二）造成伤口延迟愈合的临界定植

肉芽期是压疮治疗过程中最长的一个时期，也是一个艰难的时期。压疮创面因残留细

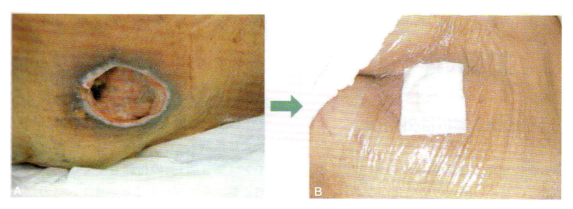

图3-15　银离子敷料
A.可填充潜行，用二次敷料固定；B.在离创缘2~3cm的外围切实覆盖

菌的增加造成伤口延迟愈合的状态称为"临界定植（critical colonization）"（图 3-17、图 3-18）。临床可见渗出液增加、肉芽组织水肿等变化，应考虑改变治疗方法。

（三）按照伤口的状态、目的分别使用外用制剂、敷料

通过管理渗出液及促进肉芽组织形成能使伤口缩小，发展为上皮化。选择外用制剂及敷料非常重要。

（四）选择肉芽促进剂

1. 乳剂性主剂的维 A 酸生育酚　虽然有很强的促进肉芽组织形成作用，但是容易形成多水分的水肿型肉芽，缺乏上皮化作用。

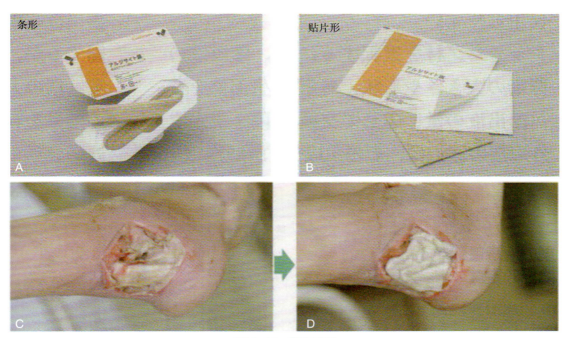

图 3-16　藻朊酸银

A. 银离子藻朊酸敷料；B. 通过银离子藻朊酸的高吸收力，保持适当的湿润环境，银离子产生抗感染作用；C. 伴有坏死组织炎症的伤口上使用藻朊酸银；D. 创面洁净，创口缩小

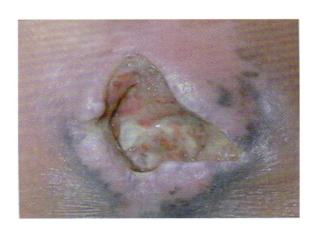

图 3-17　临界定植的创面

肉芽组织水肿附有脓苔、渗出液

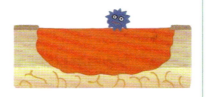

伤口感染

创面存在细菌，但细菌没有增殖

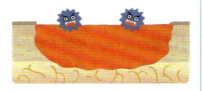

伤口定着

具有增殖能力的细菌附着在创面上，但对创面没有造成感染

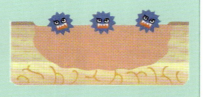

临界固定

创面细菌增多，细菌向深部移行导致创部感染及创面延迟愈合

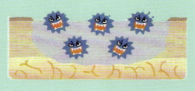

伤口感染

增殖的细菌波及深部软组织，导致深部感染

图 3-18　临界定植

临界定植位于定着和感染之间，是向感染转移的状态

2. 水溶性主剂的布拉地辛钠　促使创面干燥。用于肉芽过多及需要上皮化阶段等，需要选择适当的时期。

3. 前列地尔 α-环糊精包合物　使用油性主剂较为便利，但是用于大创面时，使用剂量不足（一次只能使用 10g）。

4. 曲弗明　是以碱性成纤维细胞生长因子为主要成分的喷雾制剂，在新生血管上形成丰富良好的肉芽。

（五）观察肉芽，选择外用制剂

选用制剂时观察渗出液量和肉芽性状，分辨出水分多的水肿状肉芽及水分不足的干燥肉芽等（图 3-19）。

只有在水溶性主剂的软膏中创面才会干燥，同时肉芽能继续生长。根据创面状态特别是含水量，建议使用混合软膏，使用已确认具有稳定性的外用制剂。

1. 促使肉芽形成的敷料　敷料可维持伤口底部的湿润环境，完善愈合环境。根据产品的尺寸、吸收渗出液量、对创面的固定性、是否容易剥离、是否需要二次敷料、抗感染作用等选用适当的敷料（图 3-20）。

（1）藻朊酸钠：藻朊酸钠吸收渗出液后即可凝胶化，通过维持创面的湿润环境而促进愈合。剪裁出适用的尺寸，填充在伤口内部。如果填充过紧，会压迫肉芽。

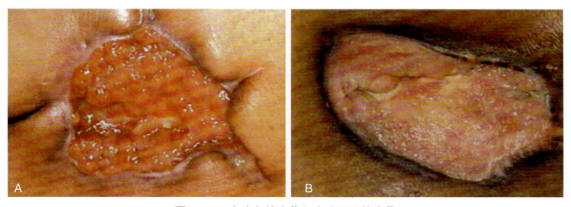

图 3-19　水分多的肉芽和水分不足的肉芽

A. 水分多、粗大颗粒状、水肿样的肉芽；B. 扁平干燥的水分不足的肉芽

使用案例

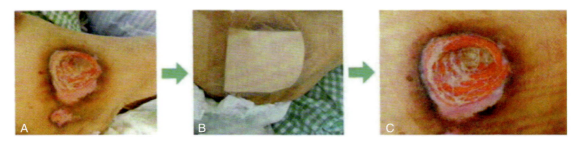

图 3-20　肉芽组织形成不充分时敷料的选择

A. 肉芽组织形成不充分的压疮；B. 选择吸收渗出液功能高的聚氨酯泡沫和软硅材料敷料；C. 肉芽组织慢慢地增殖

（2）胶体：渗出液多时避免用胶体。

（3）氢化聚合物：氢化聚合物由于吸收会膨胀，很适合有凹陷的溃疡。

（4）聚氨酯泡沫：聚氨酯泡沫通过中间层的亲水性泡沫保持多余的渗出液，形成创面湿润环境。

（5）聚氨酯泡沫 / 软硅胶：可预防剥离时对组织及伤口周围皮肤造成损伤和疼痛。

（6）几丁质：几丁质可有效清洁创面，用于填充伤口内部。需要注意如果填充过紧会压迫肉芽。

（7）银离子敷料：银离子敷料吸收水分到纤维，水分向纵向、横向扩散，可以预防伤口周围皮肤的浸软。可用于填充伤口，注意不要填充过紧，否则会压迫肉芽。

2. 肉芽组织形成不充分、疑似临界定植时选择外用制剂　临界定植是指虽然没有感染征兆，但是细菌数量有增加，造成愈合延迟。有恶臭及渗出液增加和附着有脓苔、形成水肿状的肉芽变化。

如果怀疑临界定植，即使肉芽形成良好，也要优先使用具有抗菌作用的外用制剂。控制感染的治疗作为参考。主要使用抗菌作用的碘制剂、磺胺嘧啶银，同时加强清洗、除掉脓苔。

3. 肉芽组织形成不充分、疑似临界定植时的外用敷料　肉芽分为良性肉芽和不良肉芽（图 3-21）。良性肉芽表面细颗粒状，外观鲜红色，是细胞繁殖力旺盛的组织。不良肉芽表面粗糙、外观呈淡红色或暗红色，是细胞繁殖力低下的组织。

（1）银离子敷料：可在伤口部位释放出约 1ppm 的低浓度银离子，组织毒性低，能迅速有效抗击渗出液中的细菌。在创面上使用银离子敷料时，银离子敷料有见光后变色的特性（图 3-22）。

（2）藻朊酸银：藻朊酸银的纤维无纺布由于吸收渗出液而凝胶化，可将含有细菌等渗出液留在敷料内部释放出银离子。

4. 肉芽组织形成充分、缩小创口时的外用制剂　推荐具有缩小伤口作用的前列地尔 α-环糊精包合物、氯羟基脲囊素铝、曲弗明、布拉地辛钠、聚维酮碘和糖。根据形成肉芽组织过程中伤口缩小的情况，如果伤口缩小，则继续治疗。如果形成的肉芽组织不是很好，则需要以上皮化为重点，选择外用制剂（图 3-23）。肉芽过多时，可选择水性主剂外用制剂。

5. 肉芽组织形成不充分、缩小创口时的敷料

（1）银离子敷料、藻朊酸银、藻朊酸钠：促进形成肉芽组织时需要保持湿润环境，任何一种敷料都可吸收渗出液，形成凝胶，维持湿润环境。创面上形成凝胶很容易除掉，可以防止更换敷料时的二次损伤（图 3-24）。

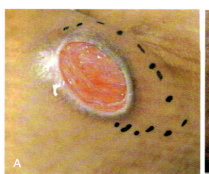 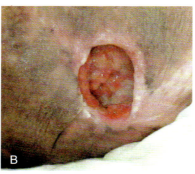

图 3-21　良性肉芽和不良肉芽

A. 良性肉芽：表面呈细颗粒状，鲜红色；B. 不良肉芽：表面粗糙，淡红色或暗红色

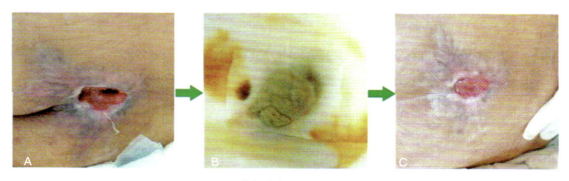

图 3-22　含银水纤维（银离子敷料）

A. 肉芽组织形成不充分的边缘固着时，用含银水纤维；B. 通过感光，含银水纤维变色；C. 使用后，创面收缩，肉芽增殖

（2）胶体：胶体缩小伤口比纱布更有效。在伤口上形成封闭性湿润环境，形成可促进血管新生和不妨碍细胞迁移的环境（图 3-25）。渗出液多时避免使用（图 3-26）。

（3）其他：水凝胶、氢化聚合物、聚氨酯泡沫、聚氨酯泡沫 / 软硅胶、藻朊酸泡沫、几丁质、银离子敷料、藻朊酸 /CMC。

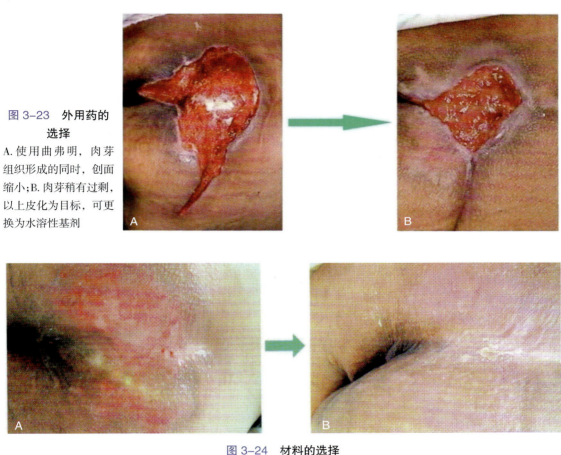

图 3-23 外用药的选择
A. 使用曲弗明，肉芽组织形成的同时，创面缩小；B. 肉芽稍有过剩，以上皮化为目标，可更换为水溶性基剂

图 3-24 材料的选择
A. 渗出液多，有出血；B. 使用藻朊酸钠治愈

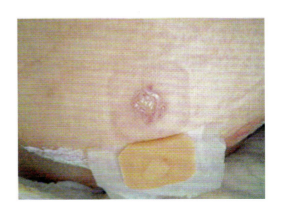

图 3-25 根据渗出液量选择胶体材料
渗出液中等量，每日更换 1 次敷料，压疮创面缩小

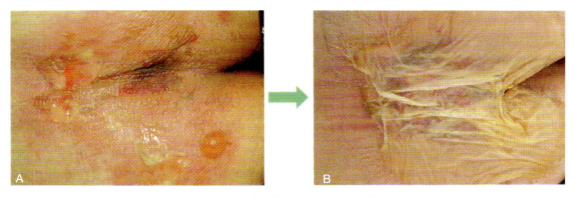

图 3-26　渗出液多时选择胶体材料

A. 发生在手术中水疱的压疮；B. 因为水疱破裂渗出液多，胶体溶解

六、坏死组织

（一）坏死组织特征

因不可逆损伤造成细胞或是组织死亡。在压疮中由于血流障碍产生缺血而造成坏死。脂肪组织及肌肉与皮肤相比，对于缺血的耐性较低，更容易造成坏死。干燥的坏死组织称为焦痂。含有水分的柔软的、黄色坏死组织被称为腐肉。

DESIGN-R 分类中将硬厚、紧致的坏死组织定为 N2，含有水分柔软的坏死组织定为 N1。

属于 N2 时，当伴有发热等全身症状，以及发红、疼痛、肿胀、灼热感等局部症状时，需要注意，在坏死组织的下面有可能积存脓液及有脓肿形成（图 3-27）。

（二）控制坏死组织的方法

治疗深部压疮最初的步骤是清除坏死组织。通过进一步减轻细菌负荷、防止伤口部位干燥、控制多余的渗出液、进行潜行及创缘处理达到创面的洁净化。清除坏死组织时，有手术清创和化学清创，根据情况选用。

（三）选择外用制剂的要点

不同制剂对坏死组织的清除效果没有明显差异。

清除坏死组织的作用大致可分为药效显示作用及主剂显示作用。菠萝蛋白酶的主要成分为蛋白分解酶，通过其药效除掉坏死组织，卡地姆碘、聚糖酐是在冲洗主剂的糊精聚合物时，坏死组织被冲洗掉。磺胺嘧啶银是通过乳剂性主剂软化坏死组织使其溶解。

（四）使用外用制剂的要点

为了提高药剂的浸透性，在硬的黑色坏死部位上涂抹外用制剂时，用手术刀经伤口边缘剪成长方形（图 3-28）。菠萝蛋白酶有刺激性，应在伤口边缘的健康皮肤上涂抹凡士林加以保护（图 3-29）。

水凝胶是具有亲水的不溶性交联聚合物，给干燥的坏死组织补充水分，形成坏死组织的自溶环境，具有除掉坏死组织的作用（图 3-30）。与菠萝蛋白酶相比，对正常皮肤没有刺激性，使用方便。

注意：以去除坏死组织为目的而使用水凝胶时，应尽早更换敷料，不要超过 3d。

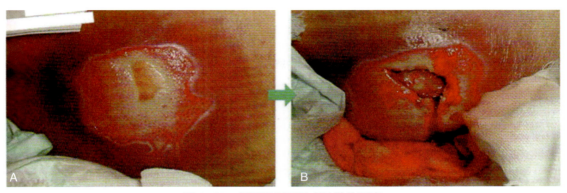

图 3-27　坏死组织下形成脓肿的压疮

A. 坏死组织下形成的脓肿；B. 按下时里边产生波动，切开后排出大量的脓液

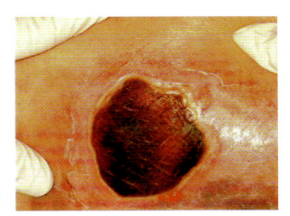

图 3-28　去除黑色坏死组织

用手术刀将表层切成长条状，使其早期溶解

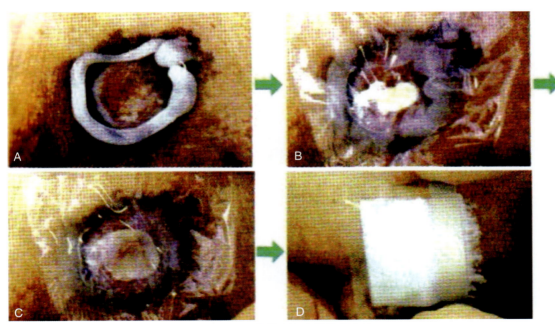

图 3-29　菠萝蛋白酶的使用方法

A. 在周围涂上凡士林软膏，以保护坏死组织以外的健康皮肤；B. 在塑料膜上涂抹菠萝蛋白酶，然后贴覆创面；
C. 塑料膜贴覆全部的创面，用手指向四周推延软膏；D. 将菠萝蛋白酶涂在创面上，用敷料覆盖

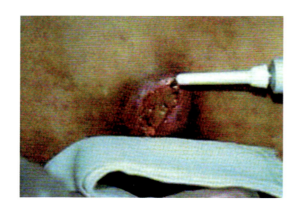

图 3-30   有坏死组织时，水凝胶的使用方法

七、潜行

治疗有潜行的压疮，首先分析产生剪力的主要原因，除掉病因很重要。其次根据坏死组织的多少、有无感染、渗出液的量等选用清创、外用制剂或是敷料，从切开潜行、负压疗法等方法中选择适合的治疗方法。

（一）外用制剂的选择

在治疗潜行时，首先要清除坏死组织，手术清创，充分清洗、清洁创面（图 3-31）。使用菠萝蛋白酶清创时，先在周围的皮肤上涂抹凡士林加以保护，合用聚维酮碘与磺胺嘧啶银会降低酶活性，应避免这两种药剂合用。渗出液多时使用聚维酮碘和糖、渗出液少时使用曲弗明及维 A 酸生育酚（图 3-32）。在治疗期间要密切观察创面周围皮肤有无发红等。

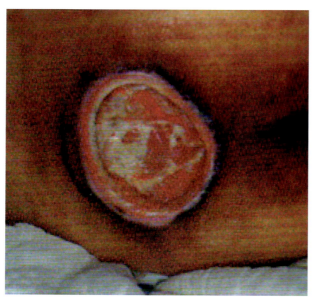

图 3-31   潜行内残存坏死组织
治疗感染时，使用磺胺嘧啶银

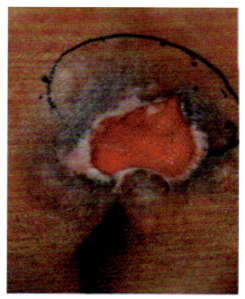

图 3-32   去除坏死组织后残存潜行
根据渗出液情况，使用聚维酮碘壳聚糖乳胶剂、曲弗明、维 A 酸生育酚，也可考虑用负压吸引疗法

（二）敷料的选择

潜行内残留坏死组织，首先清洁创面，清洗潜行内壁。渗出液多时可使用藻朊酸钠等银离子敷料。需要特别注意，不要将敷料插入潜行内，不要压迫潜行（图 3-33）。更换敷料时要清洗潜行，不要将敷料遗留在潜行内。

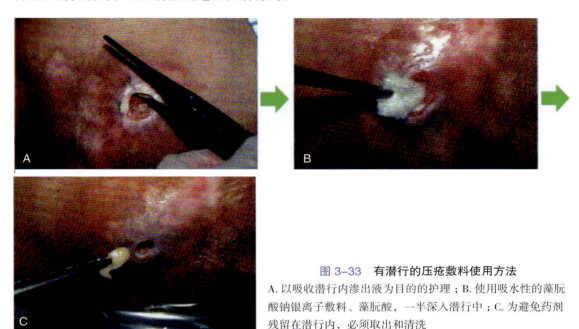

图 3-33　有潜行的压疮敷料使用方法

A. 以吸收潜行内渗出液为目的的护理；B. 使用吸水性的藻朊酸钠银离子敷料、藻朊酸，一半深入潜行中；C. 为避免药剂残留在潜行内，必须取出和清洗

第三节　物理疗法

物理疗法对压疮的效果如控制感染、清除坏死组织、缩小伤口，脉冲清洗及吸引疗法、水疗、超声波疗法、近红外线疗法、电磁波刺激疗法的推荐度为 C1，电刺激疗法的推荐度为 B。应根据治疗目的选择适当的物理疗法（图 3-34）。

其他物理疗法中，有消除潜行的负压封闭疗法（V.A.C. 系统）等。

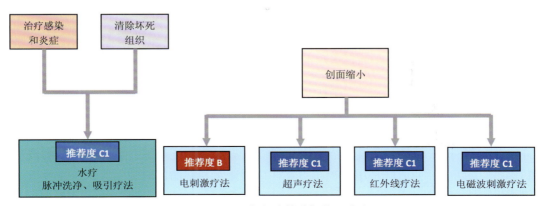

图 3-34　根据病情选择物理疗法

一、肉芽组织较少时

肉芽组织较少时，对于已控制的感染创面可以进行负压封闭疗法（negative pressure wound therapy,NPWT）。

负压封闭疗法是用封闭性敷料包覆整个创面，通过保持创面的负压治疗伤口的方法。最基本的方法是用专用海绵覆盖于创面上，保持 $-125mmHg$（$1mmHg=0.133kPa$）的内压。

负压封闭疗法具有可使压疮变浅、加快伤口愈合、促进形成肉芽组织等作用。在以糖尿病性溃疡、静脉性溃疡、压疮、外伤等慢性溃疡为对象的综合分析中，负压封闭疗法疗效优于其他疗法。

考虑将压疮的愈合作为目标，感染及坏死被控制时，可以使用负压封闭疗法，但不予以推荐。

进行负压封闭疗法常出现的问题：漏气（空气泄漏）、负压封闭疗法对营养的影响、利用吸引瓶的负压封闭疗法。

1. 漏气（空气泄漏）　骶骨部位的压疮，臀沟部位及尾骨的肛门附近经常发生漏气。Aydin 等报道，使用黏结力很弱的医用创可贴可控制漏气。

2. 负压封闭疗法对营养的影响　负压封闭疗法可造成皮肤溃疡，溃疡面积的大小受血清白蛋白的影响，有报道，在血清白蛋白值低于 3.0mg/dl 时，创面缩小率明显偏低。

3. 利用吸引瓶的负压封闭疗法　使用 V.A.C. 系统进行负压封闭疗法的最高期限为 4 周。超过 4 周，可利用吸引瓶，也就是所谓的"手工制造"的负压封闭疗法。Wild 等对于 Ⅲ / Ⅳ 阶段的压疮患者进行了比较，利用吸引瓶手工制造负压封闭疗法和 V.A.C 系统促进肉芽组织生长能力的随机试验，因各试验小组之间的结果差别过大及利用吸引瓶的负压封闭多发生泄漏而停止试验。

二、压疮感染

在 NPUAP/EPUAP 指南中，水疗作为专家意见而被推荐。

水疗是灵活运用水的物理特性（温热 / 寒冷、敷料、水压）而产生的作用，是通过溶解成分的特异作用、清洗作用进行治疗的一种方法。有漩涡浴、气泡浴、Hubbard 槽等。

水疗不能控制感染，但可以减少感染的细菌负荷、促进愈合。可以高效去除伤口及足底皮肤细菌的水疗有漩涡浴疗法，在治疗后可进行温水喷雾。

对伤口刺激较轻的有温水浴（34 ~ 36℃）或是微温浴（37 ~ 39℃）。

从控制感染方面考虑，必须在水疗前、后用乙醇等对浴缸等设备杀菌、消毒。

三、坏死组织压疮

在 NPUAP/EPUAP 指南中，水疗及脉冲清洗作为专家意见予以推荐。

Hubbard 槽（图 3-35）及漩涡浴缸中的缓慢涡流冲洗坏死组织，可以利用水的清洗作用进行物理清创。脉冲清洗是用塑料布盖在伤口，流水冲洗的同时吸引废水，这种方式便于控制清洗的用水量。

国内已有类似 Hubbard 槽的洗浴装置，计算机不仅能控制温度、控制涡流的强弱，也能释放臭氧。这种洗浴装置物美价廉，可以用于压疮的水疗。

我国已有各种适合于压疮的水疗冲洗装置，这种装置不仅有涡流，而且能释放臭氧。这类装置为生活用品，实际上也适合压疮的治疗。

四、缩小伤口

（一）电刺激疗法

电刺激疗法与传统治疗方法相比治愈率更高。电刺激疗法分为直流微弱电流、高电压脉冲电刺激。作为电刺激，配置的电极、刺激模式（刺激强度、地基幅度、频率、极性）等（图 3-36）。在基础研究中，嗜中性粒细胞、成纤维细胞具有靠近阴极的电极化能力；嗜中性粒细胞、巨噬细胞及表皮细胞具有靠近阳极的电极化能力。电刺激疗法用于压疮治疗时要根据压疮的病理确定最适合的通电参数。

（二）近红外线疗法

高透过率的近红外线疗法（包括高浸润性波长 700 ~ 900nm）对伤口的缩小有明显效果。虽然其机制尚未明确，但在病例报道中确认了通过近红外线照射可增加伤口周围的血流量。紫外线、低输出激光照射未见明显效果。

（三）超声波疗法

有效的超声波疗法是基于超声波透过包覆伤口材料（敷料）照射伤口，用低强度（照射条件：频率 1MHz 或是 3MHz；靶细胞强度 0.1 ~ 0.5W/cm²；占空比 20%；照射时间 10min；照射周期每周 5 次）脉冲超声波照射，通过肉芽组织的生长确认伤口面积缩小。

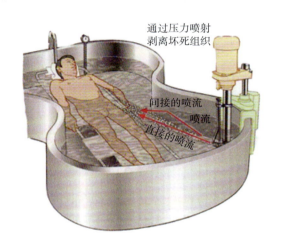

图 3-35　涡流（Hubbard 槽）疗法
在浴池内加入清水（可加入中药），2~3min 使身体升温（微温浴 37~39℃），水流、涡流和喷流直接或间接剥离污垢、坏死组织，身体温暖后在浴池内做运动 10min。患者不能自主运动时，由理疗师协助进行关节运动。治疗后用温水喷雾创面再洗净

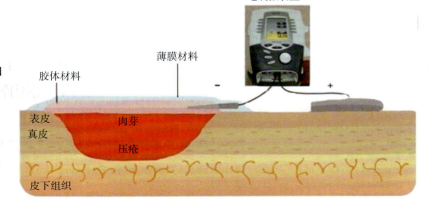

图 3-36　电刺激缩小伤口
治疗时注意事项：用敷料保持创面湿润，通电，吸收从创面流出渗出液；材料中插入氯化银或铂电极，作为记录电极应用；在直流电刺激治疗后（在阴极和阳极间）调整，消除一项电流

（四）电磁波刺激疗法

非温热电磁波疗法（频率 27.12MHz：超声波区域的波长）为无温热作用的脉冲波照射（占空比 0.5% ~ 3.9%）。电磁波刺激疗法有伤口面积缩小，因为是小规模随机对照试验，所以将推荐度设为 C1。

第四节　手术治疗

一、手术适应证和禁忌证

哪些压疮需要手术尚无明确标准，应该对患者进行全面评估，根据评估结果综合分析，制订出系统化的治疗方案。对于全身情况允许的患者，应积极采用手术方法治疗。

1. 适应证

（1）患者对非手术治疗有抵触或非手术治疗无效果，建议手术治疗。

（2）脊髓损伤后的压疮通常适于手术治疗。

（3）压疮预后时间长、功能活动受限可以作为手术指征。

（4）压疮部位坏死组织界线清楚，肉芽组织健康，压疮周围组织无急性化脓性炎症。

2. 禁忌证

（1）终末期患者不适合手术治疗。

（2）晚期播散性硬化病及其他疾病的患者，手术治疗要特别谨慎。

（3）不能配合治疗的患者。

（4）较小及表浅压疮应当等待二期愈合。

（5）有可能完全恢复的患者，例如，部分多发创伤的患者，即使较大的压疮最终能痊愈，这些患者应等待压疮自愈，不宜过早决定手术治疗。

二、手术治疗的步骤

手术治疗的步骤为评估压疮感染、坏死组织、潜行和讨论是否适合重建手术，从而选择并实施手术清创。再进一步评估是否适应重建手术，选择并实施重建手术或是非手术治疗（图 3-37）。

三、清创

（一）根据局部反应和全身反应判断

判断有关感染和炎症手术治疗的有效性。感染和炎症大致分为发生在伤口周边的局部反应和全身反应。

1. 局部反应　诊断局部感染和炎症要从伤口周边有无发红、灼热、肿胀、疼痛、渗出液的性质（黏稠度）等进行综合判断。X 线、CT、MRI、B 超等影像学检查有助于判断皮下组织变化、压疮和有无气体。

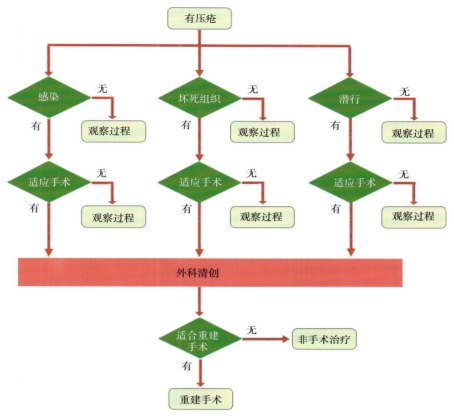

图 3-37　外科治疗的步骤

2. 全身性反应　多伴随发热、出汗等症状，参考 WBC、CRP、ESR 等数据。血液培养一旦发现有细菌，可诊断为败血症。

（二）手术清创

治疗有感染和炎症的压疮，可以全身应用抗生素和局部外用抗生素。严重感染非手术治疗无效时，积极手术清创。局部形成的压疮及积存的渗出液可使感染向周围扩散，变为全身感染。防止感染扩散及加重，要考虑是否早期切开排脓。

硬厚的坏死组织为固定状态，发现有发热及局部炎症（发红、肿胀、疼痛）、恶臭时，则可能在坏死组织下有积脓。此时，建议切开一部分坏死组织，确认有无脓液。可能有全身性感染、败血症及全身状况恶化时，最好切开坏死组织，排脓后尽快清除坏死组织（图 3-38）。

术前要充分评估全身状况及手术中出现的情况，手术前准备好止血器械。

（三）清创的同时给予抗生素

清创同时取得培养标本，进行细菌培养，应用抗生素治疗。

怀疑伴有骨髓炎时，参考 MRI 等影像学检查，按照骨髓炎常规治疗；坐骨部压疮伴有坐骨骨髓炎时，尽管 MRI 显示坐骨有炎症，但手术中常看到坐骨部位血供活跃，则没有必要将坐骨完全切除。

在压疮的急性期，坏死组织和周围健康组织的界线不清晰，手术切除坏死组织边缘时伴随出血和剧烈疼痛，很难进行彻底清创。

未出现感染征兆时，手术清创应在急性期之后（约3周后），待坏死组织和周围健康组织的界线清晰后进行（图3-39）。坏死组织妨碍伤口愈合，应尽快将其清除。

压疮形成的潜行多因为局部受到剪力，即使外用制剂和敷料治疗，因潜行形状很难充分清洗干净，渗出液排出也很困难，需要手术切开及清创。

（四）计划

按照潜行的形状、大小制订手术计划。全身麻醉有高度风险时优先选择局部麻醉，手术中注意止血，最好用电刀切开潜行。

（五）治疗经过

术前观察潜行的形状，设计手术路径，切开时，为了不影响之后的重建手术，需要格外谨慎。止血时为了打开潜行需要切开皮肤。发现潜行内有坏死组织时，可同时进行清创。过度清创有可能导致术后出血及潜行扩大（图3-40）。潜行切开要适度。

手术清创的范围和程度有一定的限度。以非手术治疗为前提，在病灶范围内部分切除；以重建手术治疗为前提，连周围的健康组织一起切除（图3-41）。

在病房内行保守清创，仅切除小部分坏死组织也属手术清创（图3-42）。

（六）术后护理

手术后当天，出血的可能性很大，注意观察纱布渗出情况。

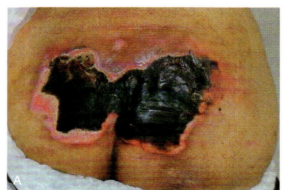
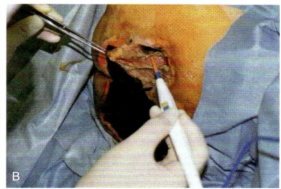

图 3-38　骶骨部压疮的坏死组织

A. 在骶骨部有硬的、紧贴在骨头上的坏死组织，周围发红、肿胀，提示局部感染；B. 切除坏死组织后，见坏死组织下有脓液聚集（非手术切除）

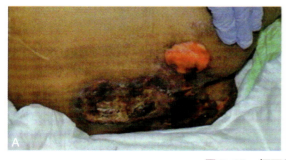
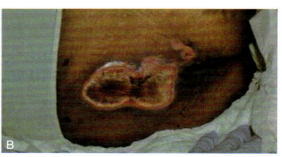

图 3-39　坏死组织的边界变化

A. 边界不清晰的急性期压疮；B. 过了急性期，坏死边界清晰

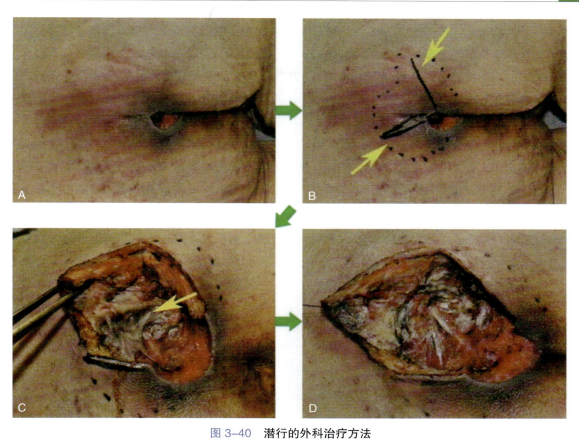

图 3-40 潜行的外科治疗方法

A. 有潜行的压疮；B. 把握潜行的形状和大小，画出切开线；C. 沿线用电刀切开潜行之后，看到压疮底部的坏死组织；D. 坏死组织清除之后

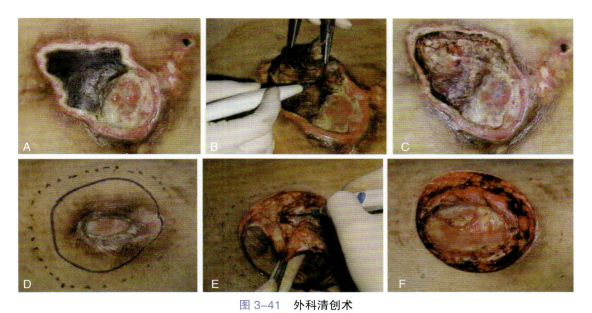

图 3-41 外科清创术

A. 附着坏死组织的压疮；B. 用电刀在坏死组织内清创；C. 清创后在创面附着一层薄薄的坏死组织；D. 有潜行的压疮；E. 包含压疮的底部切除；F. 潜行得到开放

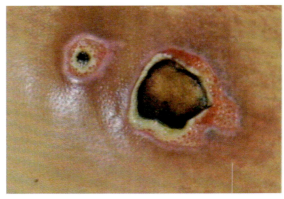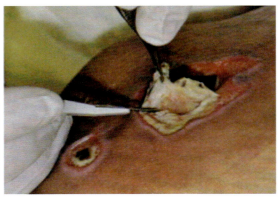

图 3-42   保守清创

这里指非彻底清创，所以叫"保守"清创。A.有坏死组织附着的压疮；B.在明显的坏死组织内侧进行清创

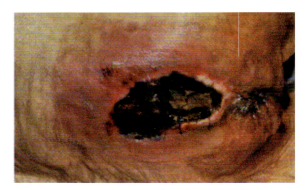

图 3-43   有炎症的压疮

伴有周围发红的压疮

有严重的术后出血时应去除敷料检查，解除压迫可能会引起急剧出血，按照初次换药进行准备，然后再检查。

因为是开放伤口，比缝合伤口时的疼痛更剧烈，检查、换药及护理时手法要轻柔。

（七）感染

压疮发生感染是全身性感染的原因，治疗全身感染需要手术清创。如压疮出现发红、灼热感、恶臭等（图 3-43），坏死组织影响全身状况时，应积极考虑手术清创。

（八）深度

通过手术清创，可以确认压疮浸润深度。

怀疑有深及皮下组织的压疮时，有大量的坏死组织，非手术治疗很难有效，应进行手术清创。

（九）手术清创的缺陷

手术清创能清除坏死组织、治疗感染，但也有缺陷，主要是出血、感染扩散、疼痛及全身影响等。对于清创的利与弊，应结合患者的具体情况，得到家属及其监护人认可后才能进行手术清创。

四、重建手术

清创后压疮封闭术，即为 D3 以上的压疮行手术清创，将外露的骨、韧带等组织用含有丰富血供的肌皮瓣覆盖，封闭多种压疮。

肌皮瓣手术存在术后复发和创伤大等问题。为了避免术后复发，要加强术后护理及局部减压。为减少手术创伤，选择创伤小的手术方案。

重建手术按照"发生后综合护理的处理步骤""发生后护理的处理步骤""非手术治疗的处理步骤""手术治疗的处理步骤"进行筛选。

（一）适应证

1. 病灶深及皮下组织　溃疡底部露出骨、韧带、关节囊、肌腱等缺乏血供。当非手术治疗无效时，应选择重建手术。

2. 伤口周围有严重老化和瘢痕化时　非手术治疗很难改善，手术去除瘢痕则形成深达皮下的缺损伤口，应考虑重建手术。

3. 伴有骨髓炎的压疮　手术去除死骨后则形成深达骨的缺损伤口。可以考虑进行重建手术。

（二）重建手术需要研究的项目

1. 研究重建手术的时机　研究伤口闭合的要求和风险。

2. 局部治疗的原则为优先非手术治疗　压疮首先行非手术治疗，不具备手术适应证的要行非手术治疗。

3. 治疗的反应和今后治疗的研究、会诊　重建手术前需要再次探讨以往的治疗、护理过程，探讨压疮愈合延迟的主要因素和非手术治疗的不足。由参与制订治疗方案的医护人员（包括其家属）确认之前的治疗过程和愈合过程，确定是否继续非手术治疗、手术治疗的时间和术后康复情况。

4. 压疮的浸润深度　压疮的浸润深度一般是利用 DESIGN-R 分类工具，通过肉眼观察，判断其深度（表 3-9）。骶骨部压疮（D4）病例（图 3-44）。难以评估伤口浸润深度时，可用超声波影像检查；如果是下肢及足跟部的压疮，可用踝臂指数（ankle brachial pressure index，ABI）及皮肤灌注压（skin perfusion pressure，SPP）进行评价。

有报道认为：即使是深及皮下组织的压疮，通过非手术治疗，多数病例也可以愈合及上皮化。但是深至骨的压疮愈合，仅依靠非手术治疗所需时间很长，考虑手术治疗。

表 3-9　根据 DESIGN-R 观察创面

DESIGN-R 各项目	创面的状态
创口的深度 深度（D）	骶骨、坐骨结节、大转子等压疮好发部位，超过皮下组织的溃疡底部，为骨皮质、韧带等缺乏血流的组织 肉眼局部观察压疮深度（DESIGN-R），"比皮下组织深"相当于 D3 或 D4
创口的大小 创口停止缩小（S）	创口的周围陈旧和瘢痕化严重时，用非手术治疗难以期待有改善 对 D3 压疮用外科清除陈旧、瘢痕化组织时，达到皮下组织深层，成为溃疡
感染 / 炎症 炎症持续可见（I）	进行外科清创，怀疑有骨髓炎时，推荐对切下的骨片进行培养，确定有无骨髓炎及病原菌 外科清创骨髓炎的死骨后，成为达到骨的皮下溃疡
肉芽形成（G） 不良坏死组织（N）	外科清创后，良性肉芽不增生，去除坏死组织时残存溃疡周围组织血运不良的可能性高 对非手术治疗有抵抗时，必须进行广泛病灶清除和外科再建术

引自《褥瘡ガイドブック》（第 3 版）

5.创缘老化及瘢痕化　创缘老化及瘢痕化后,其组织血运差,继续非手术治疗难以愈合。手术治疗大多切除瘢痕组织(切除皮下瘘孔)或是"十"字形切开(图3-45)。

6.骨髓炎、骨膜炎　治疗深至骨的压疮(D4),如骨髓炎、骨膜炎等,除了全身应用抗生素、手术清创、切除死骨,还可进行重建手术(图3-46)。

重建手术适合通过基础疾病、全身疗法、非手术治疗、物理疗法、手术清创等方法控制感染。

一期手术清创和重建手术时,切除压疮中的肉芽组织、坏死组织、瘘孔、潜行、滑液囊和骨。无论是一期手术还是二期手术,愈合率没有明显差异。充分清创后,多主张一期手术。为防止深部感染复发,应配合 V.A.C 疗法。

(三)压疮治疗中重建手术的种类

由于肌皮瓣的临床应用,几乎所有的压疮都能闭合。

1.用于骶骨的穿支皮瓣有臀部穿支皮瓣、臀上动脉穿支皮瓣、骶骨旁的穿支皮瓣、臀大肌穿支皮瓣等。

2.大转子的小面积压疮,可以使用 Limbergflap 及 DuFourmental flap 等局部皮瓣;中等至大面积的缺损,可以使用阔筋膜张肌皮瓣。

3.坐骨小面积组织缺损,可以使用局部皮瓣及臀下动脉的穿支皮瓣,但是中等至大面积的皮肤缺损,可以使用阔筋膜张肌皮瓣及臀股皮瓣。

(四)压疮易发部位的肌皮瓣术后管理

1.压疮易发部位使用皮瓣的种类见图3-47。

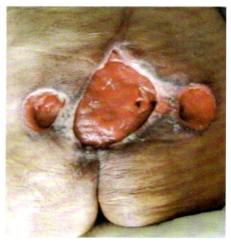

图 3-44　骶骨部压疮(D4)

复发压疮行病灶清除,配合3个月非手术治疗,骶骨正中及其左右3处溃疡相通,皮肤溃疡周围有 10mm 宽的再生化皮肤,覆盖瘘孔的皮肤瘢痕化,骶骨骨膜和棘突韧带外露

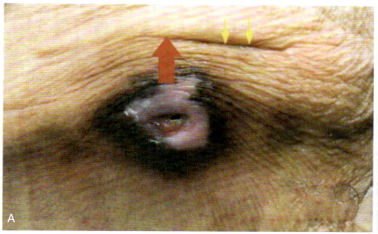

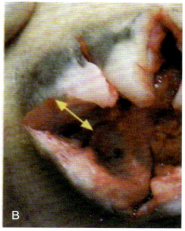

图 3-45　压疮周围陈旧、瘢痕化

A.左大转子压疮继续非手术治疗,创口有缩小,但是引起瘢痕挛缩,创面停止愈合。皮肤及皮下组织按红箭头方向被牵引;B.放射状切开后,两箭头所指厚的瘢痕形成

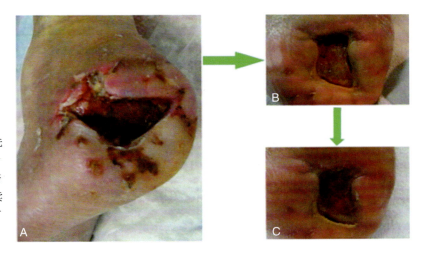

图 3-46　糖尿病性足坏疽左跟骨部压疮

A. 跟骨底部溃疡；B. 外科清创后，经过 4 周非手术治疗（洗净和 V.A.C 疗法）露出的跟骨表面有白苔，清除的骨细菌培养为金黄色葡萄球菌；C. 继续高压氧治疗 2 周，溃疡底部有良性肉芽组织形成

骶骨部压疮时

用点、线显示皮瓣采集区，作为术后非负重区，以压疮及皮瓣采集区作为负重区体位来制订手术计划

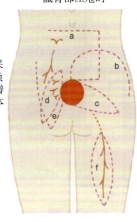

a.腰骶部横向旋转皮瓣
b.腰部旋转皮瓣
c.V-Y臀大肌皮瓣（旋转皮瓣和臀大肌穿支动脉皮瓣、臀大肌皮瓣）
d.臀大肌穿支动脉皮瓣
e.腰臀部筋膜皮瓣
f.大腿后部皮瓣（臀部大腿部皮瓣）

大转子部压疮时　　　　　　　　　　坐骨结节部压疮时

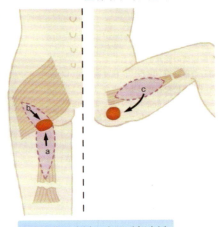

a.转移皮瓣（横转，旋转）
b.阔筋膜张肌皮瓣
c.臀大肌皮瓣
d.大腿后部皮瓣（臀部大腿部皮瓣）

a.膝屈曲肌皮瓣，大腿后部皮瓣
b.臀大肌皮瓣
c.股薄肌皮瓣

图 3-47　压疮好发部位的皮瓣种类

2. 压疮部位及使用皮瓣部位持续 3 周减压。

3. 利用肌皮瓣行重建手术后 2 ~ 3 周拆线。持续负压吸引，每天 10ml 为止，或是留置引流管 7 ~ 10d。

4. 术后每 2 小时变换体位；骶骨部术后 3 ~ 4 周允许仰卧位；坐骨结节部术后 5 ~ 6 周可使用轮椅。

（五）重建手术的问题

1. 术后复发　复发率为 7% ~ 49%，主要由骨髓炎引起。特别是脊髓损伤患者的坐骨结节部位压疮的复发率很高。预防复发不仅是局部防护，还要完善预防体制。骨突出、关节挛缩、营养不良等是压疮复发的高危因素。糖尿病、心血管疾病、肾衰竭等是容易引起复发的并发疾病。

2. 低创伤手术　以降低手术创伤为目的，例如，植皮术使用人工真皮（图 3-48）、用植皮术的重建术（图 3-49）、各种穿支皮瓣重建术（图 3-50）。

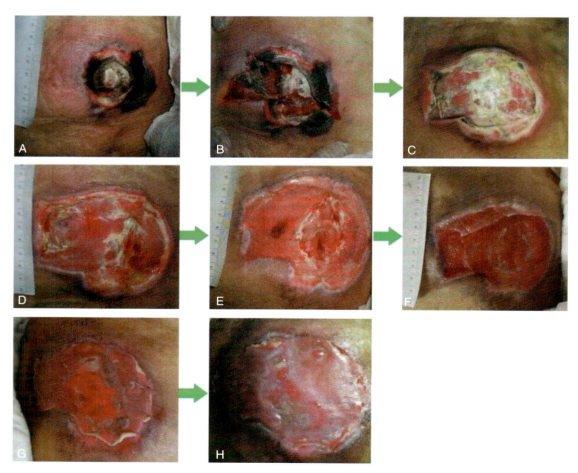

图 3-48　大范围骶骨部压疮时用人工真皮微创外科治疗

A. 合并有潜行和感染的骶骨部压疮；B. 切开潜行，排脓；C. 施行洗净和保护性清创（潜行切开 1 周后）；D. 继续洗净和保护性清创（潜行切开 2 周后）；E. 施行洗净和保护性清创（潜行切开 4 周后），其后贴上真皮；F. 去除人工真皮硅被膜（潜行开 5 周后），覆盖良好的肉芽组织；G. 植皮术后 2 周，皮片中央出现表皮坏死；H. 植皮术后 3 周，植皮成活

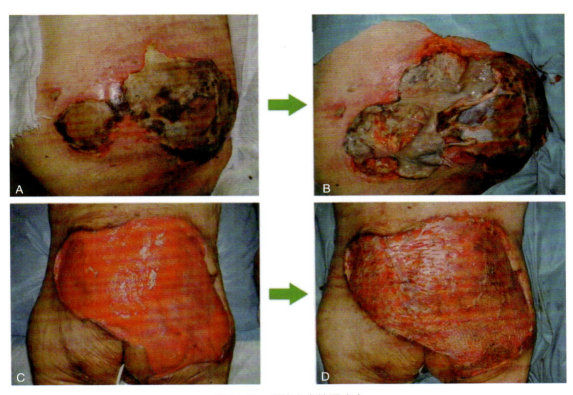

图 3-49　用植皮术的再建术

A. 伴有黑色焦痂和感染的骶骨部压疮；B. 清创施行时，发现焦痂下面有脓液聚集；C. 清创术后 6 周，有新鲜的肉芽组织形成；D. 网状植皮时

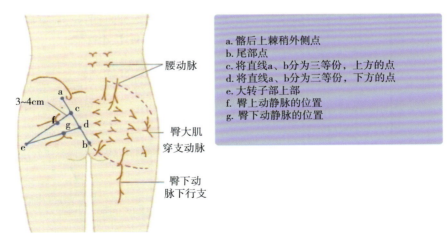

图 3-50　臀上、下动静脉的位置和臀部皮肤

第五节　运动疗法与康复

　　肌肉萎缩及关节挛缩是失用综合征的主要表现，为发生压疮的主要因素，一旦发生，恢复需要相当长的时间，因此采取预防措施极为重要。本节重点介绍压疮康复治疗的电刺

激疗法和康复运动疗法。

失用综合征的主要原因是日常生活中活动量减少，因疾病及全身营养不良等，必须卧床休息。

肌肉萎缩的原因是麻痹、活动不便、肌肉收缩运动停止的时间过长。在肌肉活动性降低时，不能保持肌肉质量，则产生了肌纤维萎缩。因此，康复重点是保持肌肉活动。必要时可进行电刺激疗法。

一、电刺激疗法

（一）种类

电刺激疗法包括嵌入电极刺激和表面电极刺激两种。

1. 嵌入电极刺激　可用于需要刺激的肌肉，使其产生肌肉收缩，需要手术嵌入。

2. 表面电极刺激　在体表贴上电极，进行电极刺激。如果皮肤电阻高，需加强刺激强度，同时会伴有不同程度的疼痛。电刺激疗法需要考虑波形、频率、刺激强度、刺激时间等条件。

（二）注意事项

1. 电刺激疗法大多使用的是低频刺激，当深层肌肉需要加大刺激强度时，也可以使用干扰波电刺激疗法及高电压电刺激疗法。刺激强度大时会伴有疼痛。

2. 治疗压疮好发部位时应注意，不能直接在风险部位粘贴电极；必要时，覆盖住该部位，贴上电极，选择干扰波电刺激疗法。

3. 关节挛缩是指关节长期处于不动状态，皮肤、肌肉、软组织等的扩张性降低，关节活动范围受到限制。

关节挛缩容易导致肩关节弯曲与外展受限，肘关节、手关节及手指弯曲挛缩，髋关节弯曲挛缩和外展受限、膝关节弯曲挛缩、足关节的足尖挛缩等。图 3-51 为关节挛缩的典型病例。

（1）自主活动时：与防治肌肉萎缩相配合，适当进行随意运动。

（2）不能自主活动时：适量的被动运动（图 3-52）比较有效，每天至少活动 1 次。被动运动时，需要考虑皮肤及肌肉的扩张状态，不可忽视骨表面的剪力及摩擦力。关节部

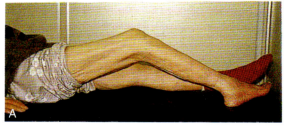 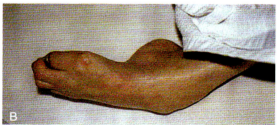

图 3-51　关节挛缩的典型病例

A. 膝关节屈曲挛缩：腘绳肌短缩，容易发生膝关节挛缩，多伴有髋关节屈曲挛缩，膝关节容易逃向上方，伸展性低下，站立困难，应使跟骨不接近臀部；B. 距小腿关节间距挛缩：小腿三头肌挛缩及距胫关节结构特征，容易发生距小腿关节尖足挛缩。足底不能接触地面，步行困难，靠髋关节、膝关节屈曲移动足部。长期卧床是预防关节挛缩困难的因素之一

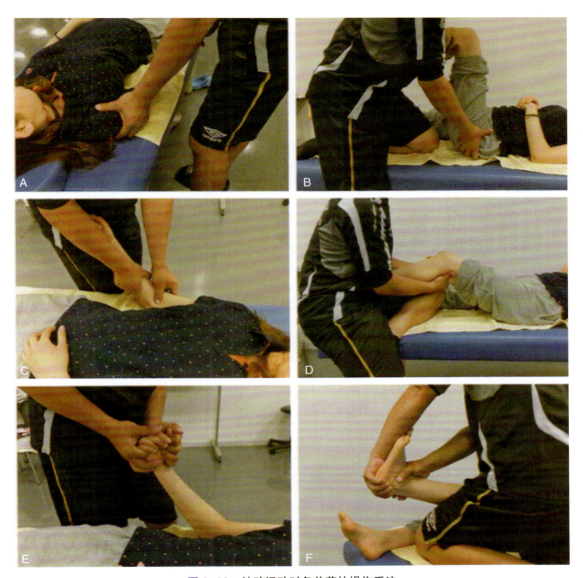

图 3-52 被动运动时各关节的操作手法

A. 肩关节：握住近肱骨头的部分；B. 髋关节：在髋关节部活动的同时注意髋关节部皮肤的伸张情况；C. 肘关节：确认肱二头肌肌腱的伸展情况后进行伸展；D. 膝关节：确认腘绳肌的伸张情况，将膝关节屈曲；E. 腕关节和指关节：使腕关节掌屈，手指伸张；F. 距小腿关节：手掌握住跟骨，用前臂压迫足底，足背背伸

位如果在强行外力下进行活动，有可能发生关节脱位或骨折。因此，注意握住近关节部，根据肌肉挛缩状态及关节情况，适当进行被动活动。

二、康复运动疗法

被动运动时不会产生疼痛。慢慢地使关节活动，在感到有抵抗感时，减少被动活动的力度。

（王兴义　王文璋　曲　艺）

第 4 章

压疮的预测评估

为了预测压疮的发生而进行的风险评估，建议使用预测准确性高的量表。量表的准确性是指在很大程度上能够预测将要发生的压疮，是用于临床上适用对象（患者）的重要指标。

第一节　风险评估

一、风险评估和量表

采用"预防和治疗压疮指南（第 3 版）"的风险评估表，并附上量表使用方法及注意事项。刊登的量表以日本人为研究对象，而 OH 量表、K 式量表、有关压疮危险因素评估表等量表和使用报告具有实用性。这些量表同样适用于中国人。

按照接受对象的特性，以及治疗和处置情况，可以预测不同的压疮发生风险（图 4-1）。围术期及重症监护、医疗机构以外的场所，均要求评估的量表具有筛查患者是否发生压疮风险的功能。

经评估后得到发生风险的程度及主要原因，进行适当的预防干预，可以降低压疮的发生。

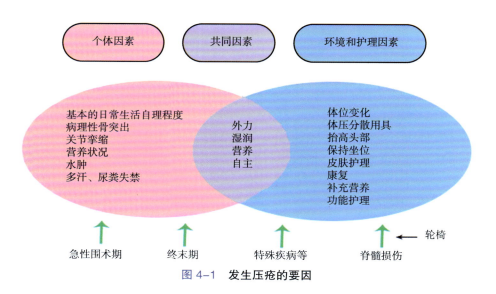

图 4-1　发生压疮的要因

　　使用布雷登量表、K 式量表、OH 量表，及临床判断的相比较（表 4–1），使用风险评估和量表更有优势。

表 4–1　风险评估和量表的种类、评估项目

评价	外力							湿润	营养
	感觉认知	活动性	移动性	摩擦和剪力	骨突出明显	水肿	关节挛缩		
量的评价									
布雷登量表	○	○	○	○				○	○
K 式量表		○	○	○	○			○	○
OH 量表			○		○	○	○		
质的评价									
厚生劳动省危险因素评价投票	○	○	○	○			○		○

引自《褥瘡ガイドブック》（第 2 版）

（一）风险评估和量表的选择

　　建议使用布雷登量表。

　　1. 布雷登量表的特征　量表由 6 个观察项目构成：湿润、活动性、移动性、营养状态、摩擦和剪力（表 4–2）。有报道认为，布雷登量表使用对象为老年人，国内预测准确性的敏感度为 100%，特异性为 90%，通过布雷登量表评估，可以减少 50% ~ 60% 的压疮发病率，明显降低了住院医疗费用。

　　2. 使用方法　每个观察和评价项目给予 1（最差）~ 4 分（最好）（摩擦和剪力为 1 ~ 3分）评分。总计分数为 6 ~ 23 分，总计分数越高风险越低。日本的临界值为 14 分，其他国家为 16 ~ 18 分。我国尚未制定。

　　3. 注意事项　根据不同的护理能力临界值可能有所不同。具有较强护理能力的医院为 14 分，护理能力较弱的医院 17 分。对于 ICU 及术后的患者缺乏评价呼吸状态及循环动力学变化等重症性状态的项目，因此，对于围术期及重症患者，需要密切观察，缩小评估间隔等。

（二）压疮危险因素的评估方法

　　1. 发生压疮危险因素评估表的特征　发生压疮危险因素评估可用于"行动不便老年人日常生活自理程度（卧床不起的程度）的判定标准"中 B1 ~ C2 的对象（表 4–3）。危险因素按照水肿、营养状态、病态骨突出、关节挛缩的顺序而递增，这些均为首要的危险因素。

　　2. 评估方法　对日常生活自理程度的评估，以 B 或 C 为对象，使用危险因素评估表，二选一进行评估。因为没有实行打分制，所以即使有 1 个"有"或"不能"，都需要建立看护计划。

　　3. 使用时注意事项　根据危险因素的评估并能预测风险程度，所以需要建立与有无危险因素相应的看护计划。需要注意的是，不同的评估者有可能产生误差。

表 4-2　布雷登量表

患者姓名：　　　　　　　　　　评价者姓名：　　　　　　　　　　评价日期：

认知知觉 可对压迫造成不适感有适当的反应能力	1. 完全没有知觉 对疼痛没有反应（呻吟、躲避、抓挠等）。是因为意识水平降低及镇静的作用。身体整体上有痛觉障碍	2. 严重障碍 只对痛有反应。传递不适感时，只能呻吟或乱动。或有知觉障碍，一半以上的身体并不是完全感觉不到疼痛及不适感	3. 有轻度障碍 对打招呼有反应。可以表达不适感，但没有限时要求。或是稍有知觉障碍，四肢中有 1、2 个部位能感觉到疼痛或是不适感	4. 无障碍 对打招呼有反应。无知觉缺陷。可以主诉疼痛及不适感
湿润 皮肤的湿润程度	1. 经常潮湿 因出汗或是尿液积存，皮肤几乎任何时候都是潮湿的。患者在移动、变换体位时都能看到皮肤潮湿	2. 基本上潮湿 虽然不是任何时候，但皮肤往往是潮湿的。每天至少更换一次床单、被套、睡衣	3. 时常潮湿 皮肤时常潮湿。除了定期，还需每天 1 次，增加更换的次数	4. 经常干燥 皮肤经常干燥。可以定期更换床单、被套、睡衣
活动性 行动范围	1. 卧床 卧床不起状态	2. 可以坐位 几乎或是完全不能行走。自己不能支撑体重，坐椅子或是轮椅上需要他人帮助	3. 短期行走 无论是否有看护，每天可短时间行走，限制于很短的距离。大多时间是在床上度过的	4. 可行走 至少可以每天 2 次在房间内行走，或是至少是每隔 2h 在室内行走
移动性 有变换体位、调整体位的能力	1. 身体完全不能动 在无看护的情况下，躯体或是四肢完全不能活动	2. 非常有限 躯体或是四肢时常可动，但是每次都不能自主活动，或是没有有效的身体活动	3. 稍有限制 稍微可以活动，每次都是自己活动躯体或是四肢	4. 身体可以自由活动 在无看护的情况下，可以数次并且是到位的身体活动
营养状态 平常摄取食物的情况	1. 不良 进食量很少。很少吃完每顿食物的 1/3 以上。蛋白质、乳制品每天 2 杯以下的摄取量。水分摄入不足。没有补充成分营养剂（半消化态、经肠营养剂）或是禁食、摄取透明性食物（茶水、果汁等）或持续 5d 以上的外周静脉滴注	2. 稍有不良 进食量中等。不能摄取平常饭量的 1/2。蛋白质、乳制品每天摄取 3 杯的量，时常摄取成分营养剂（半消化态、经肠营养剂）。食用流食及经管营养，但是其量低于每天所需的量	3. 良好 一般是每天 3 次以上饮食，每顿能吃 1/2 以上。蛋白质、乳制品每天摄取 4 杯的量。时常有拒绝吃饭的情况，但是如果哄劝的话，一般会补充进食。接受配给的营养食物及高热量输液	4. 非常好 每天大致进食。每天摄取 4 杯以上蛋白质及乳制品。时常有小吃（零食）。没必要加餐
摩擦和剪力	1. 有问题 移动时需要护理。患者身体移动时必须蹭着床单方能移动。常从床边或是椅子上滑下来，需要依靠全面看护才能回到原来的位置。痉挛、挛缩、震颤引起持续性的摩擦	2. 有潜在的问题 很轻微的移动。需要护理。移动时皮肤在某种程度上可能要与床单和椅子、抑制带、辅助用具等进行摩擦。大多时间可以在椅子及床上保持较好的体位	3. 没问题 自己可以在椅子上及床上活动，移动中需要储备支持身体的劲力。任何时候都可以在椅子上及床上保持合适的体位	
合计				

引自《褥瘡ガイドブック》（第 2 版）

表 4-3　压疮危险因素的评估表

日常生活自理程度 J（1,2） A（1,2） B（1,2） C（1,2）			措　施
基本动作能力　　床上、自主变换体位　　椅子上，保持坐姿、减压	可　可	不可　不可	"有"或是"不能"为1个以上时，需要建立并实施护理计划
病态骨突出	无	有	
关节挛缩	无	有	
营养状态不良	无	有	
皮肤湿润（多汗，尿粪失禁）	无	有	
水肿（局部之外的部位）	无	有	

引自《褥瘡ガイドブック》（第 2 版）

二、风险评估和量表的应用

（一）老年人使用的风险评估和量表

1.OH 量表

（1）特征：OH 量表以卧床不起的老年人和虚弱高龄者为对象，评价压疮发生危险因素后进行打分的工具（表 4-4）。将发生概率中的 β 值作为标准加权后决定分数。由自主变换体位（0～3分）、病理性骨突出（0～3分）、水肿（0～3分）、关节挛缩（0～1分）构成。合计分数为 0 分（无危险因素）时，将发生的压疮称为偶发性压疮；合计分数为 1 分以上时，将发生的压疮称为起因性压疮。

（2）使用方法：自主变换体位、病态骨突出、水肿、关节挛缩的 4 项危险因素进行评估。通过合计分数，辨别风险，1～3分为轻度等级、4～6分为中度等级、7～10分为高度等级。按照每个合计分数的等级，可以即时选择分散身体压力床垫。

表 4-4　OH 量表评估方法

危险因素		得分
自主体位变换能力	能	0
	某些方向不能	1.5
	都不能	3
病理性骨突出	无	0
	轻度、中等度	1.5
	高度	3
水肿	无	0
	有	3
关节挛缩	无	0
	有	1

引自《褥瘡ガイドブック》（第 2 版）

（3）使用时的注意事项：用于其他对象，例如，急重症患者往往有疏忽的风险，需格外注意。

2.K 式量表

（1）特征：K 式量表由"初步评估因素""触发因素"构成（图 4-2）。初步评估因素是指不可自主变换体位、有骨突出、营养状态不良；触发因素是指身体压力、湿润、剪力，触发因素中有加分项，发生压疮的风险比较高。加分后，预测短时期将发生压疮。

（2）使用方法：对因素中的各个项目回答 YES 或是 NO。YES 为 1 分，NO 为 0 分，"初

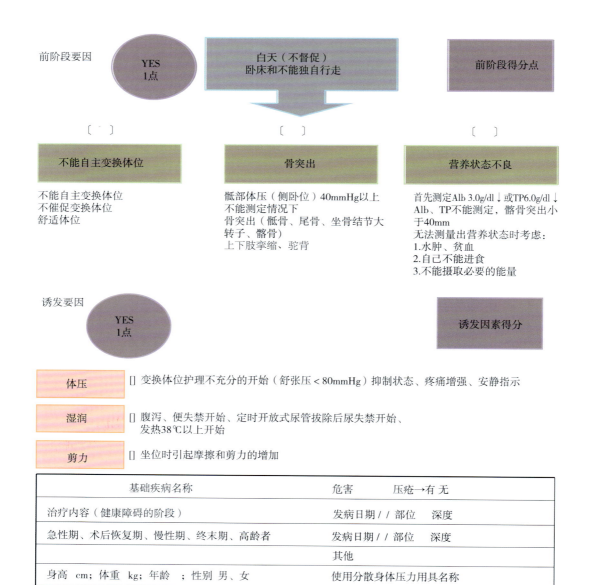

图 4-2　K 式量表
引自《褥瘡ガイドブック》（第 3 版）

步评估因素""触发因素"的合计均为 0 ~ 3 分，总计分数 0 ~ 6 分，分数越高风险越高。筛查"初步评估因素"中有无危险因素，在"触发因素"中预测压疮的发生。身体及精神状态不稳时，每隔 48 小时对"触发因素"评估打分。

（3）使用时的注意事项：因为是以老年人为对象开发的量表，所以在临床上用于其他对象时，需要研究增加相应的危险因素。

（二）儿童使用的风险评估和量表

1. 布雷登 Q 量表的特征　布雷登 Q 量表是 1996 年 Quigley 和 Curley 根据儿童的特征修改当时的布雷登量表后编制而成的，是适合儿童用的量表（表 4-5）。

此表由 2 个目录和 7 个评估项目构成。在"压力强度和持续时间"目录中有"移动性""活动性""认知知觉"，在"组织耐久性和支持组织"的目录中有"湿润""摩擦和剪力""营养状态""组织灌注和供氧"。

2. 使用方法　7 个项目的得分为 7 ~ 28 分，临界值为 16 分（Quigley 和 Curley 的建议）。得分在 23 分以下者，需进行皮肤护理。

3. 注意事项　布雷登 Q 量表仅有部分报道论文，未经国内临床研究。因此，使用时需要进行验证。

表 4-5　布雷登 Q 量表（此表部分重复 注明用于儿童）

压力的强度和持续时间				时点
移动性	1. 身体完全不动 在无看护时，躯体及四肢完全不动	2. 非常有限 躯体或四肢能稍微活动，但是每次都不是自主活动或有效活动	3. 稍有限制 稍微可以活动，每次都是自主活动躯体或四肢	4. 身体可以自由活动 没有看护，可以数次并且是有效的身体活动	
活动性	1. 卧床 为卧床不起的状态	2. 可以坐位 几乎或完全不能行走。不能自主支撑体重，坐椅子或轮椅上需要看护的帮助	3. 可以行走 每天可以短时间行走，限制于很短的距离。大多时间几乎都是在床上度过的	4. 不能走步的婴幼儿 起床时间内至少可以每天 2 次在房间外活动，或隔 2h 在室内活动	
认知知觉	1. 完全没有知觉 对疼痛没有反应(呻吟、躲避、抓挠等)。这种反应是因为意识水平降低及镇静作用。身体整体上有痛觉障碍	2. 有严重障碍 只对痛有反应。传递不适感时，只能呻吟及乱动。或有知觉障碍，一半以上的身体并不是完全感觉不到疼痛及不适感	3. 有轻度障碍 对打招呼有反应。可以表达不适感，但没有限时的要求。四肢中有个别部位能感觉到疼痛或是不适感	4. 无障碍 对打招呼有反应。无知觉缺陷。可以主诉疼痛及不适感	

续表

组织耐久性和支持组织					
湿润	1. 经常潮湿	2. 基本潮湿	3. 时常潮湿	4. 偶尔潮湿	
摩擦和剪力 摩擦：产生于皮肤与支持面相反活动时 剪力：产生于皮肤和邻接的骨骼各自向相反一面滑动时	1. 有明显的问题 痉挛、挛缩、震颤引起持续性摩擦	2. 有问题 因为需要移动，所以需要协助护理。移动时身体必须蹭着床单。常常从床边或是椅子上滑下来，屡次需要依靠全面看护回到原来的位置	3. 有潜在的问题 轻微地移动，需要看护帮助。移动时皮肤在某种程度上可能要蹭着床单及椅子、抑制带、辅助用具等	4. 没问题 变换体位时完全可以靠自己，可以在椅子及床上活动，移动中需要储备支持身体的肌力。任何时候都可以在椅子上及床上保持合适体位	
营养状态 一般食物摄取	1. 非常不良 禁食、摄取流食；持续 5d 以上的周围静脉滴注；白蛋白 2.5g/dl，或绝不能全部摄取。很少吃完每顿食物的 1/2 以上。蛋白质、乳制品每天摄取 2 杯以下的摄取量。水分摄入不足。没有补充成分营养剂	2. 不良 虽然在给予流食及经管营养，但是没有保证与年龄相等的热量及矿物质。白蛋白 < 3g/dl。不经常全量摄取。不能摄取平常饭量约的 1/2。蛋白质、乳制品每天摄取 3 杯的量，时常摄取成分营养剂	3. 良好 给予经管进食及高热量输液，保证与年龄相符的充分热量和矿物质。一般是每餐能食用 1/2 以上。蛋白质、乳制品每天摄取 4 杯的量。时常有拒绝吃饭的情况，但是经哄劝一般会补充进食	4. 非常好 能保证充分摄取与年龄相符的热量。例如，每餐或是哺乳时，都能正常进餐或是吮吸。绝不拒绝食物。一般是每天摄取 4 杯以上蛋白质及乳制品。时常有小吃（零食）。没必要加餐	
组织灌注和氧化	1. 极度偏低 低血压（平均动脉血压为 50mmHg 以下，新生儿 < 40mmHg）或是不能承受生理学上的变换体位	2. 偏低 正常血压、氧饱和度 < 95%，或是 Hb < 10g/dl，或是毛细血管再充盈 < 2s；血清 pH < 7.40	3. 良好 正常血压、氧饱和度 < 95%，或是 Hb < 10g/dl，或是毛细血管再充盈 < 2s；pH 正常	4. 非常好 正常血压、氧饱和度 > 95%，Hb 值正常，毛细血管再充盈 < 2s	

引自《褥瘡ガイドブック》（第 2 版）

（三）脊髓损伤患者使用的风险评估和量表

脊髓损伤患者推荐使用脊髓损伤压疮量表（SCIPUS）。

1.SCIPUS 的特征　脊髓损伤者的压疮与损伤程度、活动水平和年龄、吸烟、心功能、肾功能、呼吸功能、认知功能等有关。脊髓损伤压疮量表（spinal cord injury pressure ulcer scale，SCIPUS）由 15 个危险因素构成（表 4-6）。

2. 使用方法　检查完所有的 15 个项目后，通过总分（0 ~ 25 分）评估风险程度。风险标准：低为 0 ~ 2 分、中为 3 ~ 5 分、高为 6 ~ 8 分、非常高为 9 ~ 25 分。还需要血液化验数据（白蛋白值、血细胞比容或是血红蛋白、血糖值）。

表 4-6　SCIPUS（脊髓损伤压疮评分表）

姓名＿＿＿＿＿＿＿＿＿＿＿＿＿＿＿＿＿
日期　＿＿＿＿＿＿＿＿＿＿＿＿＿＿＿＿

危险因素	评分代码	得分
1. 活动等级	0〔　〕步行 1〔　〕轮椅 4〔　〕不能活动	
2. 可活动性	0〔　〕可活动 1〔　〕一定范围内 3〔　〕不能活动	
3. 脊髓完全损伤	0〔　〕无　　　1〔　〕有	
4. 尿失禁或时常湿润	0〔　〕无　　　1〔　〕有	
5. 自主神经失调或重度瘫痪	0〔　〕无　　　1〔　〕有	
6. 年龄（岁）	0〔　〕≤ 34 1〔　〕35 ~ 64 2〔　〕≥ 65	
7. 吸烟	0〔　〕无既往史 1〔　〕以前有 3〔　〕现在	
8. 呼吸器官疾病	0〔　〕无　　　2〔　〕有	
9. 心脏疾病或心电图	0〔　〕无　　　1〔　〕有	
10. 糖尿病或血糖值≥ 110mg/dl	0〔　〕无　　　1〔　〕有	
11. 肾脏疾病	0〔　〕无　　　1〔　〕有	
12. 认知功能障碍	0〔　〕无　　　1〔　〕有	
13. 康复中心或医院	0〔　〕无　　　2〔　〕有	
14. 白蛋白< 3.4 或总蛋白< 6.4	0〔　〕无　　　1〔　〕有	
15. 血细胞比容< 36.0%（血红蛋白< 12.0）	0〔　〕无　　　1〔　〕有	
总分　（0 ~ 25 分）		

风险：低，0 ~ 2 分；中，3 ~ 5 分；高，6 ~ 8 分；最高，9 ~ 25 分
评价护师签字＿＿＿＿＿＿＿＿＿＿＿＿＿＿＿＿＿

　　3. 使用时的注意事项　脊髓损伤者发生压疮与轮椅和坐垫等有关，需要将这些因素包括在内，共同评估。

一、预测压疮的浸润深度

（一）d1 压疮（发红不消退）的预后预测

d1 压疮的预后预测，亦即通过视觉诊断表皮或是真皮以上的皮肤是否有缺损，特别是确认"双重发红（双重红斑）"和"远离骨突出部位的发红"。

（二）运用超声诊断方法

以往压疮愈合过程中，压疮被坏死组织覆盖，其浸润深度不明，甚至坏死组织被清除也不能明确到底有多深，这直接影响局部治疗及护理。

DTI 等疑似深部组织压疮大多通过视诊和触诊判断其浸润深度，评估需要经验及熟练技术。

超声诊断法是将超声波传递到体内，探头接收组织产生的反射波（超声波），经过电子化处理，属于可视化的非侵袭设备，具有优异的移动性和便利性。

探头频率为 10MHz。压疮部位贴敷薄膜后进行检测。超声波的强度（灰度）反映超声波所触到物体的反射波。

利用超声波确认皮下组织的构造，正常的构造是连续性（对齐排列）。利用超声波评估压疮的方法（流程）见图 4-4。

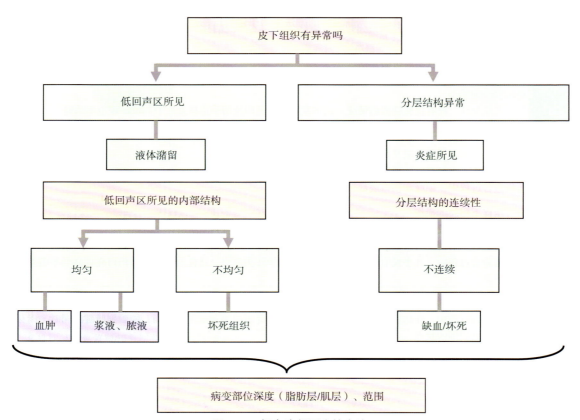

图 4-4　超声诊断压疮的方法

（三）预测跟部压疮的浸润深度

下肢血流状态对跟部压疮有影响。预测跟部压疮浸润深度时，利用踝臂指数（ankle brachial pressure index，ABI）的值。使用简易的多普勒血流测量方法或自动血压测量仪进行测量。

测量 ABI < 0.9 时，怀疑有缺血性变化（表 4-8）。ABI < 0.6 时，有可能是比 D3 还深的压疮。

表 4-8　踝臂指数（ABI）的基准值

状态	基准值
正常	0.9 ～ 1.3
怀疑缺血	> 0.9
下肢重症缺血	> 0.4
怀疑动脉钙化引起异常	> 1.3

引自《褥瘡ガイドブック》（第 2 版）

糖尿病患者及接受透析疗法的患者中，由于动脉壁钙化，所以不能测量下肢血压。注意这种情况不在 ABI 进行评估的范围内。

二、判断发红和 d1 压疮的方法

判断压疮易发生部位（骨突出部位）出现的发红是否是压疮，使用的是"玻片压诊法"或"指压法"（图 4-5）。

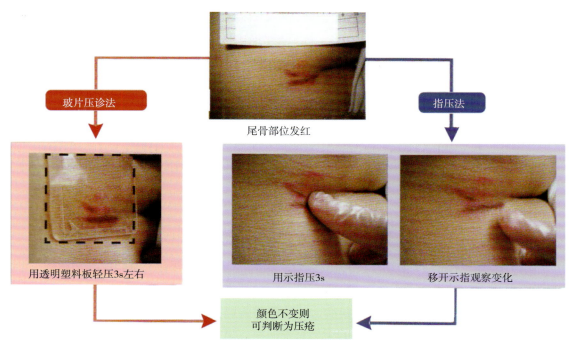

图 4-5　发红和 d1 压疮的判断法（玻片压诊法、指压法）

"玻片压诊法"是用玻片（大多用的是透明的塑料板）。"指压法"是用示指轻按发红部位 3s 左右，确认发红是否消退（是否变得发白）的方法，变白时为"有可逆性"的皮肤状态，目前还不是压疮；不消退则为"持续发红（d1 压疮）"。使用"玻片压诊法"时注意掌握力度的轻重及观察所压迫皮肤有无颜色消退。

三、判断深部损伤压疮（DTI）的方法

在 NPUAP 的压疮浸润深度分类中阐述："suspected DTI 是由于压迫或剪力损伤了深部软组织，从而产生紫色或褐色、无缺损的局限于皮肤的血肿"。

NPUAP 解释了知觉的变化及触诊的评估方法。

判断 DTI 使用超声诊断法也很有效（图 4-6）。

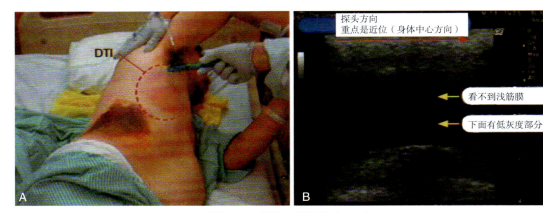

图 4-6　利用 B 超评估（DTI）

A. 长时间手术后（手术体位为右侧位），从手术室出来时还有未消退的发红；B. 超声显示：有低灰度、不同层结构，预测有水肿、血肿、炎症

第三节　从"结构""过程""结果"评估质量

一、压疮处理措施的治疗质量指标

医疗质量是由"结构""过程""结果"构成的，三者互为关联，好的结构会产生好的过程，好的过程会有好的结果（图 4-7）。

（一）结构

物品配置、人员配置、经营体制等。

（二）过程

医疗护理的全过程。例如，进行风险评估、制订压疮护理计划、进行压疮护理等。

（三）结果

将发生压疮的主要原因、基础疾病、治疗等作为混杂因素添加在结构和过程要素中，则导出"结果"。可用作"结果"的指标有发病率、患病率、压疮的严重程度、压疮的改善情况、压疮愈合率等。

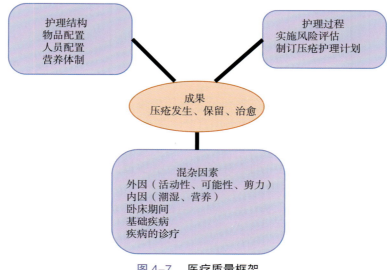

图 4-7　医疗质量框架

二、评估压疮治疗质量

评估压疮护理质量时，从"结构""过程""结果"三个方向进行评估，重点是找到三者之间的平衡关系，三者是怎样互相影响的。在评价了其关系的基础上，才能采取有效的对策。

三、治疗团队配置结构

（一）多学科构成的压疮治疗团队

发生压疮的主要原因是身体压力、摩擦和剪力、营养不良、循环衰竭等方面。压疮对策也需要从各个视点进行评价和干预。制订压疮对策，各个学科互相协助，团队成员由医师、护士、药剂师、营养管理师、理疗师、社会工作者等组成。

大多数医疗机构中，以压疮对策团队为主，每周进行 1 次压疮回访和会诊，整理发病率及患病率等数据，管理电子病历，进行职员教育。设立压疮对策团队后，降低了压疮发病率及压疮患病率。

（二）人员配备

1. 具有皮肤及排泄认证资格护士　在某个具体的护理领域，利用熟练的护理技术和知识，可进行高水平护理实践者。认证护士的职责是在护理现场通过实践、指导及询问谈话来提供高质量护理。皮肤及排泄认证护士的职责是对压疮等伤口的管理，造瘘、失禁等排泄的管理，给予患者自我护理支持。通过配置皮肤及排泄认证的护士，有望对患者及其家属利用护理技术实现高水平的护理。我国已经开始培养皮肤及排泄认证的护士，并起到一定的作用。

2. 加收压疮高风险患者护理费用　对住院的压疮高风险患者加收压疮高风险护理费用，在已经实施压疮护理计划的基础上，对压疮高风险部位进行重点护理，并在已进行计划性压疮措施时，可以在住院时计算一次费用。加收压疮高风险护理费用的要求具有相应的压疮护理知识及技术的专业护理压疮人员，根据预防治疗计划实施综合性压疮对策的费用。加收压疮高风险护理费用的患者，压疮发病率低于不加收此项护理费用的患者；另外，

DESIGN 分数也大幅度减少。

四、过程

（一）分散身体压力床垫

选择分散身体压力床垫时，以布雷登量表等压疮发生风险评估量表为基础的处理步骤（图 4-8），可以正确判断分散身体压力用具的必要性。

据此，可以向需要的患者提供分散身体压力用具。通过使用分散身体压力用具防止限制身体活动及产生不适感等，也有助于提高患者生活质量。

（二）综合性程序及治疗步骤

综合性程序和治疗步骤指南及护理方针、护理程序、关键途径等，通过这些综合性护理程序及治疗步骤，可施行护理干预。

五、结果

可以使用的有：压疮发病率、压疮患病率、压疮严重度、压疮改善度、压疮愈合率等。在评价压疮严重度的指标中，阶段分类、DESIGN-R 等作为评价压疮改善度指标，DESIGN-R 等压疮状态评价量表。

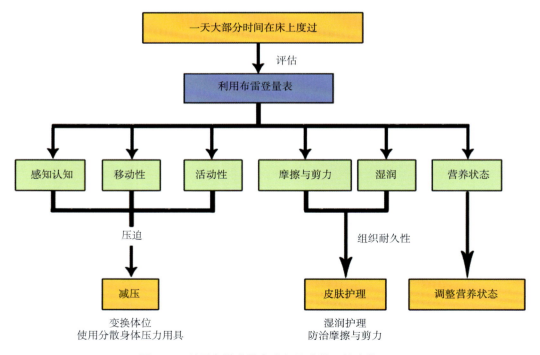

图 4-8　利用布雷登量表进行压疮护理的步骤

（王兴义　王　伟）

第 5 章

压疮的护理

　　压疮发生后护理包括选择坐位及卧位的姿势、坐垫还是床垫、变换体位、评估患者的营养状况、基础疾病、感染程度、选择并实施营养疗法、控制基础疾病、全身给予抗生素等。重点对延迟伤口愈合的原因采取措施。必须注意不能只注重于局部疗法而忽略全身状态。消除或减轻发生压疮风险的重要护理步骤见图 5-1。

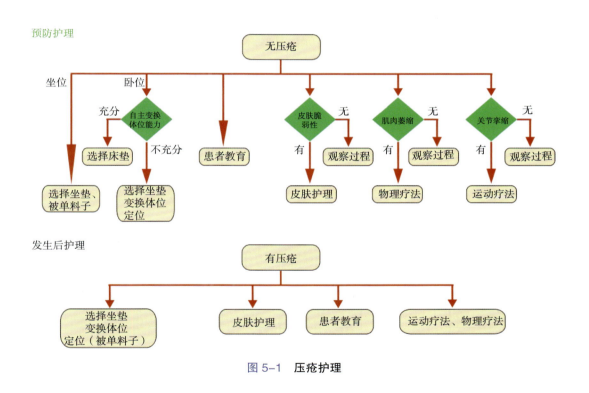

图 5-1　压疮护理

第一节　概　述

　　施加在身体上的外力减少甚至阻断了皮肤表层及皮下软组织的血运。此状况持续一定时间后，造成组织不可逆的缺血性障碍，即是压疮。预防压疮发生要做到：减少外力、缩短外力持续的时间。具体是确定坐、卧位姿势、选择坐垫或是床垫，变换体位。

一、分散身体压力

利用具有重新分配压力、自动调节等功能的寝具来调节施加在组织上的外力。下面以坐垫和床垫为对象加以介绍。

（一）重新分配压力

人的身体有生理性弯曲，身体和分散身体压力用具的接触区域有限。重新分配压力指将加在这个接触区域的压力，通过下面介绍的 3 个功能进行分压，降低在某个区域上的压力（图 5-2）。

1. 下沉　指身体下沉在分散身体压力用具内的功能。将集中在某个骨突出部位的压力分散至周边组织及其他骨突出部位。下沉是将接触面积更为扩大以降低压力。下沉功能有赖于构成分散身体压力用具的压缩特性和尺寸（厚度）。

2. 包覆　指随着时间的变化，骨突出部位和身体凹凸的接触区域，即具体部位的分散身体压力用具发生变形。通过变形来扩大身体和分散身体压力用具的接触面积。

3. 经时性变化接触部分　压力切换型气垫床及翻转床垫具有的功能，气垫床通过周期性反复膨胀和收缩而变化接触部分；翻转床垫中随着体位变换接触部分也发生变化。

（二）分散身体压力用具的分类

根据 2007 年 NPUAP 发表的分类制表（图 5-3，图 5-4）。大致分类为反应型和能动型。表 5-1 介绍了用具的分类。反应型是利用"下沉、包覆"功能的分散身体压力用具。能动型是利用"下沉、包覆、经时性变化接触部分"功能的分散身体压力用具。

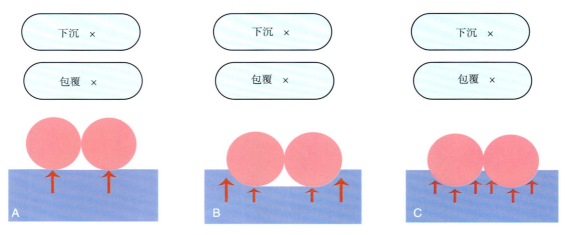

图 5-2　臀部的包覆及下沉

A. 没有沉入、包覆功能时支撑点的状态；B. 有沉入功能，没有包覆功能，不能支撑凹凸部位的状态；C. 有沉入、包覆功能，最大接触面积的状态

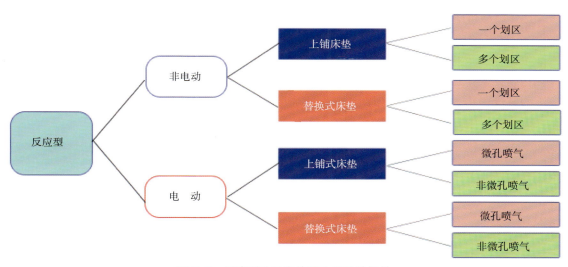

图 5-3　反应型分散身体压力用具的特性

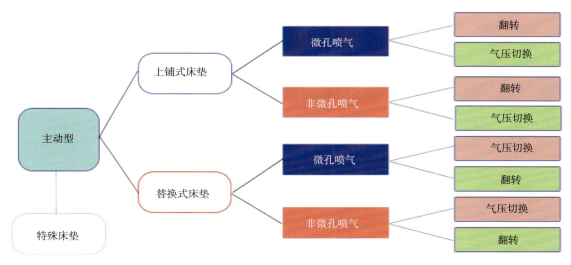

图 5-4　主动型分散身体压力用具的特性

表 5-1　分散身体压力用具的分类

用语	定义
反应型床垫	仅在加压的情况下才有反应，有压力改变性能的电动、非电动床垫
活动型床垫	无论有无加压，有再分配性能的电动床垫
特殊的床	床架和床垫为一体的功能床
非电动床垫	为了操作不需要交流电和直流电的床垫
电动床垫	为了操作需要交流电和直流电的床垫
叠加床垫	在标准的床垫上（无压力分配功能，重新再加一个床垫）
更换床垫	在床垫上直接放一个设计的床垫

引自《褥瘡ガイドブック》（第 3 版）

1.分散身体压力用具所用材料 分散身体压力用具可以由单一材料或多种材料构成(表5-2)。材料的压缩特性关系到"下沉",流动性关系到"包覆"。近年来,材料的组合逐渐复杂化,很难利用单独的素材标注分散身体压力用具。

2.分散身体压力用具的功能 单独或组合多种功能的分散身体压力用具发挥重新分配压力的特性(表5-3)。

表 5-2   分散身体压力用具的材料

材料	定义
空气	由空气构成
水	由水构成
泡沫	聚氨酯内加入发泡剂的材料或构成弹性不同的泡沫
凝胶	既有像液体一样的凝集状态,又有弹性性能的物质
橡胶	如橡胶样弹性材料构成的物体,能够拉伸,拉伸后能够复原
混合物	用多种材料构成
其他	其他材料构成

引自《褥瘡ガイドブック》(第 3 版)

表 5-3   分散身体压力用具的特征

用语	定义
空气流动	插入电源,床垫内有空气流动,感觉如同玻璃珠流动,一旦下沉就发挥包围起来的功能
压力转换	加压和减压周期进行
翻身床	使患者向侧方翻转
非翻身床	没有使患者向侧方翻转的功能
翻转床	为了支持皮肤温度和潮湿,提供空气流动功能
非翻转床	没有上述使空气流动的功能
一个划区	有单一的压力再分配功能
多个划区	有不同的压力再分配功能

引自《褥瘡ガイドブック》(第 3 版)

二、卧位的体位变换

变换体位是为了预防压疮或防止恶化而改变体位的方式,消除或是减少加在骨突出部位的皮肤及组织上的外力,并且缩短所加外力的持续时间。通过使用分散身体压力用具,有望进一步提高这种效果。应对于有风险的患者,考虑变换体位。

(一)床上的变换体位时间

基本上是每隔 2h 变换 1 次体位。在使用适当的分散身体压力用具的条件下,可以考虑每隔 4h 变换 1 次体位,但是必须在评估患者状态及皮肤后再做决定(图 5-5)。

对于进行体位变换及半坐位时产生的剪力,通过排除剪力及使用定位枕头、获得适当体位，可以减轻身体压力。

（二）分散身体压力床垫的体位变换时间

在使用适当的分散身体压力用具环境下，可以考虑每隔 4h 变换 1 次体位，但是，必须评估患者状态及皮肤后再做决定。观察压疮易发部位或易发体位的皮肤，发现有发红时，考虑变换体位或更换具有分散身体压力功能的床垫。

由于失禁而造成皮肤潮湿的患者，其皮肤完整性降低，加大了发生压疮的风险，需要进行皮肤护理。对于糖尿病、脉管系统等具有影响皮肤完整性并发症的患者，此类皮肤很脆弱，需要长期、不间断地进行皮肤护理。

因骨突出等患者身体状况及床垫分散身体压力的功能不同所受到的身体压力也会不同（图 5-6）。因此，变换体位的次数根据患者及分散身体压力床垫而变化。熟悉所用床垫的特征，重要的是评估患者的状况、皮肤后再做决定。

（三）床上变换体位的角度

与仰卧位相比，30° 侧卧和 90° 侧卧时，大转子附近会受到很大压力，尤其是在 90°侧卧时，不仅是大转子附近受压，连肩部都将承受高压（图 5-7）。30° 侧卧位是依靠患者臀部肌肉支撑身体的体位。大多卧床不起的老年人伴有营养不良和肌肉失用性萎缩，臀部缺少肌肉，骨突出明显（图 5-8），这种情况建议采取 30° 侧卧位，可以根据体型及偏好选择侧卧位（图 5-9）。

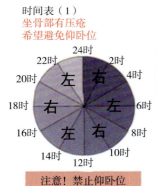

时间表（1）
坐骨部有压疮
希望避免仰卧位

注意！禁止仰卧位

时间表（2）
左大转子部有压疮，希望限时左侧卧位

	2时	4时	6时	8时	10时	12时	14时	16时	18时	20时	22时	24时
体位变换方向	右	仰卧位	左	仰卧位	右	仰卧位	左	仰卧位	右	仰卧位	左	仰卧位
角度等	30°		10°		30°		10°		30°		10°	
备注	○○使用靠垫		××使用靠垫		○○使用靠垫		××使用靠垫		○○使用靠垫		××使用靠垫	

图 5-5　变换体位日程表

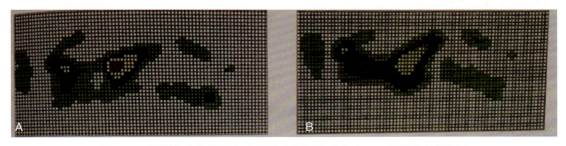

图 5-6　不同分散身体压力床垫的身体压力分布（30° 侧卧位的情况）

A. 使用一般硬度的床垫（薄型静止型）；B. 使用厚型静止型床垫（索非亚 30°）。侧卧位时，根据所用分散身体压力床垫、身体压力的不同决定变换体位的频率，掌握所用床垫的特征，评估皮肤后决定变换体位的频率

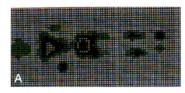
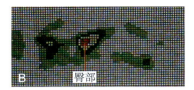
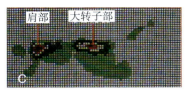

图 5-7　30°侧卧位和 90°侧卧位的身体压力

无论什么体位与仰卧位相比，大转子附近都受到高的身体压力；90°侧卧位施加于肩部的身体压力也增高。A. 侧卧位；B. 左 30°侧卧位；C. 右 90°侧卧位

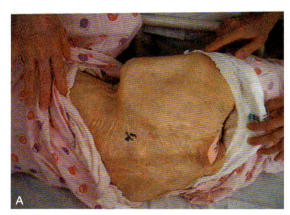
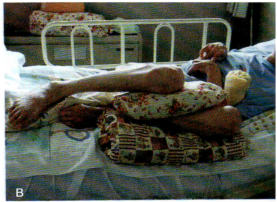

图 5-8　根据患者病情的体位变换

体位变换要考虑显著的骨突出、显著的关节挛缩、有无压疮后再实施。A. 任何体位都不能避免骨突出处的压迫，一边观察皮肤的状态一边翻身；B. 不能 30°、90°侧卧位，尽可能在可动范围内翻身

（四）重症监护患者的变换体位

重症患者大多是因循环功能不稳定，以及因看护人员的问题很难定期变换体位。

带翻身功能的特殊病床在我国用于 ICU 等病房。因费用、管理等方面的问题，可使用的设施有限，但是从床的厚度及功能来看，对于预防处于临界状态、不能充分变换体位的患者的压疮时，有很好的效果。图 5-10 所示为床的主体和气垫联动，可整个是座椅位置的 ICU 用病床，具有预防呼吸器官并发症的翻转功能、促使排痰的功能及振动功能。翻身功能需谨慎地用于有不稳状态及有明显挛缩的对象，在有急性期患者的病房中，这种特殊的病床正在普及。

（五）臀部压疮的变换体位

不选择发生压疮部位的体位，制订变换体位日程表。

30°规则作为预防压疮的体位已普及，对管理压疮有影响。由于压疮部位及患者体型，30°规则造成了压疮愈合的延迟。如在图 5-11 患者中，30°的左侧卧位就压迫了压疮部位。变换体位时，按照对象体型及发生压疮的部位、状态选择体位，并不是只使用 30°体位。

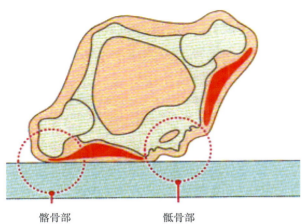
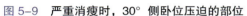

图 5-9 严重消瘦时，30° 侧卧位压迫的部位

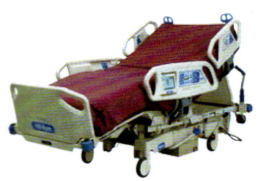

图 5-10 有侧方翻转功能的床（翻转床）

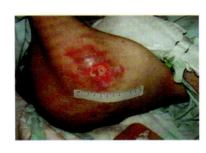

注意！骨突出部明显消瘦、关节挛缩
● 尽可能测定身体压力
● 一边观察皮肤情况，一边设定翻身时间和身体的方向
● 原则上避免向压疮的一侧翻身，设定减少身体压迫的时间表
左大转子后面压疮
这种情况下向左侧翻身，压疮难以治愈。或减少受压时间或在小角度下进行
轻微翻身

图 5-11 有压疮的翻身

三、分散身体压力用具

（一）坐垫

1. 坐垫压迫周围皮肤软组织　坐垫压迫其周围皮肤软组织，抑制血液流动。坐垫太薄，不能减轻压在臀部周围的负荷。因此，不推荐使用。

2. 需要用坐垫包围整个骨盆　为了承受头部及躯体的重量，坐垫需要具有很大的支持面（图 5-12）。因此，很重要的是骨盆沉入坐垫后，能够包裹整个骨盆。薄坐垫，骨盆沉不进去。

（二）分散身体压力床垫

1. 分散身体压力用具的效果　外力是发生压疮的直接原因。分散身体压力用具是为了重新分配压力，通过"沉入""包裹"而降低突出部位的压力（增加与身体的接触面）；"改变接触部位"降低接触压力的用具。多数研究认为，使用分散身体压力床垫明显降低压疮发病率。虽然分散身体压力床垫的费用很高，但是通过完善分散身体压力床垫，能降低压疮发病率和节约经济费用。

2. 选择分散身体压力床垫的注意事项　选择时需要将潜在患者的压疮风险、喜好、护理环境等考虑进去之后进行选择。

（三）不能自主变换体位者选择的床垫

1. 不能自主变换体位 不能自主变换体位是长时间在同一部位受到外力，发生压疮的风险很高。"能否自主变换体位"的判断可以使用布雷登量表的"移动性"及 OH 量表的"自主变换体位能力"等进行评价。

2. 压力切换型气垫床和替换式泡沫床垫的正确使用方法 压力切换型气垫床的功能中除了"沉入""包裹"之外，还有"接触部分经时性变化"，不能自主变换体位者不建议使用标准床垫，建议使用压力切换型气垫床；替换式压力切换型气垫床比双层压力切换型气垫床合适。

替换式泡沫床垫与上铺式泡沫床垫相比，尽管具有"沉入""包裹"效果，但是预防压疮的效果不是很好。因此，布雷登量表的移动性评分2分以下，以及自主变换体位能力为"不能时"不适用。

（四）老年人预防压疮选择的分散身体压力床垫

1. 老年人的特征 某种疾病及肌力降低等活动能力下降、移动性偏低、皮肤松弛（图5-13）、伴有病态骨突出（图5-14），也有发生驼背、关节挛缩。

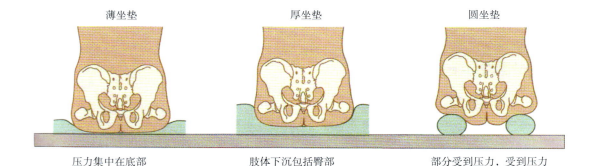

薄坐垫　　　　　　　　厚坐垫　　　　　　　　圆坐垫

压力集中在底部　　　肢体下沉包括臀部　　　部分受到压力，受到压力
　　　　　　　　　　　　　　　　　　　　　的部分造成严重压迫

图 5-12　坐垫和骨盆的关系

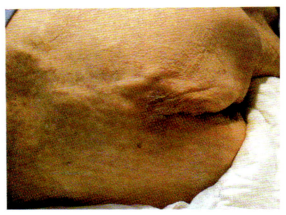

图 5-13　高龄者皮肤松弛，缺乏弹性

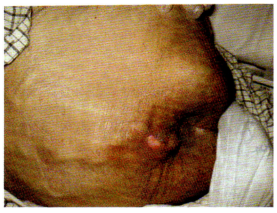

图 5-14　高龄者病理性骨突出

骶尾部和髂骨部显著骨突出，压力容易集中在骨突出部位

2. 考虑老年人的特征选用多层式气垫床　双层式气垫床时单元分为双层，其特征是单元不是完全收缩。因为具有这样的特点，所以驼背及关节挛缩，有明显病态骨突出时，选用多层式气垫床预防老年人压疮效果较好。目前正在研发三层式气垫床，希望有更良好的效果（图 5-15）。双层式及三层式气垫床，通过调整模式，可以防止关节挛缩患者身体沉入（图 5-16）。

（五）舒适、有效的分散身体压力床垫

1. 选择舒适性分散身体压力床垫的必要性　分散身体压力床垫可以预防压疮，但有漂浮感及不适感。因此，对于长期卧床的老龄患者，有必要选择躺着舒适的分散压力床垫。

2. 晚期患者分散身体压力床垫的选择　晚期患者（如癌症恶病质综合征）出现肌力降低、疼痛、全身无力。躺着都会感到不舒适。建议使用带自动调整床垫内压功能的替换式压力切换型气垫床垫，但价格较昂贵。

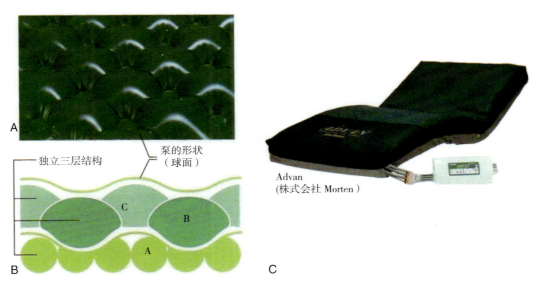

图 5-15　三层式气垫床的特征
B 层和 C 层起到了更换压力的作用，A 层时常膨胀、防止触及底部

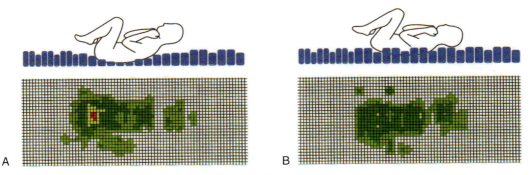

图 5-16　气垫床防止关节挛缩的功能
A. 气动伺服制动器大单元无限大的情况。一般模式：身体下沉很大；压力集中在局部，躺着都不稳定。B. 应对挛缩模式：通过整个上身保持身体稳定；分散身体压力效果和保持躺着的姿势

3. 分散身体压力床垫 替换式压力切换型气垫床具有很好的舒适性。上铺压力切换型气垫床虽然有"经时性变化接触部分"功能，但是，因为厚度不够，所以"沉入"的功能不如替换式压力切换型气垫床，容易感到床垫的波动。

考虑调和不适感和舒适性，可调整波动功能的上层单元为细微的双层式或三层式压力切换型气垫床（图5-17）。替换式压力切换型气垫床，要根据身体部位重新分配不同压力功能的多区域型床垫。头部不带压力切换功能的产品可以减轻漂浮感（图5-18）。

（六）聚氨酯泡沫床垫使用的注意事项

1. "凹陷"老化 聚氨酯泡沫床垫经过一段时间会老化，出现"凹陷"。"凹陷"指的是即使没有外力，凹陷变形不能自行复位（图5-19）。使用5~10年后，聚氨酯泡沫床垫与新产品相比，会发现有"凹陷"的地方，身体压力值会偏高。这种"凹陷"多发生在臀部。"凹陷"的程度不只是使用的年数，更重要是使用的频率越高，"凹陷"程度越重。

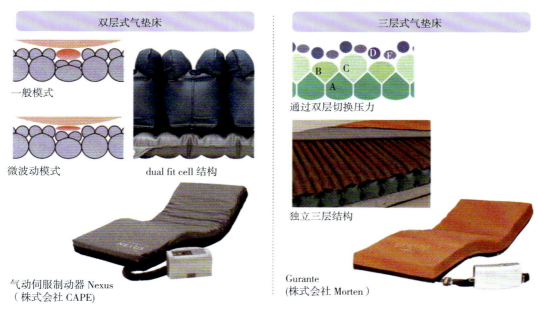

图 5-17　上层单元更为细微化的双层式（三层式压力切换型气垫床的结构）
具有可调整波动的功能

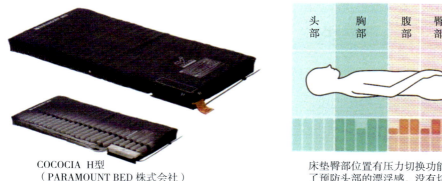

COCOCIA H型
（PARAMOUNT BED 株式会社）

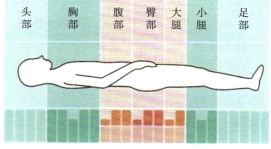

床垫臀部位置有压力切换功能，可以保持低压，为了预防头部的漂浮感，没有切换压力功能

图 5-18　多区域型更换压力切换型气垫床

2. "凹陷"的检查方法　检查聚氨酯泡沫床垫的"凹陷"是以床垫中没有"凹陷"的两段部位为基准面，据此测量床垫凹陷的深度。检查"凹陷"需要考虑床垫的耐用寿命后定期进行。特别重要的是确认臀部位置"凹陷"的程度。

（七）促进压疮（d1、d2 或 D3 ~ D5）愈合的分散身体压力床垫

1. 使用可保持低压的多层式气垫床　处置深达肌肉和骨骼压疮的皮瓣手术后，Ⅱ ~ Ⅳ期压疮患者使用带床垫内自动调压功能的替换式压力切换型气垫床、气体流动型床和其他压力切换型气垫床对促进压疮愈合无明显效果，但舒适性很好。

2. 双层式气垫床与单层式气垫床　双层式气垫床与单层式气垫床均能缩小伤口面积和再上皮化。压疮发生后依据压疮状态，选择便于患者活动、移动性分散身体压力床垫。

（八）预防压疮选择的分散身体压力床垫

1. 集中护理患者的特征　集中护理患者指的是住进重症监护病房（ICU）及心脏监护病房（CCU）患者。随着医疗进步，住进 ICU 及 CCU 患者的重症度增加，压疮发生风险也逐年升高。

受到外伤及手术、感染、疼痛等应激侵袭后，为了保持稳定，涉及代谢、神经、内分泌、免疫功能等在全身生物反应。在应激侵袭后 2 ~ 4d 的衰弱期，代谢亢进，稳定时能量消耗量增加。集中护理患者也会出现循环动态不良及全身状态恶化，有时发生水肿及黄疸，皮肤变得很脆弱。

2. 使用分散身体压力床垫　保持低压用气垫床中气体单元的厚度为 15cm，设定压力可调范围为 10 ~ 25mmHg，其特征是通过扩大受压面积，提高分散身体压力效果。类似双层式或三层式气垫床（图 5-20）。

保持低压用的气垫床与泡沫床垫、双层压力切换型气垫床相比，可以有效预防接受集中护理患者的压疮。微孔喷气床、替换式静止型气垫床等均未发现有预防压疮的效果。

接受集中护理的患者由于全身状态急剧变化，很难变换体位，会发生压疮（图 5-21），应尽早使用分散身体压力床垫。

（九）围术期有效预防压疮的分散身体压力床垫

1. 术中患者的特征和使用分散身体压力用具　因术中麻醉，管理体温调节功能及外周血管的扩张等会发生低体温、外周组织缺血。患者丧失意识，很难变换体位，被迫长时间保持同一体位。强制采取俯卧位、侧卧位、坐位、碎石位等非生理性的特殊体位。由于长时间保持同一体位和特殊体位，骨突出部位长时间承受压力。

没有骨突出的患者，术中长时间保持同一体位也会发生深部组织压疮（deep tissue injury）（图 5-22）。接受 6h 以上全身麻醉手术的患者、接受特殊体位（俯卧位、侧卧位、坐位）患者也会发生压疮。在手术台上使用分散身体压力床垫可预防因手术中发生压疮（图 5-23）。

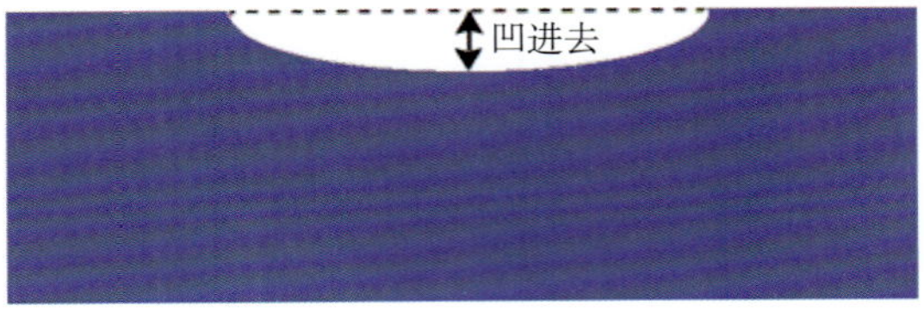

图 5-19　床垫"凹陷"
与周围相比，能看见床垫上的变形

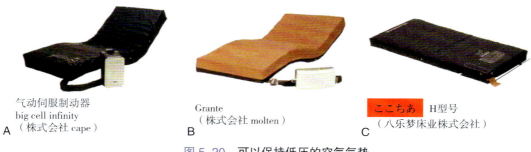

气动伺服制动器
big cell infinity
A （株式会社 cape）

Grante
（株式会社 molten）
B

ここちあ　H型号
（八乐梦床业株式会社）
C

图 5-20　可以保持低压的空气气垫

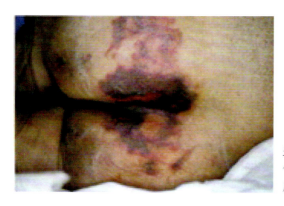

图 5-21　集中护理的患者出现压疮

进入 ICU 使用人工心肺装置的患者，应用压力切换型空气气垫，因循环状态不良，不能实施体位变换，因而发生压疮

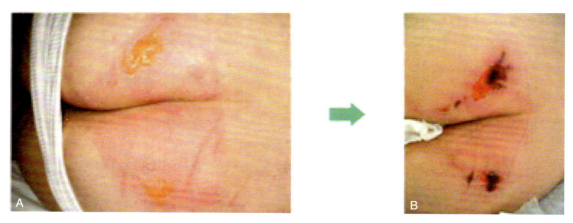

图 5-22　术中同一体位发生的 DTI
A. 术后发现水疱、发红、硬结、疼痛；B. 术后 10d 同部位判断为坏死

为了保护骨突出部位，应扩大身体与床垫间接触面积，除了使用分散身体压力床垫外，还可使用凝胶及黏弹性垫子进行定位（图 5-24）。

在股骨颈骨折手术中，特殊床垫与标准床垫相比，尽管有预防压疮效果，但是，效果不尽如人意。在心脏外科手术中，维持体温的黏弹性泡沫床垫和标准床垫预防压疮的效果没有差别。

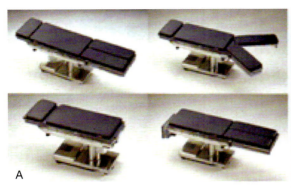
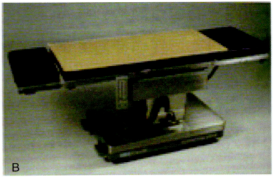

图 5-23 手术台用垫

颈部、背部、足部按照需要能够移动

侧卧位   俯卧位

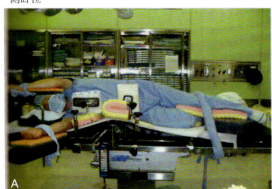
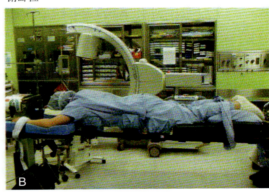

图 5-24 术中体位变换

在不同的间隙放置聚氨酯泡沫垫，以扩大接触面积

2. 术后患者特征和配合使用分散身体压力床垫 术后数天由于发热及伤口疼痛，难以感觉到同一体位的疼痛，造成长时间受压。静痛剂的应用降低了疼痛。术后发生压疮，与手术时间、手术体位、术中出血量、有无硬膜外持续镇痛疗法等有关。术后患者有发生压疮的危险。

压力切换型气垫床可以预防压疮，但是缺乏稳定性，不方便下床；侵袭小的手术，聚氨酯泡沫床垫也有防止压疮的效果。

（十）居家护理选择的分散身体压力床垫

居家护理的看护者夜间变换患者体位，不仅影响患者睡眠，也影响看护者的睡眠质量。预防压疮应每隔 2h 变换体位 1 次，但是居家时，有必要减轻看护者的看护负担。

带自动变换体位功能气垫床是以某个固定的间隔时间倾斜床垫，可以支持体位变换的气垫床。不仅能定时对患者进行体位变换，预防压疮，还能减轻看护者的看护负担。

四、坐位中变换体位

不能自主变换姿势时、从轮椅上向床上移动时，使用带有手动倾斜结构轮椅，从坐位变为卧位，消除对臀部的负荷。定时变换姿势。

臀部的接触压力和连续坐位的时间，接触压力大时，坐位时间的间隔应短；接触压力小，易发生压疮。

变换姿势的方法，在轮椅上做身体上推、前倾、侧屈、反弓等。也可以通过电动倾斜结构变换姿势，对颈脊髓损伤者很适用。经过 10 ~ 15s 小幅度身体倾斜的变换中，血液很难进行再灌注。

通过身体上推、前倾就可以有效变换姿势。可以通过接触压力及将手伸入臀部确认压迫。

90° 坐位，骨盆前倾，增加耻骨的接触压力；骨盆中间位置，增加坐骨结节部的接触压力；骨盆后倾，增加对尾骨部的接触压力；骨盆左、右侧倾，加单侧坐骨结节部及大转子部的接触压力。驼背时会在脊椎棘突部位有很高的接触压力。所有这些部位都会发生压疮。

坐姿除了关系到发生压疮之外，还关系到是否舒服、日常生活、生理功能、外形等。最大限度地减轻身体负担，应选择可以提高生活质量的姿势。

脊髓损伤后压疮患者的专业康复人员，应该一边检查接触压力一边进行指导。可测量整个臀部接触压力的片状测量设备作为对患者进行指导的依据，可以起到重要的作用。

骨盆后倾发生尾骨部压疮及前倾发生耻骨部压疮时，应考虑定位骨盆，选择保持坐位等。脊髓损伤者应积极参加（包括就职、教育、运动等）能够预防压疮的社会活动，保持生活质量及日常生活。

五、坐位的分散身体压力用具

需要注意，坐骨结节部压疮发病率偏低，在尾骨部及骶骨部没有明显差异。坐垫需要进行妥善管理，包括调整、前后坐垫套、正反面等。使用时，最好放在可调整交叉支架高度的轮椅上。

脊髓损伤者可用坐垫，还可用护理保险，其沉入、包覆性、温度、湿度特性等多方面功能都很优异。在国际标准化机构（ISO）中，将这些功能进行定量化。

有盒子形、方块形和按照臀部形状做出的臀部轮廓型。特别是臀部轮廓型会保证使用者有一个正确的坐姿。

老年人轮椅坐姿中经常发生的"骶骨坐姿"多发骶尾部压疮。将足踏板伸入内侧，缓解了腿部肌肉压力后，骨盆从后倾位置变为中间位置，可以减轻对尾骨部的负荷，可以维持坐姿生活。

即使在骶骨部有压疮，如果坐姿中骶骨部没有受压，则可保持坐姿。但是，需要经常注意伤口部位的变化，还要经常考虑坐姿时间等。

第二节   皮肤护理

是为了维持或提高皮肤的生理功能所进行护理的总称。是去除、清洗皮肤上的刺激物、异物、感染源等；阻隔皮肤和刺激物、异物、感染源等的接触，为消除对皮肤的光刺激、热刺激及物理刺激等进行包覆；为保持角质层的水分而进行保湿；防止皮肤浸润而除去水分等的护理。

压疮的皮肤护理可分为"预防的皮肤护理""压疮发生后的皮肤护理"。预防和压疮发生后的护理不是完全独立。压疮发生后的皮肤护理包括清洗压疮周围及清创压疮内部等特殊化护理内容。

预防压疮的皮肤护理，对有发生压疮风险的患者必不可少，但是发生压疮后如果不进行皮肤护理，就有可能发生新的压疮。压疮发生后要强化皮肤护理。无论压疮是否发生，都应该持续进行皮肤护理。

皮肤护理分为两类：①潮湿皮肤护理，皮肤湿润指的是作为表皮角质层与水分过多接触引起的"浸润"。压疮患者因失禁及卧床不起，皮肤湿度偏高，重要的是预防皮肤的潮湿。②摩擦及剪力的皮肤护理，预防及压疮发生后的皮肤护理不可缺少，还必须避免压迫皮肤。

一、潮湿皮肤的护理

（一）尿便失禁的皮肤护理

如果皮肤过于潮湿，角质层因过多的水分而溶解膨胀，皮肤慢慢变白，称为"泡皱"，专业表述为浸润。浸润是可逆性变化，但是皮肤持续浸润时，患者身体稍微移动、轻微摩擦都容易引起皮肤损伤。

尿便失禁关系到表浅压疮的发生。仅清洗皮肤组与清洗皮肤后从肛门、外阴部到周围皮肤涂抹护肤剂两组相比，后者的压疮发病率低于前者。尿便失禁时，排泄物中的消化酶及细菌等会损害皮肤屏障功能。尿便失禁时，尿酸变化为氨，使皮肤 pH 升高。

尿便失禁患者利用清洗剂清除排泄物的污染（图 5-25），阻隔排泄物再次与皮肤接触。清洗和皮肤护理可预防压疮的发生。

1.清洗方法　清洗时要小心翼翼地清洗。用含有肥皂成分的产品清洗时，待完全起泡后，将皮肤置于泡沫中 10 ~ 20s 再慢慢冲洗（图 5-26）。进入毛根内的脏污浮起仅冲洗就很容易去除。

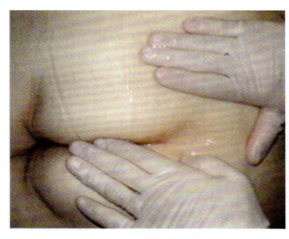

图 5-25　臀部的清洗
不能用毛巾擦，宜边用温水边用戴着手套的手轻轻地洗

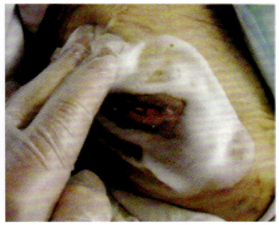

图 5-26　压疮周围皮肤的清洗
清洗时在压疮周围皮肤上涂满泡沫，不要搓，不要清洗伤口内部

2. 清洗后的护肤方法　护肤涂抹乳膏时，戴上一次性手套慢慢地在大面积的皮肤上匀开。皮肤非常脆弱时，涂抹时犹如摩擦身体，最好使用具有疏水效果的喷雾。

尿便失禁的患者，容易发生压疮，发生压疮后，必须进行皮肤护理。促进压疮愈合，清洗后，在压疮周围皮肤上涂抹护肤乳膏等。

（二）压疮周围皮肤护理

清洗压疮周围皮肤是加快压疮愈合的有效方法。使用生理盐水组和弱酸性清洗剂组清洗皮肤比较，后者愈合时间缩短。

1. 形成健康皮肤　压疮周围的皮肤（除了表面的汗液、皮脂之外，还有空气中灰尘混合性污染等）与伤口的渗出液及细菌接触。渗出液浸润压疮周围的皮肤，长时间持续就会发生浸润。压疮周围的皮肤即使肉眼看不到浸润，经表皮水分丢失（transepidermal water loss，TEWL）也会较多，降低屏障功能。渗出液中含有蛋白质，如果不清洗，会残留在皮肤上。为了压疮愈合，必须通过皮肤正常的角化，形成健康皮肤，正常角化时，需要去除成为炎症因素的物质。因此，通过清洗剂清洗压疮周围皮肤是一个很重要的步骤。

2. 不要让清洗剂进入伤口内部　清洗时注意事项，不要刷洗，要慢慢谨慎地清洗。

操作步骤：①用弱酸性清洗剂清洗压疮周围皮肤，伤口用清洗液（生理盐水及微温水等）清洗伤口。②用流动水冲洗附着在压疮周围皮肤上的清洗液。

二、摩擦、剪力的皮肤护理

发生压疮的主要因素之一是压迫，在压迫部位的皮肤上加上摩擦力或剪力，会发生压疮。摩擦力及剪力是压疮发生、加重的主要因素。半坐位时、转移到轮椅上及变换体位时注意避免剪力，避免皮肤表面受伤。

（一）老年人骨突出部位预防压疮的皮肤护理

骶骨部贴敷聚氨酯薄膜敷料，能够明显降低压疮发病率。营养状态不良及卧床不起而造成肌力减退、因年龄大而皮肤弹性纤维减少等，可看到皮肤变薄，稍有物理性刺激就很容易损伤皮肤。摩擦力及剪力在变换体位、转移到轮椅上、更换尿布时造成皮肤损伤，也有患者自己撞到床栏杆上等原因造成皮肤损伤。

聚氨酯薄膜敷料、带润滑功能的敷料（图5-27）可预防压疮。

（二）仰卧位手术患者预防压疮的皮肤护理

以仰卧位手术患者为对象，通过是否贴敷聚氨酯薄膜敷料比较术后压疮发病率，贴敷组的发病率明显低于不贴敷组的对照组。

聚氨酯薄膜敷料预防压疮，避免压迫是其主要原因。手术时避免持续压迫，皮肤表面血流量降低及减少变换体位时摩擦力及剪力。有很轻微的保温作用。

仰卧位手术患者的骶骨部贴敷聚氨酯薄膜敷料预防压疮。

（三）佩戴非侵袭性人工呼吸器的患者预防压疮的皮肤护理

佩戴非侵袭性人工呼吸器的患者，分为对照组和2个干预组（贴敷聚氨酯薄膜敷料组和贴敷胶体敷料组），比较面罩接触部位的Grade I压疮发病率，对照组和干预组有明显差异。比较干预组（贴敷聚氨酯薄膜敷料和贴敷胶体敷料组），未发现明显差异。贴敷组压疮发病率很低（30 例中有 2 例）（图 5-28）。

　　非侵袭性人工呼吸器患者佩戴面罩一般医院大多在氧气疗法时使用，面罩与皮肤密切接触的程度各不相同。戴上与面部密切接触的面罩后，容易在鼻中隔周围、鼻根部、前额、面颊发生压疮（图 5-29）。鼻根部的皮下组织较少，即使是很小的压力也容易造成缺血状态，特别是鼻根部隆起的凹凸形成很深的窝。在鼻根部出现的伤口形状与骨突出部位一致，几乎是圆形的；在前额部出现时大多与固定用具的形状一致。容易发生压疮的部位大多数可看到泛红、表皮剥离，戴上面罩时患者能感到疼痛。

　　非侵袭性人工呼吸器患者佩戴面罩导致压疮的主要原因：①发生压疮的主要外因是面罩所造成的局部压迫，为防止面罩漏气加强密切接触的面罩与皮肤接触面的压迫。患者挪动面罩产生了摩擦力、剪力。面罩内的潮湿及出汗造成皮肤潮湿、浸润状态。②发生压疮的主要内因是心脏功能衰竭、呼吸功能衰竭造成的组织水肿及氧饱和度偏低的组织耐受性降低、皮肤等外周组织上的循环障碍，营养不良造成皮肤脆弱化等。

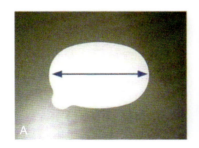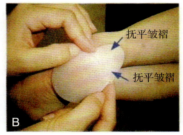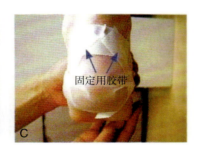

图 5-27　有光滑功能的黏性敷料贴敷
A. 基础物质为尼龙编织物，表面高度光滑，箭头方向为容易滑动的方向；B. 足跟部黏附时抚平皱褶；C. 周边用胶带固定

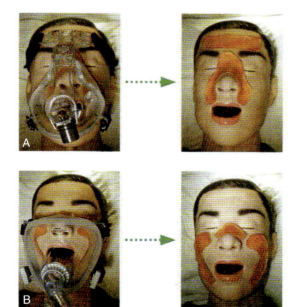

图 5-28　使用面罩时压疮的预防
A. 使用的面罩变为胶体材料，以保护皮肤；B. 即使小的面罩，为了预防压疮，也要只用皮肤保护材料；C. 不同呼吸机面罩对应的胶体材料

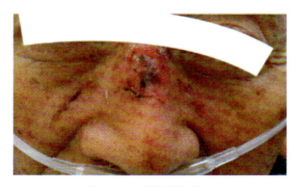

图 5-29　鼻周围的压疮
鼻翼部位形成的压疮

（四）避免骨突出部位按摩

按摩指的是"通过手或机械从皮肤软组织以律动性压迫及扩张的机械性行为。以改善循环、放松身体等为目的"。

肌肉非常紧张时，被动运动极可能引起组织缺血。缓解肌肉紧张、恢复组织扩张性可以进行按摩。按摩有望改善皮下血流量及恢复组织扩张性，但是也增加局部剪力。在指尖按摩深部骨表面和软组织的同时，由于揉搓引起组织损伤的风险很高。

在骨突出部位之外的部位（表皮，软组织，从皮肤到组织）进行按摩时，外加压力的同时，在深层骨表面产生剪力。

第三节　营养管理

一、营养评估

有压疮风险及压疮患者应避免营养不良、改善营养。无论是否有压疮，按照营养管理流程进行（图 5-30）营养管理：①使用各种指标，筛查营养不良或是营养不良的风险。②确认现提供的营养是否适当，计算出所需的营养量。③研究具体的补充营养的方法，并加以实施。④定期进行摄取量、体重、血清 Alb（白蛋白）、血中尿素氮（blood urea nitrogen，BUN）等的监控。⑤患者状态有变化时，需要重新评估补充营养方法、营养元素量（能量、蛋白质、水分、电解质、维生素、微量元素）是否合适，并进行校正。

长期患压疮时，可以考虑补充包括促进压疮愈合的特定营养元素等辅助食品及增补食品。但是，在所需营养量不充足的情况下，仅补充特定营养元素的效果不是很好。

补充营养的效果很难进行评估判断，应利用所需营养量是否充足和体重进行观察。增加特定的营养元素时，需要观察伤口的状态及生化检查。如果补充前后的营养及伤口没有变化，则需要重新考虑包括补充营养在内的补充方案。

伤口的愈合在很大程度上与治疗内容、护理、康复等其他因素有关，仅补充特定的营养元素并不能有所改善。

确认为营养不良时，首先是摄取量，然后是利用体重、生化检查、营养评价工具等。在生化检查中，大多使用的是血清白蛋白值。

（一）利用血清白蛋白值进行评价

血清白蛋白为 3.5g/dl 时，为发生压疮的高风险。

血清白蛋白值因炎症、脱水、肝病、肾病等发生变化。用于营养指标时，需要确认是否受到了某些因素的影响（表 5-4）。

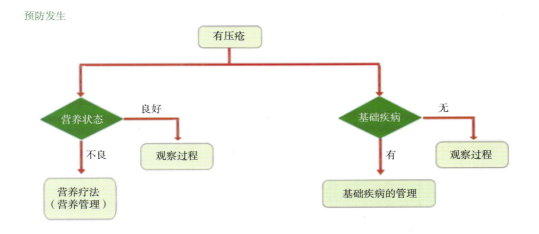

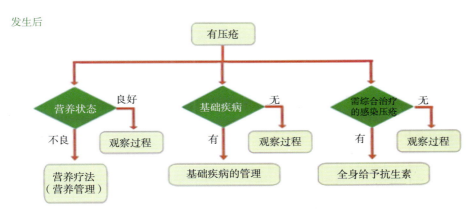

图 5-30　营养管理的流程

表 5-4　影响白蛋白值的因素

降低	升高
肝病（非代偿性肝硬化）	脱水
肾病（肾病综合征）	补充白蛋白制剂
炎症（CRP 偏高）	
代谢亢进（高血糖、甲状腺功能亢进、癌症）	
烫伤	
术后出血	

（二）体重减少率

测量体重是评价营养状态中最简单的指标，体重减少时，发生压疮的风险则高。体重减少率指的是在一定期间从平常的体重（usual boby weight，UBW）降低的比例。公式：

$$（平常体重 - 现在体重）/ 平常体重 \times 100$$

一般情况下，体重 1 周减轻 3% 以上、1 个月减轻 5% 以上、6 个月减轻 10% 以上时，则可判断为营养状态偏低。

体重减少，在高血糖、甲状腺功能亢进、大的侵袭手术等非营养不良的情况时也可能发生。所以，需要确认是否营养不良所造成。

（三）食物摄取量

食物摄取量是通过咨询患者及观察实际摄取情况而评价的项目，也可以用于布雷登量表中的营养评价。食物摄取量在连续数日摄入一般情况下的1/2以下食物时，有可能成为营养不良状态。同时，由于水分、钠不足而有可能会脱水、食欲缺乏，需要进行确认。

可食率，即使达到100%，由于食物形态（流食、软烂食）及提供营养很少等，在确认的同时进行综合评价。

（四）灵活运用营养评价工具

早期发现营养不良状态的工具有很多种，使用最多的是主观综合性营养评价（subjective global assessment，SGA）（表5-5）及简易营养状态评价表（mini nutrition assessment-short form, MNA）（表5-6）。

表 5-5　主观综合性营养评价

A. 病症	1. 体重变化 　之前6个月减少的体重：_____kg、减少率____% 　之前2周的体重变化：□增加　□没变　□减少
	2. 摄取食物的变化（与平常相比） 　□无变化 　□有变化（期间）_____（月、周、日） 　　食物内容：□固体食品　□经肠营养　□经静脉营养　□其他
	3. 消化器官症状（之前持续2周） 　□无　□恶心　□呕吐　□腹泻　□食欲缺乏
	4. 功能性 　□无功能障碍 　□有功能障碍：（期间）_____（月、周、日） 　类型：□有限的体力活动　□可步行　□卧床不起
	5. 疾病和所需的营养量 　诊断名称： 　代谢性应激：□无　□轻度　□中度　□高度
B. 身体	（评分：0分=正常；　1分=轻度；　2分=中度；3分=高度） 损失皮下脂肪（三头肌、胸部）：_____ 损失肌肉（四头肌、三角肌）：_____ 足踝部分水肿：_____　骶骨水肿：_____　水肿：_____
C. 主观综合性营养评价	□营养状态良好 □营养状态中等 □高度营养不良

引自《褥瘡ガイドブック》（第3版）

表 5-6　简易营养状态评价表

姓名：　　　　　　　性别：
年龄：　　体重：　　kg　　身高：　　cm　　调查日期：
请在下面的□内填写适当的数值，然后汇总这些分数，计算出筛查值
筛 查

A. 之前 3 个月有无因食欲缺乏、消化器官问题、咀嚼、吞咽困难等减少了饮食量
　0 分 = 饮食量明显减少
　1 分 = 饮食量减少为中度
　2 分 = 减少了饮食量

B. 之前 3 个月体重有无减少
　0 分 = 减少 3kg 以上
　1 分 = 不清楚
　2 分 = 减少 1 ~ 3kg
　3 分 = 体重没减少

C. 自己能走路吗
　0 分 = 经常卧床不起或是使用轮椅
　1 分 = 可以下床或是离开轮椅，但是不能外出
　2 分 = 可以自由外出

D. 之前 3 个月有无精神压力及急性疾病
　0 分 = 有
　2 分 = 无

E. 有无神经和精神方面的问题
　0 分 = 有强度老年痴呆症或是抑郁症
　1 分 = 有中等老年痴呆症
　2 分 = 无精神方面的问题

F1. BMI（kg/m^2）：体重（kg）/ 身高（m）^{2}
　0 分 = BMI 低于 19kg/m^2
　1 分 = BMI 高于 19kg/m^2，低于 21kg/m^2
　2 分 = BMI 低于 21kg/m^2，高于 23kg/m^2
　3 分 = BMI 高于 23kg/m^2

不能做 BMI 测试者，可以不做 F1 测试，而以 F2 测试代替
能做 BMI 测试者，仅回答 F1 测试问题即可，不做 F2 测试

F2. 小腿周长（cm）：CC
　0 分 = 31cm 以下
　3 分 = 大于 31cm

筛查值（最高 14 分）
　12 ~ 14 分：营养状态良好
　8 ~ 11 分：可能是营养不良（At risk）
　0 ~ 7 分：营养不良

引自《褥瘡ガイドブック》（第 3 版）

1. 主观综合性营养评价（SGA）　SGA 是通过检查及问诊而得到的信息，是筛查营养状态的工具，由身体检测、消化器官症状、食物摄取状况、ADL 等构成。是主观评价，最好综合生化检查及其他营养信息后做出评价。即使只有一项评价项目有问题，也可能是营养不良状态。

2.MNA　用于老年人的营养评价工具。通过影响老年人因营养不良而卧床不起和有关认知障碍等 6 项评价项目进行评价。"营养不良"（0 ～ 7 分）、"可能是营养不良（At risk）"（8 ～ 11 分）时，可考虑早期营养干预。

二、压疮发生前的营养疗法

（一）营养不良患者预防压疮的营养疗法

蛋白质 – 能量营养不良（protein-energy malnutrition，PEM）分为消瘦、恶性营养不良、消瘦及恶性营养不良混合型 3 类。

PEM 患者平时不能确保充分的营养量时，需要通过高能量、高蛋白的营养辅助食品进行补充。

摄取营养辅助食品时，为了不影响日常饮食，要通过加餐进行补充营养。特别是经口摄取量少时，需要减少不能产生太多能量及蛋白质的蔬菜类等的分量，增加高能量、高蛋白食物。

利用经口和经肠营养产品及营养辅助食品时，在确认体重变化、血清白蛋白值等生化检查的同时及时调整。

1. 蛋白质及能量营养不良状态（PEM）的特征

（1）消瘦：指长期缺乏能量及蛋白质的状态。由于长期缺乏能量，体重明显减轻，即为瘦弱［体质指数（BMI）低于 $18.5kg/m^2$］。有皮下脂肪减少及肌力下降，但还保持着免疫功能、血清蛋白（总蛋白、白蛋白）正常等。

（2）恶性营养不良：也称为低蛋白营养失调症，比起能量，蛋白的摄取很少。由于是低白蛋白血症，所以伴有水肿及腹水，体重不变或是增加。

（3）消瘦及恶性营养不良混合型：除了瘦弱之外，还伴有低白蛋白血症的营养不良状态。其特征是皮肤如玻璃纸样。

2. 计算所需的营养量

（1）能量：所需能量的计算方法各种各样，在此阐述典型的计算方法。无论使用哪种计算方法，都需要测量体重。体重明显减少时，或想要增加体重但是未发现有变化时，在现有的能量基础上增加 200 ～ 500kcal（假定每个月增加 1 ～ 2kg 的体重），然后观察情况。

Harris-Benedict 式（表 5-7，表 5-8）：所需总能量（total energy expenditure，TEE）是基础能量消耗量（basal energy expenditure，BEE）乘以活动系数和应激系数算出。

活动系数：卧床不起，1.0；可步行，1.2；劳动，1.4 ～ 1.8。

使用当下体重的简易方式：根据 NPUAP/EPUAP 指南预防压疮，需要 25 ～ 30kcal/（kg·d）。

$$当下体重（kg）× ［25 ～ 30kcal/（kg·d）］$$

表 5-7　Harris-Benedict 式

性别	公式
男性	BEE=66.47+13.75× 当下体重（kg）+5.0× 身高（m）− 6.76× 年龄（岁）
女性	BEE=655.1+9.56× 当下体重（kg）+1.85× 身高（m）− 4.68× 年龄（岁）

总能量（TEE）（kcal）=BEE（kcal）× 活动系数 × 应激系数；引自《褥瘡ガイドブック》（第 3 版）

表 5-8　应激系数

内容	数值
长管骨骨折	1.15 ~ 1.3
癌症 /COPD	1.1 ~ 1.3
腹膜炎 / 败血症	1.1 ~ 1.3
脏器损害	1.2+ 每增加 1 个脏器加 0.2，4 个脏器以上为 2.0
烧伤	1.2 ~ 2.0（烧伤范围每增加 10%，增加 0.2）（最大 2.0）
体温	每升高 1.0℃增加 0.2 37℃，1.2；38℃，1.4；39℃，1.6；40℃以上，1.8
胆囊和胆总管切除、乳房切除	1.2
全胃切除、胆囊切除	1.6
重症感染 / 多发外伤	1.2 ~ 1.4
多器官功能不全综合征	1.2 ~ 2.0
压疮	1.2 ~ 2.0
胃大部切除、大肠切除	1.4
胰、十二指肠切除、肝切除、食管切除	1.8

引自《褥瘡ガイドブック》（第 3 版）

（2）蛋白质：在 NPUAP/EPUAP 指南中，有营养风险和发生压疮风险时，需要 1.25 ~ 1.5g/（kg·d）蛋白质。但是住院时所需量不明确。所以，1.0 ~ 1.2g/（kg·d），根据监控情况进行校正。有明显的肾病及肝衰竭等，按照病情严重程度，从 0.6 ~ 0.8g/（kg·d）开始，确认 BUN/Cr 升高、排出的尿蛋白及 NH_3 等同时进行增量。

（3）水分：给予一般所需量时，维持水分的量因不同的年龄而有所不同，但是一般是 25 ~ 40ml/（kg·d）水分。

3. 选择高能量、高蛋白质营养辅助食品时的注意事项　有基础疾病糖尿病时，需要确认血糖值后进行补充。脂肪含量多的营养剂（能量比为 35% 以上）不容易发生餐后高血糖。

需要限制蛋白质时，要给予充足的能量，需要根据 PEM 及压疮的程度进行调整。

（二）不能经口摄取患者的营养疗法

给予营养的途径有经口、经肠（经管）、静脉等。

因脑功能障碍及昏睡或是由于老龄、肌力偏低等有吞咽障碍的情况，以及明显的呕吐等时，不能经口补充营养时，要经肠补充营养。

不能经肠时，选择静脉补充营养。根据患者的病情，可同时经肠营养和静脉营养。

无论是哪种情况，必须是在考虑患者目标及预后的基础上，决定补充营养的途径。日本静脉经肠营养学会制定的营养疗法的决策树（decision tree）见图 5-31。

经肠（经管）营养途径中有经鼻胃管、胃瘘、空肠瘘等，根据补充期间及病情选择合适的途径（图 5-32）。关于所需营养量，请参考 CQ4.2。

三、压疮发生后的营养疗法

（一）营养评价

对压疮患者进行营养评价，进行适当的营养管理，有助于改善营养状态。评价营养的次数，根据不同的病例而各不相同，但是 NPUAP/EPUAP 指南指出，最好是在每次状态有变化时或是未见伤口有向闭合的趋势时，定期进行评价。评价营养的内容、方法与预防压疮相同。

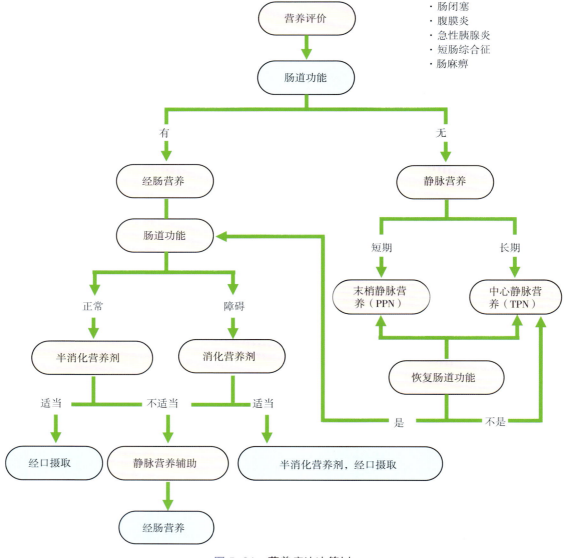

图 5-31 营养疗法决策树

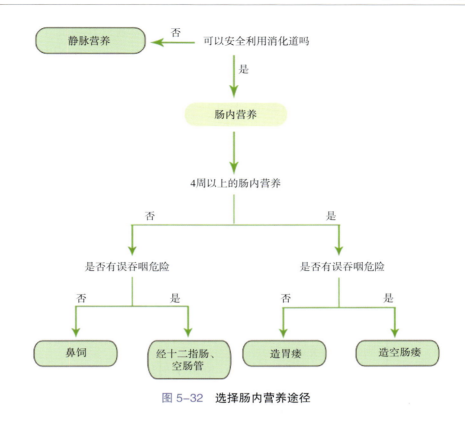

图 5-32　选择肠内营养途径

　　发生压疮的多为老年人，所以在注意肾功能及肝功能中蛋白质的同时，按照所需量进行补充。

　　1. 能量　按照所需量的标准，约 1.55 倍基础能量消耗量（BEE）进行补充，可以促进压疮的愈合。因此，可以将 1.5 倍以上当作目标，进行补充。这是在统一对营养管理之外的压疮护理基础上的调查结果（表 5-9）。

表 5-9　压疮患者的能量和蛋白质补给量

项目	压疮预防和管理原则	NPUAP/EPUAP 原则	备注
能量	BEE 的 1.5 倍以上	30 ～ 35g/（kcal·d）	·补给能量过少，机体蛋白质合成低下
蛋白质	必要的均衡量	1.25 ～ 1.5g/（kcal·d）	·确认高龄者肝、肾功能低下 ·创伤治愈延迟时，NPC/N=80 ～ 100

　　NPUAP/EPUAP 指南中所期望的能量值为 30 ～ 35kcal/kg，相当于 BEE 的 1.5 倍。仅依靠食物不能给予充分的所需量时，需要同时利用营养辅助食品，以及经肠营养、静脉营养进行补充。

　　2. 蛋白质　蛋白质是合成身体所需蛋白及向细胞组织输送血红蛋白等所必需营养元素。在伤口愈合过程中还会形成新生毛细血管和成纤维细胞，因此所需蛋白质多于平时。供给的能量过少时，蛋白质合成的能量降低，被用于供给能量。补充蛋白质时，应确保所供能量充分。

设定所需量时先确定非蛋白热量比值（NPC/N）：无应激、肾功能正常时为 50 ~ 200；有应激、压疮没有改善时为 80 ~ 100；肾衰竭时为 200 以上。在 NPUAP/EPUAP 指南中规定为按照患者的状态，每天供给 1.25 ~ 1.5g/（kg·d）的量。

$$NPC/N 比（\%）= \frac{能量总量（kcal）- 蛋白质的能量（kcal）}{蛋白质量（g）÷ 6.25}$$

NPC: non-protein calorie、非蛋白热量；N：nitrogen、氮含量（蛋白质中的）

老年人肾功能及肝功能多出现减弱，所以一次补给的量不宜过大，在确认 BUN/Cr 的值，以及 AST、ALT、NH_3 等生化检查数据之后加以调整。

（二）补充特定的营养素

伤口愈合过程中不仅需要补充充足的能量及蛋白质，还需要补充锌、藻酸钠、抗坏血酸等各种元素。

1. 锌　锌是合成核酸和蛋白、保持味觉和免疫功能、促进红细胞及组织代谢必需的营养元素，作用于皮肤的新陈代谢，具有促进伤口修复的作用。NPUAP/EPUAP 指南指出，发现缺乏锌时，每天可给予 40mg 以上的锌。目前是按照日本厚生劳动省的食物摄取标准量 7 ~ 9mg/d，不足时则给予补充。

锌主要包含在蛋白质含量多的牡蛎、牛肉、肝脏、蛋品、乳制品等食品中。因此，微量元素长期摄入不足，则有可能缺锌。在静脉营养管理时，如果连续 14d 不补充微量元素制剂，则可能会有缺锌症状。

2. 藻酸钠　藻酸钠具有促进合成蛋白质、胶原的作用。但是，在严重败血症患者中，因为产生一氧化氮（NO）的可能性大，有加重炎症及预后恶化可能，要慎重补给。每天补充 9g 藻酸钠等营养辅助食品，能促进压疮愈合。

3. 抗坏血酸　抗坏血酸（维生素 C）有合成胶原、维持造血功能、抗氧化等作用。属于水溶性维生素，即使一次大量给药，不能吸收的部分也会通过尿液排出体外。因此，需要分次补给。

4. 其他营养元素　促进压疮愈合的营养元素及其他营养元素汇总见表 5-10。

（三）专业营养师及团队干预

营养管理师及营养支持团队（nutrition support team，NST）等专业营养管理团队的干预有积极作用。

有基础疾病或需要严格营养管理时，需有营养管理师及 NST 联合起来进行营养管理。NPUAP/EPUAP 指南建议营养管理师及营养支持团队干预治疗。

老年压疮患者大多十分瘦弱，脂肪和肌肉蛋白质都很少。因此，在活动量很少的老年人中，增加体重则意味着增加脂肪及肌肉蛋白质。另外，需要减重的肥胖患者，不适合将体重增加作为评价项目。最好每周定期测量体重，如果所需量足够，规定为每 2 周、1 个月、3 个月等期限进行 1 次评价。体重减少时，需要重新设定补给量。

表 5-10　促进压疮愈合需考虑的营养元素

营养元素	特征和作用	日本人食物摄取标准（2010 年）70 岁以上
维生素 A	胶原合成 血管新生 上皮形成	800U/d 上限量 2700U/d
铁	红细胞构成要素 向各个组织氧搬运	6mg/d 男性 50mg/d 女性 40mg/d
铜	能量和铁的代谢 产生神经传达物质 除去活性氧	男性 0.7mg/d 女性 0.6mg/d 上限量 10mg/d
谷酰胺	一定条件下产生氨基酸 促进蛋白质胶原合成 免疫活性作用 维持肠道黏膜	
HMB	氨基酸的代谢产物 抑制蛋白质的合成和分解	

引自《褥瘡ガイドブック》（第 3 版）

第四节　基础疾病管理

一、引起压疮的基础疾病

发生压疮的危险因素有骨盆骨折、糖尿病、脑血管病和脊髓损伤等。

压疮发生的危险因素应考虑恶性肿瘤、老年痴呆症、充血性心脏衰竭、关节类风湿病、骨质疏松症、深部静脉血栓、慢性阻塞性肺炎疾病、末梢血管疾病、尿路感染、帕金森病等疾病。

压疮发生的危险因素包含骨盆骨折、糖尿病、脑血管病、脊髓损伤等疾病。

我国专家还将肝硬化、甲状腺功能降低、烧伤、慢性肾衰竭等导致低白蛋白血症的疾病作为发生压疮的危险因素。

凡是伴有全身状态恶化的均有发生压疮的可能性。

二、慢性脊髓损伤患者发生压疮的基础疾病

慢性脊髓损伤患者发生压疮的概率，男性多于女性，与受伤时间、深部静脉血栓、肺炎、压疮等病史有关。压疮患病 14 年内复发可导致败血症甚至死亡。

脊髓损伤后压疮过去叫黏液囊炎，现在称为深部组织压疮（deep tissue injury，DTI），组织内有肿胀，按压皮肤有肿胀感。重点对皮肤进行检查（表 5-11）。

表 5-11   脊髓损伤患者的皮肤观察

检查步骤	局部表现及判断
观察确认	持续发红的判断或有损伤→压疮的判断
触觉确认	有无渗出液、皮肤是粗糙还是光滑
指压确认	肿胀的有无和大小→DTI 的判断

引自《褥瘡ガイドブック》(第 3 版)

三、导致压疮延迟愈合的基础疾病

恶性肿瘤和心血管病、糖尿病、肾透析，对延迟压疮愈合有明显相关性，应该充分注意的典型性疾病。伴有以上疾病会发生顽固性压疮。伴有严重的全身疾病也会延迟压疮愈合。综合护理和正确管理基础疾病，对压疮早期愈合非常重要。

第五节   抗生素的应用

压疮是皮肤损伤的结果，由于外部细菌的侵入，容易发生感染。严重的感染最终会成为败血症等致命性并发症。因此，需要早期干预，给予抗生素治疗。

综合管理，需要确认体温及脉搏、呼吸等生命体征，在评估全身状态的同时，重点对各器官进行评估，评估炎性反应、循环动态及是否产生了器官功能障碍等。

压疮是开放性伤口，容易接触细菌，压疮患者大多免疫力低下，有很高的感染风险，甚至危及生命的可能性也很高。因此，给予全身性抗生素治疗。重要的是抗生素治疗能够抑制所预测的菌种，再根据药敏结果调整为更适合的抗生素。

一、各种并发症的致病菌

各种并发症的致病菌见表 5-12。

（一）蜂窝织炎

从真皮到皮下组织的弥漫性化脓炎症疾病。致病菌主要是金黄色葡萄球菌，也有化脓性链球菌、流感菌、大肠埃希菌、厌氧菌。

表现为边界不清晰的局限性红斑。其特征是伴有肿胀、灼热感、压痛及自发痛快速扩大的弥漫性红斑。白细胞增加、核左移、CRP 偏高等，需与坏死性筋膜炎相鉴别。

（二）骨髓炎

骨骼及骨髓中存在细菌感染。由于释放出炎性细胞因子及蛋白分解酶而产生骨破坏、脓液造成的骨内压增高产生血流障碍，形成死骨。全身疲倦、发热、局部疼痛、肿胀、灼热感、发红、压痛等，CRP 升高、白细胞升高、红细胞沉降率增快等。一般 2 周内仅通过 X 线看不到骨萎缩及骨膜反应等典型的影像，因此不适于早期诊断。MRI 的 T_1 加权像的低信号、T_2 加权像的高信号、抑脂像呈现水肿等高信号，可以早期诊断。致病菌主要是金黄色葡萄球菌，近年革兰阴性杆菌及金黄色葡萄球菌（MRSA）正在增多。

表 5-12　各种并发症的致病菌

并发症	症状	检查所见	主要致病菌
蜂窝织炎	局部界线不明的红斑、肿胀、发热、压痛、自发痛	多核白细胞增加和核左移，CRP 升高	金黄色葡萄球菌
骨髓炎	没有特异性症状、表现为一般炎症	一般有炎症表现为 CRP 升高、白细胞升高、红细胞沉降率增快等 MRI：T_1 加权像低信号，T_2 加权像高信号，抑脂像呈现水肿等高信号	金黄色葡萄球菌
坏死性筋膜炎	全身倦怠、恶寒、寒战、发热、局部疼痛、发红、肿胀、快速形成水疱和血疱并伴有皮肤坏死	白细胞增加及核左移 CRP 升高	化脓性链球菌、溶血性链球菌、产气性厌氧菌
菌血症	无特殊症状	血液培养阳性	各种各样
败血症	参照表 5-13	满足以下 2 项以上 ①体温＞ 38℃或＜ 36℃ ②心率＞ 90 次 / 分 ③脉搏＞ 20 次 / 分，$PaCO_2 < 32mmHg$ ④白细胞数＞ 12 000/mm³ 或＜ 4000/mm³ 或幼稚白细胞＞ 10%	各种各样

引自《褥瘡ガイドブック》（第 3 版）

（三）坏死性筋膜炎

以皮下组织坏死为主要病变，在皮肤和深筋膜之间扩大，造成局部血液循环障碍，坏死沿着筋膜周围组织急剧扩大。在会阴部发生的坏死性筋膜炎称为福尼尔坏死。并发于压疮的坏死性筋膜炎的致病菌有化脓链球菌、化脓链球菌之外的溶血性链球菌及产生气体的厌氧性肠内细菌等。

具有全身倦怠、恶寒、发热等的同时还出现疼痛、发红、肿胀，快速形成水疱及血疱，造成皮肤坏死。有产生气体的厌氧菌时，触诊呈现捻发音或握雪感。切开可以看到伴有恶臭的脓液。全身检查有白细胞增加、核左移、CRP 偏高。因为与蜂窝织炎的初期症状类似，所以需要鉴别诊断。通过 X 线，确认有无气体图像和局部炎症。肌肉内有气体时，怀疑是梭形杆菌性肌坏死。

（四）菌血症、败血症

血液中存在细菌等微生物称为菌血症，没有败血症等全身症状。败血症是由于血液中流入了微生物或是其代谢产物而引起的全身症状的临床综合征（systemic inflammatory response syndrome，SIRS），定义为由感染引起的症状（表 5-13）。

1. 深层温度＞ 38℃或是＜ 36℃。

2. 脉搏数＞ 90 次 / 分。

3. 呼吸频率＞ 20 次 / 分或 $PaCO_2 < 32mmHg$。

4. 白细胞计数＞ 12 000/mm³ 或＜ 4000/mm³，或者不成熟白细胞＞ 10%。

诊断除了存在感染之外，在 SIRS 诊断标准的 4 个项目中必须满足 2 个项目以上。

血液培养以提高检测率和防止污染为目的，推荐做两套以上的血液培养。但是，血液培养结果不一定是阳性，如果可以发现辅助指标，则强烈怀疑是败血症，要开始进行治疗。

表 5-13　败血症诊断的辅助指标

全身指标	·发热（深层体温＞ 38℃） ·低体温（深层体温＜ 36℃） ·心率（＞ 90 次 / 分，或按照年龄基准值＞ 2SD：标准偏差） ·呼吸加快（＞ 20 次 / 分） ·精神状态变化 ·明显水肿或体液增加（24h ＞ 20ml/kg） ·高血糖（血糖＞ 120mg/dl，但是为非糖尿病患者）
炎性反应指标	·白细胞增多（＞ 12 000/μl） ·白细胞减少（＜ 4000/μl） ·白细胞数正常，幼稚白细胞＞ 10% ·CRP（＞基准值的 2SD） ·降钙素原（PCT ＞基准值的 2SD）
循环动态指标	·低血压（成人收缩压＜ 90mmHg 或平均血压＜ 70mmHg 或收缩压＞ 40mmHg，儿童年龄基准值为 2SD 以上的低血压）
脏器损伤指标	·低氧血症（PaO_2/FiO_2 ＜ 300mmHg） ·急性尿量减少［尿量＜ 0.5ml/（kg·h）］ ·血肌酐（Cre）上升（＞ 0.5mg/dl） ·凝固异常（PT-INR ＞ 1.5 或 aPTT ＞ 60s） ·肠麻痹（肠蠕动音消失） ·血小板减少（＜ 10 万 /μl） ·高胆红素血症（T-Bil ＞ 4mg/dl） ·脏器灌流指标 ·高乳酸血症（＞ 2mmol/L） ·毛细血管透过性亢进时间延长或有花斑样皮肤

引自《褥瘡ガイドブック》（第 3 版）；1000/μl=1×10⁹/L

二、抗生素的使用方法

需要给予抗生素治疗的疾病，应尽快使用适合的抗生素。细菌培养需要等待结果，所以要求使用广谱抗生素。特别是坏死性筋膜炎及败血症等，应尽快给予抗生素；不能从病史具体判定引发疾病的细菌时，要毫不迟疑地使用广谱抗生素。使用抗生素后细菌培养结果有时为阴性，必须在使用抗生素前提取标本。

在进行涂片检查、革兰染色结果及从形态大致进行分组的基础上，确定适合的广谱抗生素。再通过细菌培养确定病原菌，更换为敏感抗生素。

抗生素对治疗感染极为有效，但也有产生耐菌性的风险。切忌使用不必要的抗生素，如仅为局部感染征兆的压疮，不需要全身使用抗生素。

第六节　疼痛和生活质量评估

一、疼痛评估

压疮患者的疼痛和生活质量（quality of life，QOL）各方面均受到影响。影响压疮患者QOL 的主要原因之一是疼痛。疼痛大多是因癌症等原发病、挛缩造成的，压疮本身也伴有局部疼痛。评估压疮局部疼痛时，可以用视觉模拟评分（visual analog scale，VAS），但是需要考虑患者的意识。压疮局部疼痛不能忽略因治疗所致的疼痛。在治疗局部疼痛时，外用制剂的效果不是很好。敷料并不能控制疼痛，但是通过保持创面适当的湿润环境，可以缓解疼痛。

有资料报道，压疮患者有 75% 轻微的疼痛，18% 有不可忍耐的疼痛。即使是表浅压疮也能感到疼痛。越是深部压疮疼痛越强烈。所有深度压疮都有发生疼痛的可能性。因此，压疮患者均需要评估疼痛。

造成压疮疼痛的原因有更换敷料(剥离、清洗、贴敷)、变换体位、身体活动、接触与摩擦、炎症及感染等。有报道，压疮患者 87.5% 在更换敷料时感到疼痛，84.4% 即使在静息时也会感到疼痛。压疮患者 42% 间断性强烈疼痛。评估压疮疼痛不仅是在处置时，包括静息时、处置后也需要进行评价。

（一）评估压疮疼痛的方法

疼痛和 QOL 的测量标准之一是主观性评价疼痛量表。用数据客观地获得主观感觉的疼痛程度。掌握压疮患者感觉疼痛的程度。

不会使用评估量表且语言主诉不明的儿童和老年人，可以通过表情变化、扭动身体等动作、睡眠状况、生命体征的变化等评估疼痛。

评估疼痛量表的种类：主观性评价疼痛量表中有视觉模拟评分（visual analog scale，VAS）（图 5-33），数值评定量表（numerical rating scale，NRS）（图 5-34），面部表情量表（Wong-Baker faces pain rating scale ，FRS）（图 5-35），McGill 疼痛问卷（McGill pain questionnaire，MPQ）（表 5-14）等。

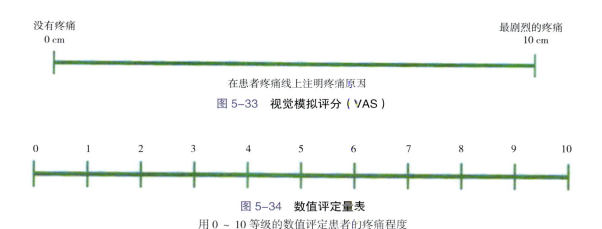

没有疼痛　0 cm
最剧烈的疼痛　10 cm

在患者疼痛线上注明疼痛原因

图 5-33　视觉模拟评分（VAS）

0　1　2　3　4　5　6　7　8　9　10

图 5-34　数值评定量表

用 0 ~ 10 等级的数值评定患者的疼痛程度

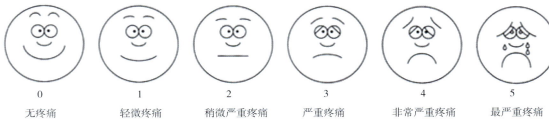

0	1	2	3	4	5
无疼痛	轻微疼痛	稍微严重疼痛	严重疼痛	非常严重疼痛	最严重疼痛

图 5-35　面部表情量表法（FRS）

表 5-14　McGill 疼痛问卷

患者姓名＿＿＿＿＿＿　日期＿＿＿＿＿　时间＿＿＿＿＿＿　上午/下午

疼痛的

评估指数：感觉＿＿＿＿　感情＿＿＿＿　评价＿＿＿＿　其他＿＿＿＿　合计＿＿＿＿　目前疼痛程度＿＿＿＿

（1~10）　　（11~15）　　（16）　　（17~20）　　（1~20）

短期的　＿　瞬间的　＿　暂时的　＿	节奏　　持续 周期　　一定时间 间歇　　经常

1 · 一闪一闪的
　· 痛得哆嗦
　· 一跳一跳的
　· 跳着痛
　· 打着痛
　· 强烈的痛

2 · 痛得哆嗦
　· 猛地痛一下
　· 像电击一样

3 · 针扎一样
　· 锥扎一样
　· 钻心痛
　· 刺刀扎一般
　· 枪扎透了一样
　· 强烈的痛

4 · 尖锐的痛
　· 切开一样
　· 撕裂一样

5 · 像被捏着一样痛
　· 像被压着一样痛
　· 钻心痛
　· 像一直被划着一样
　· 抽筋一样
　· 像压扁一样

6 · 像猛的被拉了一下
　· 被拉着一样的痛
　· 钻进螺丝一样痛

7 · 热辣辣的痛
　· 烤着痛
　· 像有烧伤一样
　· 像被烧焦一样

8 · 火辣辣的痛
　· 刺痒样痛
　· 一闪而过的痛
　· 像被蜜蜂蜇了一下

9 · 轻缓的痛
　· 像肿了一样
　· 像是受伤一样
　· 阵阵巨痛
　· 感觉不舒服的痛

10 · 接触到会痛
　· 像被推倒一样痛
　· 痛得心慌
　· 像刀割一样

11 · 痛得心烦
　· 痛得浑身无力

12 · 痛得想吐
　· 痛得喘不上气

13 · 痛得害怕
　· 痛得恐怖
　· 痛得要打寒战一样

14 · 像是受伤一样
　· 极痛
　· 残酷的痛
　· 残忍的痛
　· 痛得要死

15 · 痛得非常悲惨
　· 不明原因的痛

16 · 痛得坐立不安
　· 痛得心烦意乱
　· 痛得很惨烈
　· 剧烈的痛
　· 痛得不能忍受

17 · 向外扩散（横向）
　· 向外扩散（线性）
　· 钻着痛
　· 像穿透一样痛

18 · 不舒畅的痛
　· 痛得麻痹了一样
　· 像被吸着一样
　· 像绞着一样痛
　· 像被撕下一样痛

19 · 冷飕飕的痛
　· 感到冷
　· 像被冻着一样

20 · 怎么都止不住的痛
　· 像是要吐了一样
　· 像烦恼痛苦那样
　· 痛得恐惧
　· 像是被拷打那样痛

目前疼痛的强度
　0　无疼痛
　1　极轻的疼痛
　2　痛得心烦
　3　痛得心情郁闷
　4　很严重的痛
　5　剧烈的痛

· 体表
· 内部

备　注

VAS、NRS、FRS 是用数值表示疼痛强度的量表。MPQ 是通过由感觉、感情、评价的 3 个概念框架组成的 20 个项目构成，从强度和性质方面评价疼痛。

疼痛也因精神因素而增强。倾听和体恤患者的烦恼、调整与医护人员的关系、完善社会环境、整顿护理环境等，要求全体人员进行积极配合。

（二）疼痛时选择的外用制剂

压疮部位的疼痛很多患者说不清，医护人员要考虑到这种情况，适当地给予镇痛药。外用吗啡比较有效，外用软膏对疼痛缓解不明显。

（三）疼痛时选择的敷料

1. 胶体　通过封闭和湿润创面起到缓解疼痛的作用。隔离外界刺激，保护神经，缓解疼痛。脆弱皮肤更换胶体时必须缓慢剥离，防止损伤皮肤。

2. 聚氨酯泡沫　敷料不因渗出液而浸湿，在伤口上不能遗留残渣。厚坐垫很有效。剥离时防止损伤组织及伤口周围的皮肤。

3. 软硅胶　剥离时防止疼痛及损伤伤口周围皮肤。

4. 银离子敷料　具有吸收自重约 30 倍的吸收能力，保持纤维内的渗出液，形成不被浸湿的凝胶，保持湿润环境。虽然没有镇痛效果，但是通过保持创面的湿润环境可以缓解疼痛。将水分吸收到纵向纤维，抑制横向扩散，预防伤口周围皮肤的浸润。

5. 几丁质　具有吸水性和吸附细菌的作用，有清洁创面、镇痛、止血效果。

6. 水凝胶　水凝胶大部分由水构成，具有保护创面和保持伤口湿润环境的作用，促进伤口愈合。造成封闭环境、湿润环境，具有缓解疼痛效果。有凝胶状的片型和填充伤口的啫喱型。

二、生活质量评估

疼痛和生活质量（QOL）包括身体、心理、社会性、精神方面。评价 QOL 时着重从这四个方面进行整体评价。

疼痛和生活治疗（quality of life，QOL）是指治疗疾病、消除疾病造成的各方面影响，与健康相关的 QOL（health related quality of life，HR-QOL）。

影响压疮患者生活质量的因素：①压疮创面范围；②压疮症状；③压疮引起的并发症；④患者需求与医疗护理不一致；⑤心理影响；⑥缺乏对压疮科学认识（对预防护理的不理解）；⑦社会影响知识的欲求；⑧与护理者的矛盾；⑨经济问题；⑩其他。

QOL 是多面的、个别的主观性概念。为了评价 QOL，开发出了各种测量标准。QOL 评价作为评价治疗及护理质量的结果受到广泛关注，很多领域都在使用 QOL 评价标准。

评价有关健康的 QOL 综合性测量标准（与患者的病情或是状态无关，旨在综合性使用的测量标准）之一是 SF-36 。SF-36 是由身体功能、日常角色功能 - 身体、身体疼痛、整体健康感、活力、社会生活功能、日常角色功能 - 情绪、心理健康 8 个标准构成。

第七节　患者教育

由多学科组成的团队通力合作进行指导，可进一步提高患者及其家属对压疮的认识，起到预防压疮的作用。

一、变换体位、定位的指导方法

指导变换在床上的体位及轮椅上的坐姿等，使用身体压力测量器（图 5-36）。通过包括物理治疗师的团队进行指导，有更好的效果。

二、利用通信及媒体进行指导

预防压疮的教育在住院早期进行更为有效。

（一）预防压疮的教育项目

压疮症状，压疮危险因素，压疮评价与评估，创伤治愈原则，营养管理方法，皮肤护

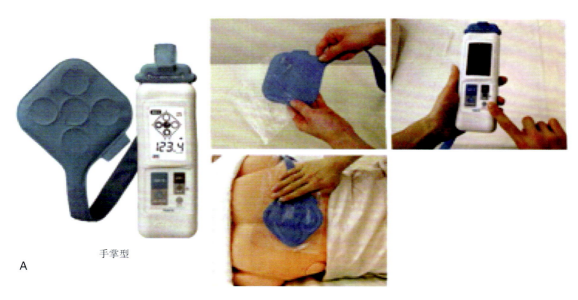

手掌型

A

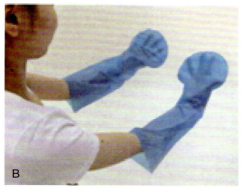

B

图 5-36　携带式接触压力测量器
为了预防感染，用塑料袋覆盖住测定部；开通测量器的电源；把传感器热贴在测定部；按动启动开关，约 12s 后显示最高压力值

理和皮肤观察方法，排泄管理方法。

出院后利用电话及网络进行会诊，利用手机拍照及网络视频等方法，可以发现早期阶段的压疮。

（二）压疮的居家指导

出现发热等全身症状时首先考虑压疮，应尽快就诊。

居家与医院不同，由医师的医嘱进行护理干预。此外，不同学科的护理管理规范也不同。在压疮恶化之前，重要的是与护理负责人及助手协商进行指导。

（王兴义　王中强　王　军）

第 6 章

压疮的超声检查

DTI 肉眼的鉴别诊断比较困难，借助 MRI 或超声等辅助检查来明确诊断。超声检查优于 MRI 检查。

DTI 是美国国家压疮专家组 NPUAP 在 2007 年更新压疮分期时加入的新分期。DTI 是肉眼观察到的表皮没有严重的损伤，但是皮下脂肪组织或肌肉层产生损伤的状态。DTI 急速发展成深度压疮的危险性高，早期诊断非常重要。

压疮的超声检查能显示皮下组织，明确有无 DTI、压疮潜行的范围，根据彩色多普勒检测到的血流信号，可以判断炎症程度，对于炎症控制及创伤愈合给予及时正确的治疗。

第一节　压疮常见部位解剖及超声正常图像

一、超声诊断仪及探头的准备

为了得到皮下组织图像的合理分辨率，选用 10MHz 的线阵探头。检查时探头可用聚亚胺酯薄膜或食品保鲜膜包裹以防止交叉感染，检查后直接废弃。

二、患者的体位准备

一般采用侧卧位进行检查。侧卧位易于骶骨部、大转子部或跟骨部等部位的检查。也可采用仰卧位行双侧大转子部检查，优点是患侧可与健侧进行对比。

三、好发部位的解剖

超声检查时探头方向要沿着肌肉和肌腱走行进行长轴和短轴的扫描。而且，对肌腱和筋膜状态的观察很重要，特别是压疮的潜行、筋膜、肌腱和韧带有扩大的趋势，探头探入压疮内进行扫描非常关键。

检查时探头扫描方向如稍有改变，肌肉层的超声图像就会有非常大的变化（图 6-1）。即使是扫描正常组织也会有异常所见。因此，在充分理解压疮好发部位的解剖学基础上行超声检查非常重要。

（一）压疮的好发部位

多发生于受压的骨隆突部位。骨隆突部的皮下组织和肌肉较薄，长时间持续受压容易引起皮肤损伤，可引发压疮（图 6-2）。

（二）骨盆好发部位的解剖

1. 骶骨部 骶骨部皮下脂肪组织和肌肉较薄，仰卧位时棘突处易受压，最易发生压疮的部位（图 6-3）。

2. 大转子部 侧卧位时，压疮的好发部位。可仰卧位行超声检查，必要时与对侧（健侧）进行对比观察。

3. 足跟部 跟骨上附着小腿三头肌（腓肠肌和比目鱼肌）末端的跟腱及跖腱膜，周围被能吸收冲击力的脂肪垫覆盖。足跟部外侧易受压损伤。

四、好发部位的正常超声图像

（一）正常体表的超声图像

正常皮肤由表皮、真皮及皮下组织组成。皮下组织又分为脂肪层、筋膜和肌肉层。

表皮是皮肤的最表层，没有血管、淋巴管及神经末梢，厚 0.1 ～ 0.3mm。真皮位于表皮的深层，是致密的纤维层，内有弹性纤维、结缔组织，支持皮肤的腺体、附属器、血管和神经等。厚是表皮的 10 倍，厚 1.5 ～ 2mm。真皮通过基底膜与表皮相连，故超声检查很难区别表皮和真皮。皮下组织位于真皮下，由疏松的结缔组织和脂肪小叶构成，与真皮没有明显的分界。

正常皮肤的超声图像是由多层不同回声结构组成，从表层到深层见图 6-4。

（二）骶骨部

骶正中嵴的表面是高回声区。超声图像可见脂肪，肌肉层与其他部位相比较薄。因骶正中嵴有多个突起，故超声纵断像可见多个凸起高回声区。骶正中嵴检查时探头方向稍外移后再次进行扫描，仍可见多个凸起高回声区，骶外侧嵴正常超声图像见图 6-5。

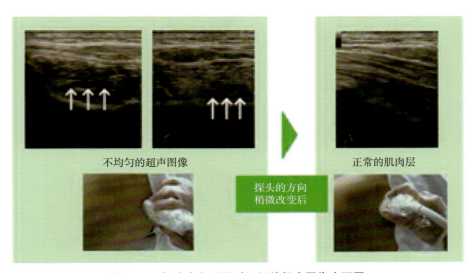

不均匀的超声图像　　　　　探头的方向稍微改变后　　　　　正常的肌肉层

图 6-1　探头方向不同时组织的超声图像也不同

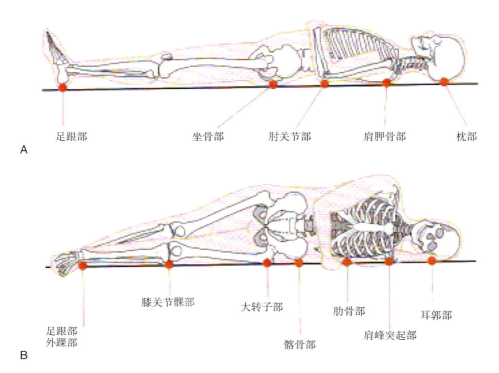

图 6-2　压疮好发部位

A. 仰卧位；B. 侧卧位

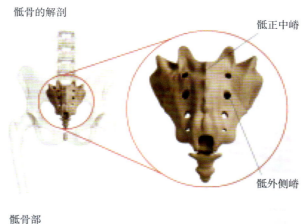

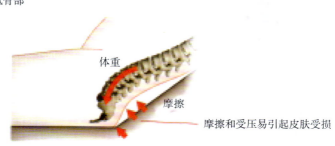

图 6-3　骶骨

皮下组织的构造

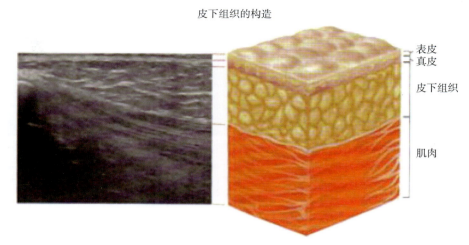

图 6-4　正常皮下组织超声图像

表皮，真皮：高回声区；皮下组织：低回声，也可见纤维分隔的高回声条带；肌肉组织：均匀的高回声线

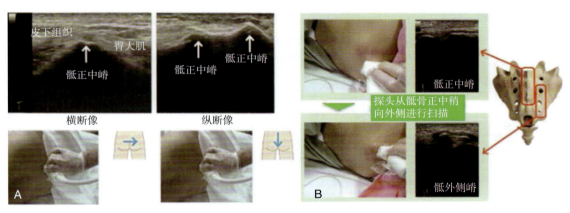

图 6-5　骶骨部正常超声图像

A. 横断向纵断像；B. 骶正中嵴，骶外侧嵴

（三）大转子部

大转子周围有臀大肌、臀中肌等肌肉。大转子和臀大肌肌腱之间有大转子滑囊，滑囊的前方是与髂胫束相连的阔筋膜张肌（图 6-6，图 6-7）。

（四）足跟部

超声图像见跟骨处覆盖脂肪体及肌腱（图 6-8）。

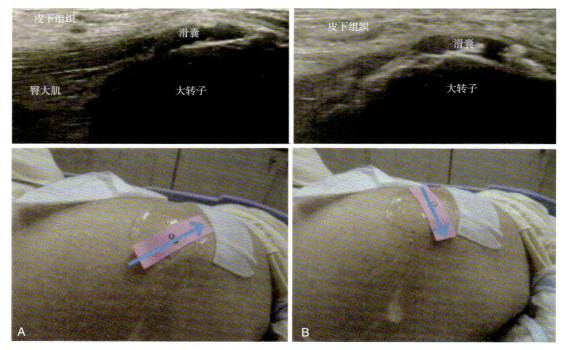

图 6-6　大转子部正常超声图像

A. 长轴像；B. 短轴像

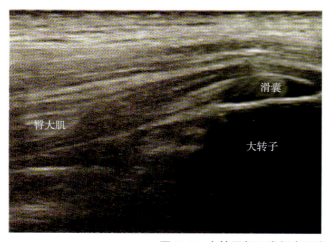
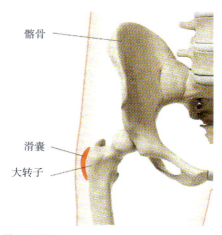

图 6-7　大转子部正常超声图像（大转子滑囊）

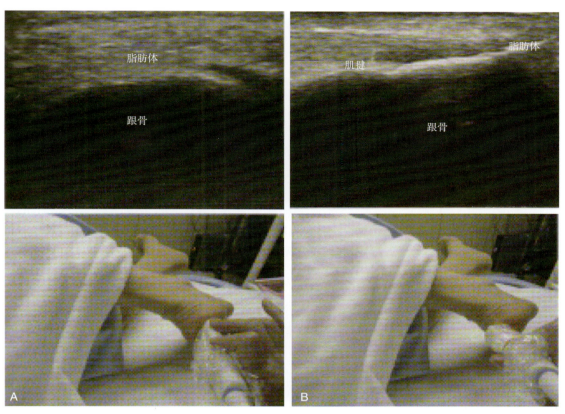

图 6-8　足跟部正常超声像
A.横断像；B.纵断像

第二节　压疮超声的临床应用

压疮超声检查时，即要有高分辨率的超声图像，还要注意预防交叉感染等。

一、探头的使用

为了防止交叉感染可以使用食品保鲜膜覆盖探头。

探头上涂抹足量的耦合剂后用食品保鲜膜包裹整个探头（为了防止产生伪像，注意探头与食品保鲜膜之间不要出现气泡）。用橡皮筋固定探头与食品保鲜膜。进行检查时皮肤上也要涂抹耦合剂。

骨隆起部、足跟部等有凹凸的压疮检查时，凹凸部分与探头之间的缝隙部分可见不完整的超声图像（图 6-9）。可用透明手套装入生理盐水代替耦合剂进行检查（图 6-10）。

二、深度压疮

为了使探头充分接触创伤的底部，可在创伤内填充大量耦合剂后进行检查（图 6-11）。创伤内遗留的耦合剂对身体没有刺激性影响。

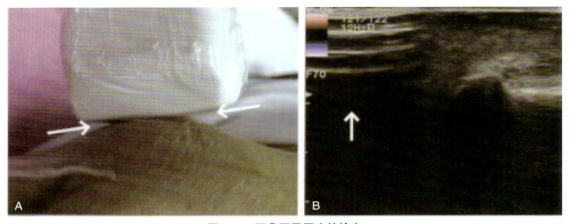

图 6-9　凹凸不平压疮的检查

A、B. 箭头部分的间隙，超声图像显示不完整

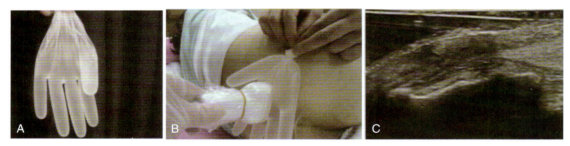

图 6-10　凹凸不平压疮的检查

A. 透明手套装入生理盐水代替耦合剂，量过多或过少都会影响超声图像，约 200ml 最合适；B. 实际的检查图像；C. 显示欠损的部分能够得到鲜明的超声图像

三、体表标记

　　压疮超声与腹部、心脏超声等的区别在于，压疮不是特定的脏器，只见压疮超声图像难以确认具体部位。在超声检查时探头放置位置处可贴上写有编号的便贴纸后进行拍照，报告中可附上超声图像和相同编号的照片并记入关于此处的评估。观察同一部位的愈合过程（图 6-12）。

四、报告书的制作

　　创伤处进行拍照后缩印贴到报告上，相应部位的超声图像诊断及对于患处的评估一并记入报告。

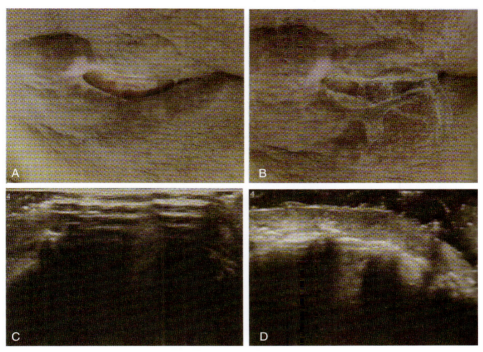

图 6-11　深度压疮的检查

A. 深度压疮；B. 耦合剂填满间隙；C. 探头与创伤底部之间有空气存在，高线考虑是欠损部分；D. 空气层消失后得到鲜明的超声图像

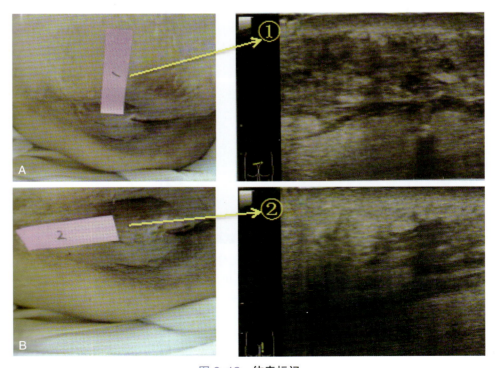

图 6-12　体表标记

A. 记录编号的便贴纸贴在探头检查位置；B. 超声诊断仪中也输入相同的编号

五、血流信号的评价

压疮从形成到治愈的整个过程都与血流有密切关系。皮下组织受损坏死后，在新鲜梗死灶边缘出现炎性细胞浸润和炎性充血（毛细血管扩张），彩色多普勒超声检查能检测出血流信号。而且随着肉芽组织的形成可见新生血管，此时也可检测到血流信号。故血流信号可判断炎症程度。压疮形成初期皮下组织及肌肉层检测到的毛细血管扩张像与肉芽组织增生期丰富的新生血管像有较大的区别。随着肉芽组织瘢痕化，血流信号将消失。

急性炎症反应期血流信号显著，炎症后期血流信号慢慢消失。因此，血流信号的定量可作为判断炎症治愈过程的标准。皮下组织和肌肉层的血流信号程度分类见图6-13。

毛细血管和新生血管的收缩期峰值流速（peak systolic velocity，PSV）最高10 ~ 20cm/s，血流速范围设定最低（图6-14）。另外，毛细血管和新生血管的血流模式相同，但是血管抵抗性比原有血管弱。

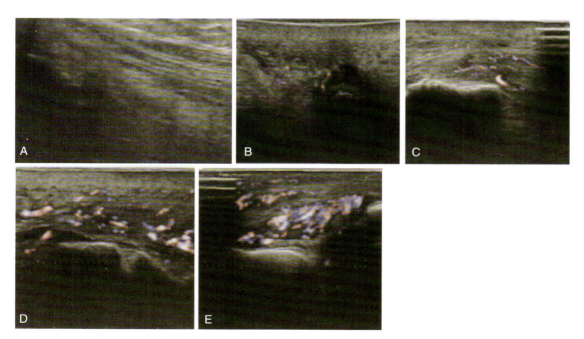

图6-13　血流信号的分级

A. 0级无血流信号；B. 1级少量血流信号，1视野不超过10个点状血流信号；C. 2级中量血流信号，1视野10 ~ 20个点状血流信号；D. 3级大量血流信号，点状血流信号及形成血管线状的血流信号；E. 4级极大量血流信号，清晰血管的线状血流信号

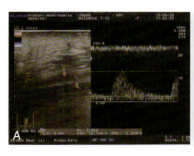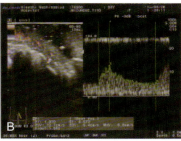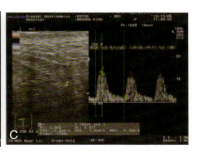

图 6-14　血流速度变化

A. 毛细血管的血流模式（流速较慢，提示血管抵抗性比既存血管低）；B. 新生血管的血流模式；C. 既存血管的血流模式（血管抵抗性高）

第三节　压疮超声影像

一、不明确的层次结构

正常的皮下组织是一层较疏性的结缔组织，主要组成成分是脂肪细胞和纤维间隔，超声影像可见低回声区伴有纤维分隔的高回声条带。正常的肌肉层超声影像可见肌纤维束样的均匀高回声线（图 6-15）。层次结构不明确时考虑皮下组织产生某种损伤。

二、筋膜断裂像

浅深筋膜的超声影像见均匀的高回声线，走向中断时提示筋膜损伤（图 6-16，图 6-17）。

三、水肿像

炎性水肿是伴有炎性反应的细胞因子或神经递质使血管壁通透性增高，病灶内血管中液体成分大量渗出到组织间隙的结果（图 6-18，图 6-19）。

低营养状态的患者因低蛋白血症的长期负氮平衡，导致血浆蛋白减少，造成血清渗透压降低，会出现水液潴留，全身水肿。超声水肿像可见皮下脂肪层的高低混合区中有无回声区或皮下组织肥厚。

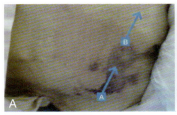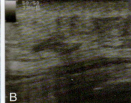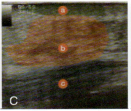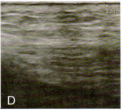

图 6-15　不明确的层次结构

A. 怀疑坐骨部 DTI 的压疮；B-C. 肥厚的表皮和真皮（a），皮下组织（b）中见一部分低回声区，提示层次结构不明确。均匀的高回声线（c）提示肌肉层的层次结构完整；D. 正常部位的超声影像

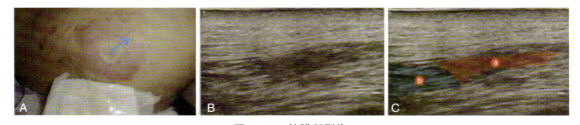

图 6-16 筋膜断裂像

A. 大转子部有白色坏死组织的压疮；B-C. 部分低回声区提示筋膜有断裂（a）；C. 部分筋膜清晰可见（b）

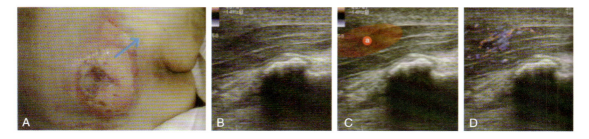

图 6-17 筋膜断裂像

A. 骶骨部压疮；B-D. 部分有高回声线缺损（a），提示筋膜断裂。同部位的血流信号考虑毛细血管扩张

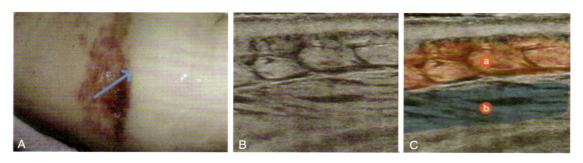

图 6-18 水肿像

A. 腰部压疮，蓝箭头为探头扫描方向；B-C. 皮下组织内（a）及肌肉层（b）的组织间隙可见无回声区，提示有水肿

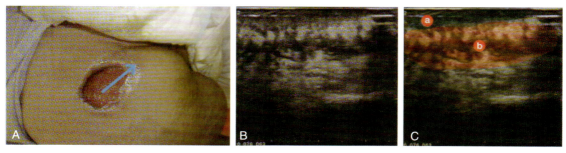

图 6-19 水肿像

A. 探头直接在肉芽组织上进行扫描；B-C. 可见均匀的低回声区的肉芽组织（a）；高回声区混有无回声区（b），考虑有水肿像

四、不均匀的低回声区

与周围组织有明显区别的低回声区提示皮下组织有损伤或组织坏死。均匀的低回声区考虑是肉芽组织或瘢痕组织。两者的区别在于肉芽组织中常见新生血管被检测到，而瘢痕组织无血流信号（图 6-20，图 6-21）。

五、潜行的评价

皮下组织内的线状或点状高回声考虑是进入皮下潜行内的空气（图 6-22）。压力或剪力持续作用于皮下组织使其缺血坏死，坏死组织被溶解吸收后形成空洞，称为潜行。潜行存在会影响自体愈合能力，而且潜行内的坏死组织液化后出现局限性脓液积聚形成脓肿，所以要密切观察潜行的范围和内部状态。

潜行范围的测量通常使用 P Light（图 6-23）、棉签、探针等器具，但当器具探入潜行内测量时，潜行边缘和皮下组织较薄弱处在外力作用下可能扩大潜行范围，形成二次创伤。为了准确测量潜行范围，减少组织损伤，可选用超声检查测量潜行范围。

超声探头在创伤周围做放射状扫描，空气像显示的点状、线状高回声或液性暗区与

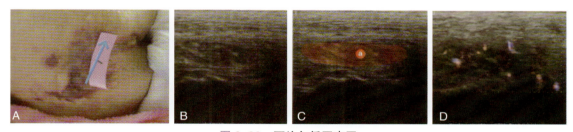

图 6-20　不均匀低回声区

A. 坐骨部 Ⅱ 期压疮；B-D.a 领域见不均匀低回声区。毛细血管扩张的血流信号被检测出，考虑 DTI

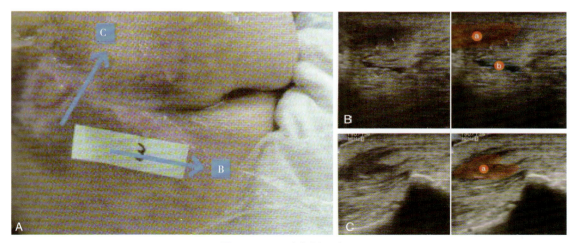

图 6-21　不均匀低回声区

A. 坐骨部 Ⅱ 期压疮；B、C.a 领域可见不平整的低回声区；b 为液性暗区，两者都提示组织损伤

正常组织回声区交界处用记号笔在皮肤表面做标记，标记的范围可视为潜行范围（图6-24）。

　　小口潜行范围的测量最适合使用超声检查（图6-25）。潜行感染之后形成脓肿，超声影像见境界不清晰的不均匀低回声区中混有点状高回声（图6-26）考虑脓肿中混有空气。潜行的治疗必须充分冲洗或清创。

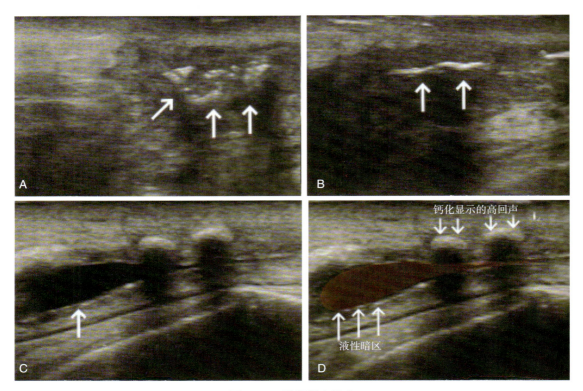

图 6-22　潜行超声检查

A. 点状高回声 – 空气像的短轴；B. 线状高回声 – 空气像的长轴；C. 积液显示无回声区；D. 钙化显示的高回声和液性暗区

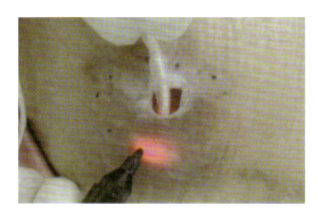

图 6-23　使用 P Light 测量潜行范围

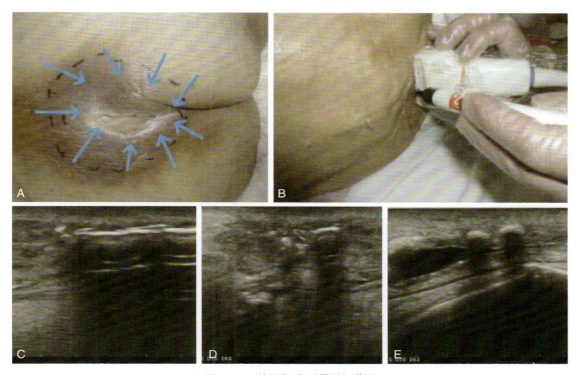

图 6-24　使用超声测量潜行范围

创伤周围使用超声探头做放射状扫描，空气像显示的点状或线状高回声，积液显示的液性暗区（线状高回声开始连续）与正常组织回声区交界处用记号笔在皮肤表面做标记，标记范围为潜行范围

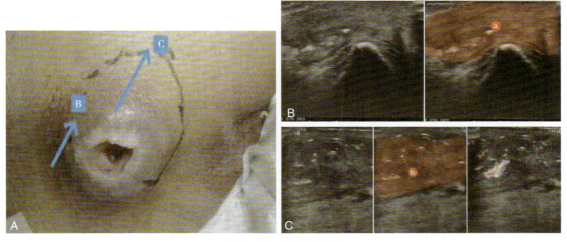

图 6-25　骶骨部压疮

A. 压疮部位；B. 创伤头侧部。骶骨上见均匀的低回声区，提示 a 处皮下组织肥厚和炎性水肿；C. 创伤外侧部。低回声区中见点状高回声的空气像，毛细血管扩张的血流信号也被检测到。根据点状高回声推定潜行范围（b）（记号笔的虚线范围）

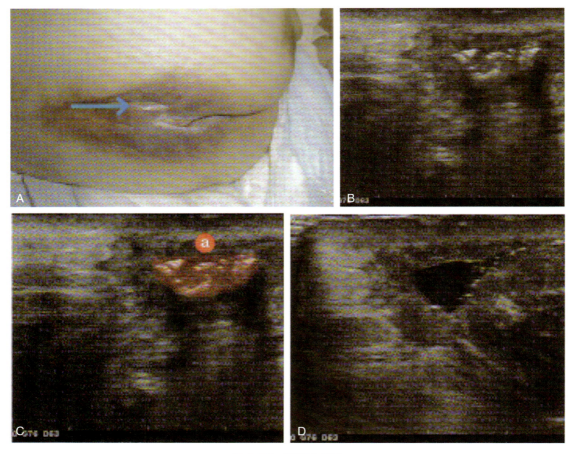

图 6-26   潜行内脓肿

a 部分低回声区见点状高回声，提示潜行内脓肿形成，周围低回声区考虑为肉芽组织；潜行内洗净后的超声影像；无回声区提示脓液已经被冲洗干净

六、积液

积液是由于受压或各种刺激造成皮下组织损伤，局部血管一时性收缩后再扩张，使血管通透性增高，渗出液聚集于血管外组织间隙的状态。随着炎症的控制，积液会被吸收而减少。积液的超声影像见液性暗区即无回声区（图 6-27）。

七、血流信号

在损伤和炎症过程中会引发毛细血管扩张或血管新生，通常高性能的超声诊断仪不能检测到毛细血管，但是随着炎症的进展、毛细血管血流量增加而被检测到。可以根据血流信号了解炎症的程度，评估创伤的情况给予及时正确的治疗。肌肉层内的毛细血管扩张的血流信号血管直径稍粗，血流方向也不同（图 6-28）。

压疮形成初期超声影像所见的肌肉层，皮下组织内的血流信号考虑是急性期炎症产生的反应性毛细血管扩张。肉芽组织形成期所见血流信号是新生血管。创伤治愈过程的增生

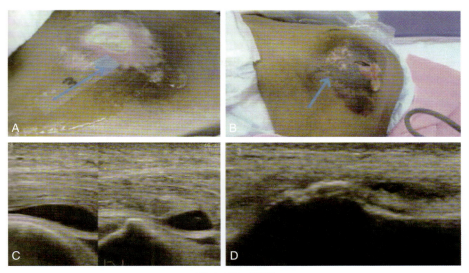

图 6-27　积液

A. 大转子部的压疮；B. 治疗 3 周后；C. 肌肉层，皮下组织的层次结构完整。近见液性暗区，提示有积液；D. 治疗后，积液的量在慢慢减少

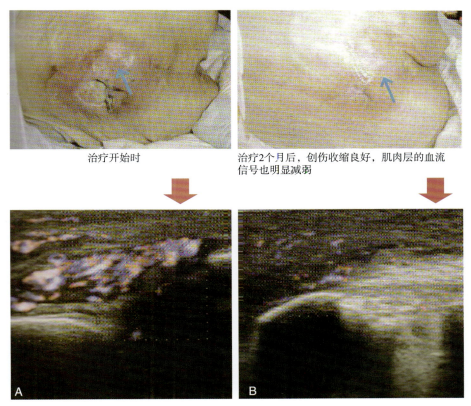

治疗开始时

治疗2个月后，创伤收缩良好，肌肉层的血流信号也明显减弱

图 6-28　肌肉层内的血流信号

骶骨部的感染性压疮；肌肉层可见丰富的血流信号，考虑是炎性反应引起的毛细血管扩张。A. 治疗开始；B. 治疗2个月后，创伤收缩良好，肌肉层内的血流信号也明显减弱

期即肉芽形成期，此期的特征是成纤维细胞、细胞外间质等伴有血管的新生。新生血管是保证伤口充分的血氧供给和营养的基础。

肉芽组织的新生血管与急性炎症期扩张的毛细血管相比，多是血管直径较细，血液向表层流动的红色血流信号（图6-29）。

无论炎症的程度如何，皮下组织受损超声影像所见的不明确层次结构像、水肿像及不均匀低回声区中的血流信号，与肌肉层的血流信号相比较弱（图6-30）。

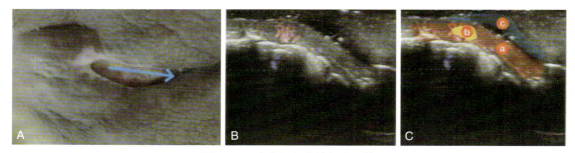

图 6-29   肉芽组织内的新生血管

骶骨部压疮，填充耦合剂后行超声检查：a.均匀的低回声区提示肉芽组织；b.血流信号考虑新生血管；c.无回声区是填充的耦合剂

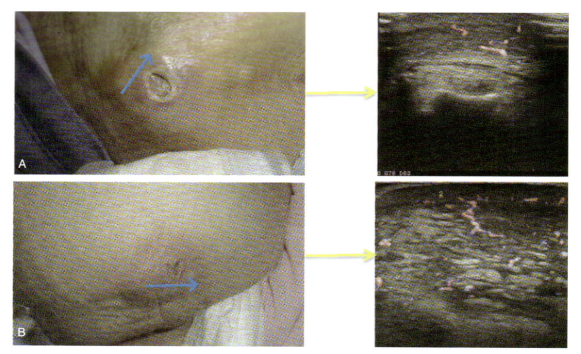

图 6-30   皮下组织内的毛细血管扩张的血流信号

第四节　代表病例

病例 1　压疮超声检查诊断是 DTI 后恶化

78 岁女性，阿尔茨海默病，卧床，骶骨部压疮（图 6-31 ~ 图 6-34）。

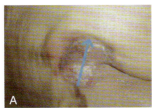 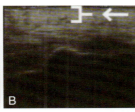 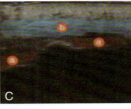 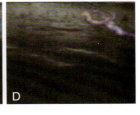

图 6-31　骶骨超声显示

肉眼观骶骨处皮肤双重发红，表层糜烂；蓝色箭头是探头扫描方向。超声影像见真皮明显肥厚（箭头），见皮下组织；不均匀混合回声区（b），筋膜可见低回声区（a）。血流信号提示毛细血管扩张

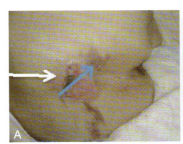 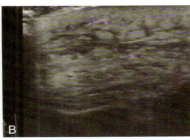 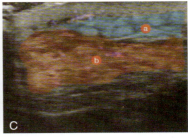

图 6-32　1 周后黑褐色部分（白色箭头）的坏死组织形成

蓝色箭头是探头扫描方向。皮下组织见水肿像（a），考虑细胞间质水肿。包括肌肉层在内层次结构不均匀的混合回声区（b），轻度血流信号。考虑大范围皮下组织损伤

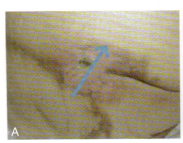 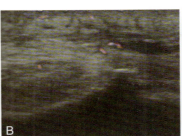 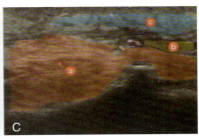

图 6-33　2 周后白色坏死组织边界明确

超声见血流信号减少，不均匀混合回声区（a），层次结构不明显。液性暗区（b）考虑有少量渗出液。水肿像（c）考虑细胞间质水肿

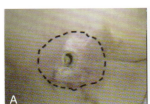 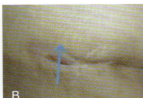 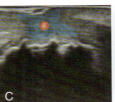 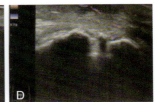

图 6-34　3 周后提示皮下潜行

虚线范围皮下潜行，清创后 AVC 治疗；5 个月后，肉眼见创口少量肉芽组织；瘢痕范围为原潜行部位（a）。皮下组织见轻度血流信号。6 个月后治愈

病例 2 超声检查测量潜行范围

78 岁女性,股骨骨折,长期卧床,骶骨部潜行压疮,中等量脓液渗出(图 6-35 ～ 图 6-37)。

治疗经过:创伤因有渗出液流出和坏死组织要用大量的生理盐水冲洗,皮表污染严重可使用肥皂水洗净。潜行内的感染灶反复用生理盐水冲洗后填充氯霉素软膏,1 周后脓性渗出液减少。创口周围皮肤的湿疹使用类固醇软膏涂抹后行保鲜膜疗法。

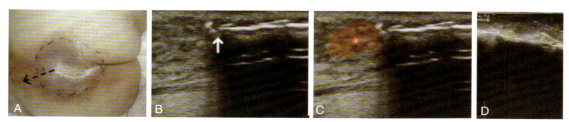

图 6-35 线状高回声的空气像可测量潜行范围
紧邻空气像(a)不均匀,混合回声区结合临床考虑是脓肿腔

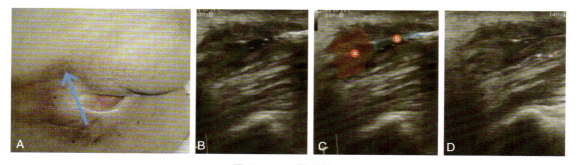

图 6-36 4 周后潜行
范围缩小,基本无渗出液,脓腔也基本消失,可见均匀低回声区(a),液性暗区是填充的耦合剂(b)。血流信号也明显减少,考虑炎症已经被控制

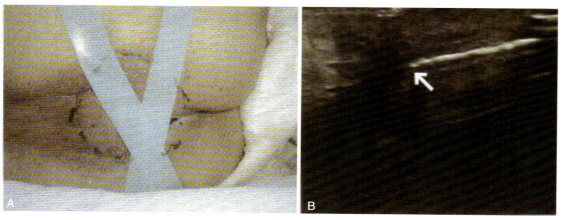

图 6-37 治疗 2 个月后
为了使创口缩小,贴上聚乙烯胶带使伤口向中央聚集,胶带上可直接进行超声检查。超声影像见潜行范围测量的标识线状回声(箭头所示)

病例 3　小创口压疮的治疗

83 岁男性，脑出血后遗症，卧床不起（图 6-38 ~ 图 6-40）。

治疗经过：潜行内反复冲洗后，用去腐生肌粉剂（自制）。3 周后潜行内的坏死组织基本溶解，排出中等量的脓性渗出液。创伤判断为临界定植性压疮（Critical colonization），潜行内填充自制的消炎生肌膏进行治疗。

超声检查常用于软组织感染、脓肿。超声检查对压疮的状况、治疗过程、预后有很高的价值，而且无痛苦，价格低廉。

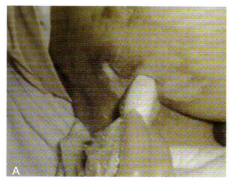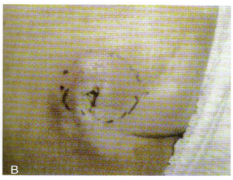

图 6-38　潜行（虚线范围）内有坏死组织的骶骨部压疮

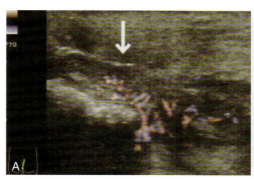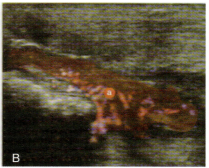

图 6-39　潜行内部超声检查

7 周后，超声检查见潜行内部不均匀混合回声区（a）线状高回声（箭头）可测量潜行范围。创伤底部由下向上的丰富血流信号考虑新生血管

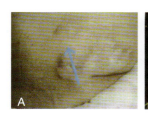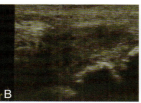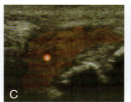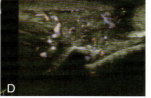

图 6-40　4 个月后，创口基本愈合

超声影像见皮下组织不均匀混合回声区（a），结合临床考虑为瘢痕组织。未检测到点状或线状高回声考虑潜行已经治愈。点状及线状血流信号（3 级）提示皮下组织继续修复

（王兴义）

第 7 章

感染压疮

治疗压疮最重要的是不要漏诊感染压疮，因为会发生严重的败血症，甚至威胁生命。感染压疮有感染物质及脓液潴留，尽早引流脓液，清除坏死组织是治疗的关键。

第一节　感染压疮的治疗

一、感染压疮的诊断

压疮创面内有大量的坏死组织，考虑感染的危险性（图 7-1），要进行清创。创面周围有炎症表现，即红、肿、热、痛四联征，则疑似感染（图 7-2）。没有坏死组织但有发红考虑蜂窝织炎，必须应用抗生素。戴手套触诊有肿胀感和浮游感，怀疑有脓腔（图 7-3）。

特别提示：不要忽略炎症四联征（红、肿、热、痛）。

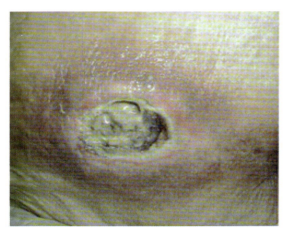
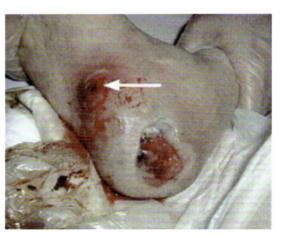

图 7-1　坏死组织覆盖的骶尾部压疮　　　　　图 7-2　足底部发红的跟骨部压疮

黄白色坏死组织覆盖，创口周围发红诊断为感染，应　　　足底部发红部是蜂窝织炎
进行清创术

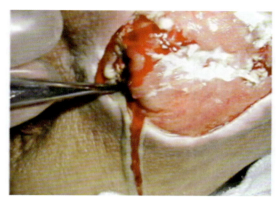

图 7-3 骶尾部感染压疮

表面没有发红，触诊有浮游感，切开以后大量脓液排出

特别提示：戴手套触诊创面有肿胀的浮游感则怀疑脓腔。

二、脓肿切开方法

怀疑脓肿，应该迅速切开排脓（图 7-4，图 7-5）。可用电刀和剪刀切开，用 18 号针头穿刺。

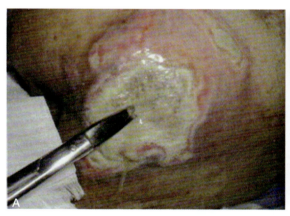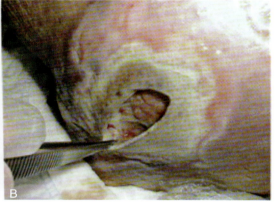

图 7-4 有浮游感的骶尾部压疮

A. 创口周围发红，用剪刀剪开，排出脓液；B. 连续创面冲洗，用抗生素软膏及食品保鲜膜覆盖创口

特别提示：如果有浮游感，则怀疑存在脓腔。

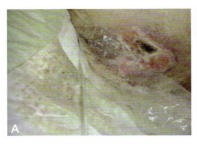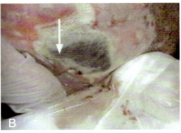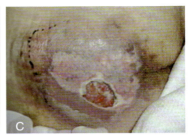

图 7-5　有大量脓性渗出液的骶尾部压疮

A. 用食品保鲜膜疗法正在治疗的骶尾部压疮；B. 用手指压迫创面，有脓液流出，黑色坏死组织下有脓腔（箭头所示）；C. 经切开引流、去除感染组织。创面变清洁，涂抹抗生素软膏，外敷尿不湿垫。1 周后坏死组织被清除，创面变新鲜

特别提示：戴手套压迫创面观察有无脓液。

三、潜行切开的适应证

潜行内存在大量坏死组织，洗净和清创困难时，考虑潜行切开（图 7-6）。潜行深部怀疑有感染灶时，要立即切开（图 7-7）。

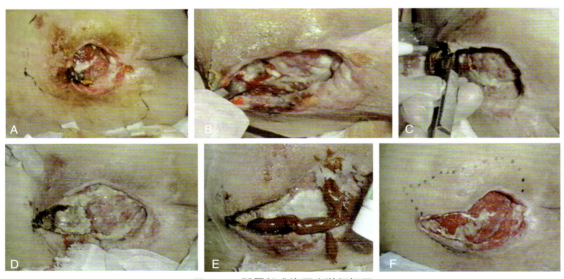

图 7-6　骶尾部感染压疮潜行切开

65 岁，女性，脊髓损伤后下肢麻痹长期卧床；A. 骶尾部压疮用碘软膏纱布，引流不畅；B. 广泛的潜行内部有大量坏死组织；C. 洗净、清创困难，局麻下用电刀切开潜行；D. 潜行内有大量坏死组织，应尽可能切除；E. 渗出液多，用卡地姆碘软膏，外敷尿不湿垫；F. 2 周后创面变新鲜，以后用负压吸引疗法治疗

特别提示：潜行切开用电刀和剪刀（必须切开）。感染渗出液多时，用抗生素软膏。

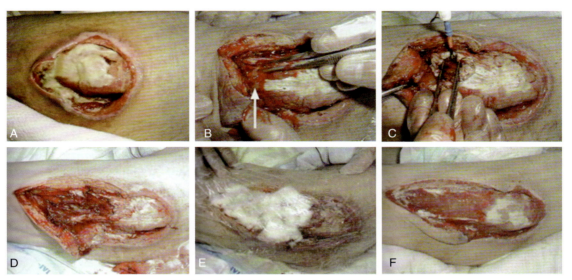

图 7-7　大转子部感染压疮合并坏疽性筋膜炎

64 岁，女性，长期卧床的帕金森病患者左大转子部压疮；A. 创口内大量脓液；B. 肌肉内有脓液潴留，诊断为坏死性筋膜炎；C. 尽可能切开坏死感染的筋膜；D. 清除完成，使用电刀，使出血限制在最小范围；E. 用海藻酸钠覆盖创面止血，外面用食品保鲜膜覆盖；F.2 周后坏死组织基本除去，感染完全控制

特别提示：波及肌肉及筋膜的感染是坏疽性筋膜炎，属于严重感染并发症，必须早期切开排脓。切开潜行，彻底清创。用止血敷料利于创面止血。连续观察，不断清创。感染完全控制后，可直接缝合或减张缝合。

四、潜行切开方法

充分麻醉，用电刀切开，暴露潜行的深部，达到容易洗净的程度，坏死组织要用剪刀清除，为了减少出血，要用电凝止血。

在手术室切开，切开后要用藻酸钠止血，外用尿不湿垫覆盖，也可用中药敷料覆盖。一般 3 ～ 4h 止血。

特别提示：从 2002 年到 2012 年水原章浩先生的医院治疗压疮数 2451 例，进行潜行切开的 46 例（其中男性 23 例，女性 23 例），平均年龄为 78 岁。

切开部位在骶骨部 40 例、大转子部 5 例、跟骨部 1 例。没有术后出血等并发症。结果显示，19 例（骶骨部 16 例，大转子部 3 例）占 41% 感染控制，1 ～ 1.5 个月后坏死组织完全清除，最终压疮治愈。27 例（骶骨 24 例，大转子部 2 例）占 59% 最终死亡，死亡的原因的是肺炎和终老衰竭，即为患者自身基础疾病死亡，死亡与潜行切开和创面感染等压疮因素无关。死亡病例中 17 例（占 63%）创面改善。

感染压疮切开潜行是安全的，没有因为切开引起并发症，包含死亡病例在内的 46 例中 36 例（占 78%）坏死组织被清除，创面干净，治疗结果满意。

五、局部用药的选择

1.脓性渗出物多的感染创面用水溶性制剂药膏。

2.为了使坏死组织溶解，使用胰蛋白酶加新霉素软膏。

3.创面有感染用氯霉素、新霉素、类激素软膏。

4.创面用抗生素软膏。

5.碘仿纱布也可以填入潜行内，但填充后容易引流不畅，成为手术再切开的原因。卡地姆等碘软膏对组织细胞增生有阻碍作用，所以只在有感染时应用，如果感染被控制，尽快停用。

六、覆盖创面

1.渗出液多时用尿不湿垫。

2.渗出液中等量时用食品保鲜膜。

七、全身应用抗生素

1.有发热呈现败血症时，全身应用抗生素。

2.一般抗生素。

3.根据细菌培养结果选择抗生素。

八、后续治疗要点

1.用自来水或生理盐水洗净，创面反复清创。

2.脓液排出多、周围皮肤有污染时用肥皂水洗净。

3.有时需要追加潜行切开。

九、感染压疮的处理要点

1.积极切开、排脓。

2.潜行切开，每日多次洗净，连续清除，尽早去除坏死组织。

十、病例展示

病例展示见图 7-8 ~ 图 7-12。

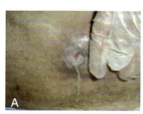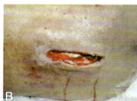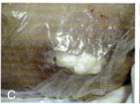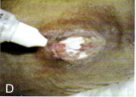

图 7-8　排脓的针孔状压疮（小口压疮）

男性，79 岁，失用综合征；A.针孔状压疮少量排液，压迫创面有脓液流出，说明引流不畅；B.切开潜行，清除坏死组织；C.创面用藻酸盐敷料覆盖，外用食品保鲜膜；D.1 周后感染的症状完全消失

特别提示：戴手套触诊创面，判断有无脓液聚集，适用于早期治疗。

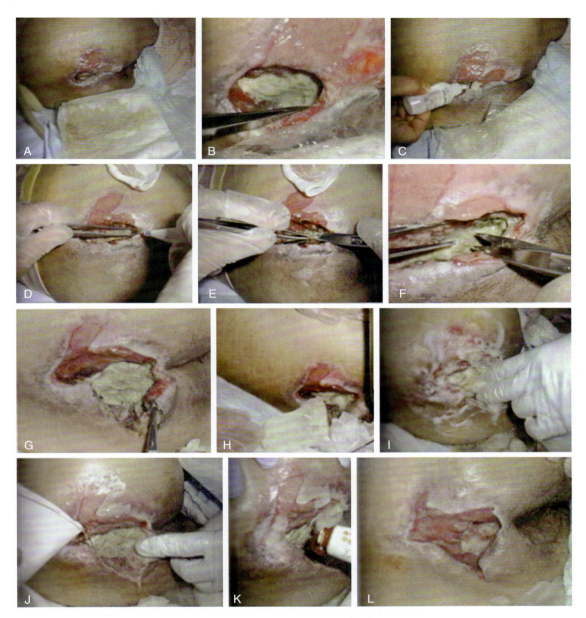

图 7-9　骶尾部压疮用多种方法清除坏死组织

男性，60 岁，脊髓损伤后截瘫；A. 从压疮内流出大量的渗出液；B. 观察创面，潜行内部有大量坏死组织；C. 外敷胰蛋白酶新霉素软膏，外用食品保鲜膜；D.2 周后判断清除困难，局麻下用电刀切开潜行；E. 尽可能病灶清除，创面涂抹卡地姆软膏；F. 3 周后脓性渗出液多，坏死组织残存，再次清创；G. 4 周后坏死组织仍然存在；H. 渗出液，多用干燥剂碘仿纱布覆盖创面；I.5 周后还有坏死组织及脓性渗出，用肥皂水洗净；J. 用生理盐水反复冲洗；K. 渗出液增多，用卡地姆软膏；L.3 个月后，连续清创，创面净化，1 年治愈

　　特别提示：含纤维溶解酶的软膏能够溶解坏死组织，中药软膏也能促进坏死组织溶解。用剪刀清创最有效。渗出液多时用碘仿纱布。创面被污染时用肥皂水洗，肥皂的成分为合成界面活性物质，会给创面造成不良影响，所以要用生理盐水冲洗干净。为了使创面变清洁，可以使用多种方法。

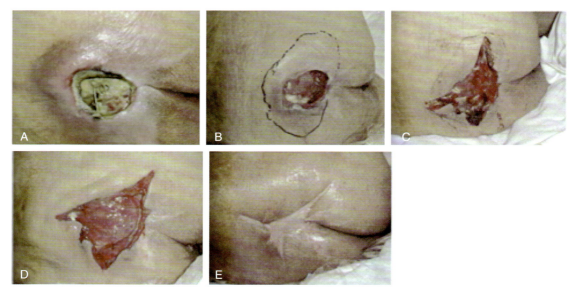

图 7-10　骶尾部压疮有发热应用抗生素治疗

男性，43 岁。脑出血后遗症，失用综合征，骶部压疮。创周围发红、肿胀，创内附着坏死组织。A. 感染压疮全身发热；B. 渗出液多，切开潜行；C. 电刀切开，食品保鲜膜覆盖；D.1 个月后，坏死组织清除，肉芽新鲜；E. 继续保鲜膜疗法，6 个月后，创面愈合

　　特别提示：压疮感染引起发热，需静脉应用抗生素。1 周后退热，创面发红得到改善，但是渗出液多，判断潜行内洗净和清创难以进行。

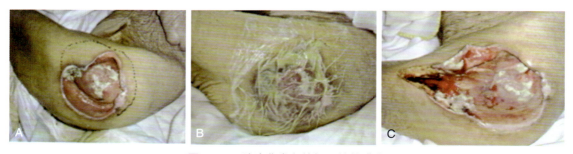

图 7-11　脓液非常多的坏死性筋膜炎

男性，80 岁，脑梗死后遗症。A. 创面洗净与保鲜膜疗法进行中；B. 潜行内排出大量脓液，判断潜行内感染；C. 病灶清除，去除坏死筋膜，创面干净

　　特别提示：坏死性筋膜炎是严重的感染症，必须彻底切开和清创。如果脓液排出量大，就要怀疑有感染。病灶洁净后创面容易愈合。

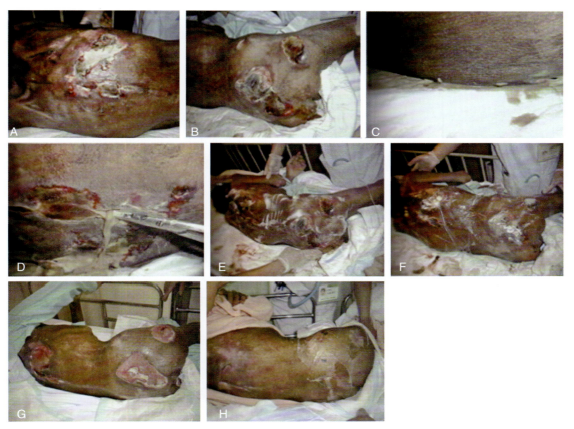

图 7-12　**全身严重的感染压疮**

男性，65 岁。全身衰弱和背部压疮，骶部压疮，多处坏死组织，发热 38℃，呈现败血症。A. 全身多发感染，坏死性筋膜炎，发热，低蛋白血症，贫血；B. 多发皮肤缺损；C. 创口有蛆爬出；D. 背部触诊有浮游感，及时切开，流出大量脓液，细菌培养 MRSS；E. 连续清创，全身抗生素应用，全身包括创面用肥皂水清洗；F. 创面用食品保鲜膜覆盖，外敷尿不湿垫，静脉滴注抗生素；G. 每日 2 次，连续清创，去除坏死组织，加强营养，低蛋白血症改善；H.5 个月后创面基本愈合，创部用食品保鲜膜全部覆盖

　　特别提示：严重的多发性坏死性筋膜炎、压疮，合并贫血和低蛋白血症，全身治疗及营养管理非常重要。改善贫血及低蛋白血症，预防压疮慢性化。用气垫床和翻身床避免再压伤。创面反复清创，清创后用抗生素软膏外敷，全部创面用食品保鲜膜覆盖；脓液特别多的部位用尿不湿垫覆盖。

第二节　抗生素软膏的应用

　　含有抗生素的类固醇软膏具有抗菌和抗炎的双重作用，广泛应用于感染压疮和临界定植性压疮（critical colonization）。临界定植性压疮的特点是：①创面有过剩的炎性肉芽；②有较多的分泌物；③创面完全没有健康肉芽；④压疮边缘无上皮化倾向。

一、切开潜行

潜行内有坏死组织的压疮属于难治性压疮，治疗时通常切开潜行；有大量脓液渗出时，必须切开潜行（图 7-13）。

二、适应证

适用于净化潜行和感染创面，特别是创口小、渗出液中等量且有潜行压疮。临界定植性压疮也是适应证。脓液非常多、感染症状严重时，必须切开潜行。

三、填充过程

先用生理盐水洗净潜行，应用 10ml 的注射器吸入生理盐水，根据污染的程度每天清洗 3 ~ 4 次。其后，在注射器内加入 2 ~ 3g 抗生素软膏注入潜行内。创面用尿不湿垫覆盖。为了防止引流不畅，用食品保鲜膜剪成 10cm×3cm 的条填入创口内，食品保鲜膜容易插入，能够促进渗出液排出。纱布填入，但是由于纱布吸收渗出液，几乎没有引流作用。

四、临床意义

抗生素类固醇软膏是含有氯霉素、新霉素的类固醇软膏，不容易产生耐药性且可以用注射器注入潜行内。庆大霉素软膏容易产生耐药菌，药效减弱。

治疗临界定植性压疮有效，抗生素类固醇中药软膏疗效更持久。

五、针孔样压疮

使用抗生素类固醇软膏治疗针孔压疮和感染压疮的临床经验（图 7-14 ~ 图 7-21）。

清洗和清创难以估计潜行的压疮，对针孔样压疮应用抗生素类固醇软膏 1 ~ 2 周，渗出液减少，预后良好。

针孔样压疮应用超声来诊断潜行的范围。

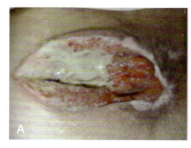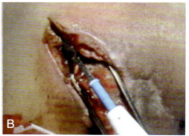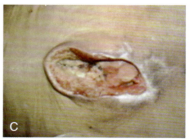

图 7-13   潜行切开法

A. 创口内有大量脓性分泌物，怀疑潜行内有感染灶存在 ; B. 用电刀切开 ; C. 切开潜行，清除坏死组织，感染被控制

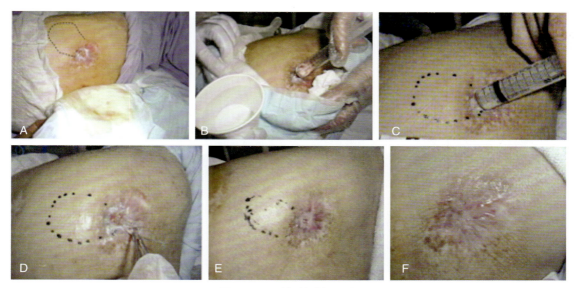

图 7-14　骶部针孔样压疮

女性，65 岁。精神分裂症，长期卧床。A. 有潜行的大转子部压疮，创口小，脓性分泌物多；B. 使用注射器，用生理盐水清洗潜行内；C. 清洗后，用注射器将抗生素软膏填充潜行内；D. 为了避免引流不畅，将食品保鲜膜剪成短条插入创口里（插入保鲜膜疗法），创面全部用尿不湿垫覆盖，每天换药 1 次；E. 抗生素软膏填充 3 周后，脓液基本消失；F. 1 个月后治愈

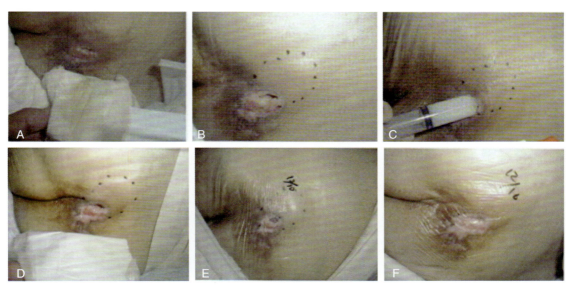

图 7-15　用保鲜膜治疗针孔压疮

女性，78 岁。失用综合征。A. 骶部压疮有脓性分泌物排出；B. 虚线示潜行范围；C. 生理盐水冲洗后，用抗生素软膏填充；D. 1 周后渗出液减少；E. 涂抹抗生素软膏，用食品保鲜膜覆盖；F. 2 周后基本治愈

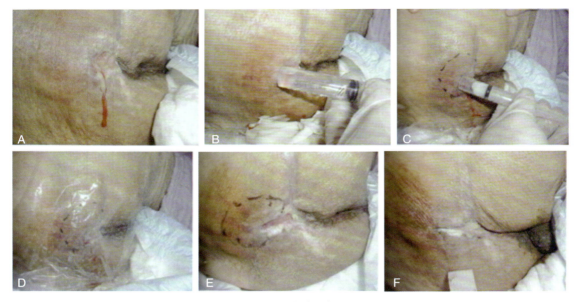

图 7-16 排脓的骶部压疮

男性，78 岁。脊髓损伤后长期卧床。A. 创口小，有脓液排出；B. 用生理盐水清洗；C. 用抗生素软膏填充；D. 创面全部用食品保鲜膜覆盖；E. 炎症消退，停用抗生素软膏；F. 继续用保鲜膜疗法，2 个月后治愈

特别提示：含类固醇的抗生素软膏治疗有小口的潜行性压疮有效。

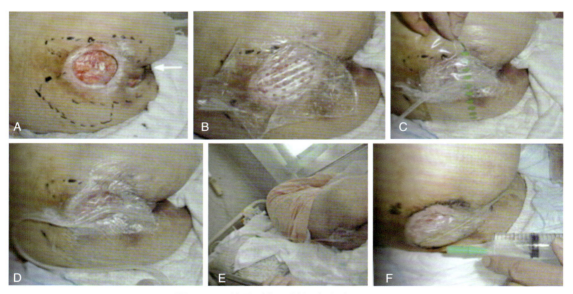

图 7-17 简易型负压封闭疗法（NPWT）

A. 骶部压疮，肛门附近有广泛潜行，用简易型 NPWT 治疗；B. 用带孔的食品保鲜膜（贴创面的保鲜膜打多个孔）覆盖创面；C. 在膜上放置有侧孔的洗净管；D. 用食品保鲜膜覆盖洗净管；E. 吸引管连接负压吸引器，压力为 100mmHg；F. 每日 1 次生理盐水管腔冲洗，食品保鲜膜如果没有剥离就不要揭开

特别提示：用双腔硅胶管，放置创面的部分剪侧孔，1 个孔持续滴注抗生素生理盐水，另 1 个孔持续抽出抗生素生理盐水，循环不断，护理更为方便。

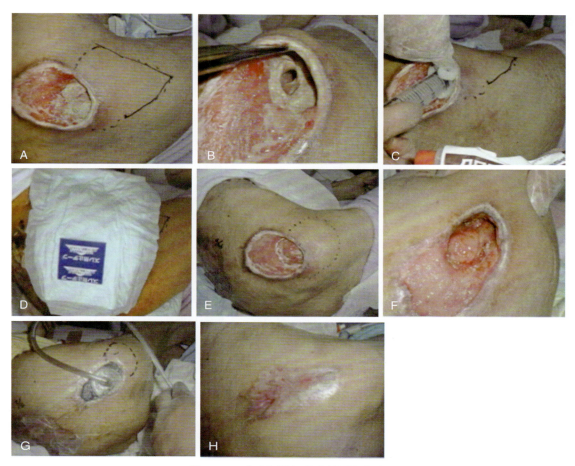

图 7-18　有广泛潜行的大转子部压疮

男性，82 岁。失用综合征。A．大转子部压疮，有广泛潜行（虚线所示）；B．创面有中等量脓液流出，是切开潜行的适应证；C．不切开潜行，用抗生素软膏填充；D．渗出液多时，用尿不湿垫覆盖；E．2 周后从潜行内流出的渗出液明显减少，停止用抗生素软膏；F．6 周后，每日 2 次对潜行清洗，创面变新鲜；G．开始 V.A.C 疗法；H．V.A.C 疗法 4 周后，创面缩小，继续保鲜膜疗法，3 个月后治愈

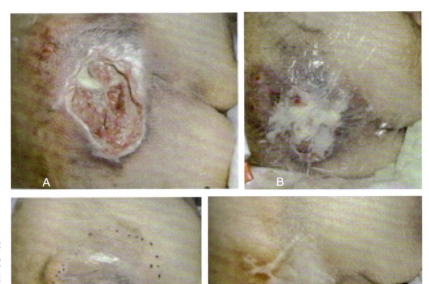

图 7-19　骶部压疮坏死组织残存

女性，76 岁。精神抑郁症，卧床不起。A．骶部压疮，白色坏死物残存，脓液排出；B．创口洗净后，涂抹抗生素软膏，用食品保鲜膜覆盖；C．3 周后，坏死组织基本清除，肉芽组织良好，停用软膏；D．V.A.C疗法 4 周后创面缩小，保鲜膜疗法 6 个月后治愈

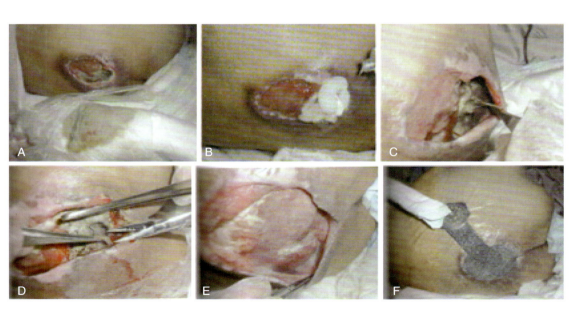

图 7-20　骶部压疮，潜行切开

女性，56 岁。老年痴呆症，失用综合征。A．骶部压疮，坏死组织多，脓液排出量非常多；B．清除坏死组织，抗生素软膏填充潜行和创面；C．1 个月后，潜行深部有感染坏死组织，难以清创；D．进一步清除坏死组织，在潜行内填充抗生素软膏，继续保鲜膜疗法；E．潜行切开 6 周后，连续清创，继续使用抗生素软膏 2 周；F．行 V.A.C疗法

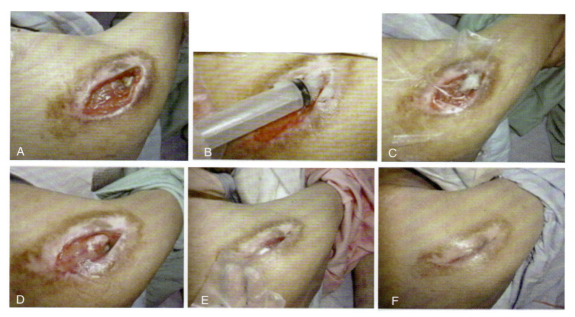

图 7-21　大转子部压疮，有坏死组织残存

女性，83 岁。老年痴呆，失用综合征。A. 大转子部压疮，残存坏死组织和脓液；B. 填充抗生素软膏；C. 食品保鲜膜覆盖；D. 1 周后脓液大量减少；E. 4 周后，停用抗生素软膏，继续进行保鲜膜疗法，创面缩小；F. 5 周后治愈

特别提示：感染的潜行，抗生素软膏填充非常有效。

第三节　临界定植性压疮

临界定植性压疮的定义，尽管没有明显的感染症候，但是有脓液排出，创面有过剩的肉芽，经过治疗没有进展的创面（延期愈合的创面），创面细菌附着在生物膜上，细菌利用生物膜使创面难以治愈。所谓没有治愈倾向的创面，是指尽管经过 2 周以上的治疗，创面仍没有进展。临界定植性压疮是这种创面的英语缩写，是指创面难以治愈的一种状态。

一、成因

自 2000 年至 2018 年，对创面不消毒而用保持创面湿润的湿润疗法逐渐得到广泛应用，水原章浩从 2002 年完全废除创面消毒，用自来水清洁创面，然后用创伤敷料使创面干净的疗法。通过这种疗法，所具有的组织修复能力完全发挥，与用消毒纱布覆盖相比，提前治愈、疼痛也减轻、住院时间缩短，对于创伤治愈有划时代的成果。

二、治疗

多种软膏或含银的敷料都有效果。水原章浩对临界定植性压疮使用抗生素类固醇软膏取得了优良成绩。氯霉素等抗生素对残存的细菌具有直接杀灭作用，类固醇具有抑制末梢血管收缩和成纤维细胞增殖的效果，控制炎症，消退过剩肉芽减少脓性渗出液。抗生素类固醇软膏的使用时间一般为 1 ～ 2 周，最长不超过 4 周，大多数病例在此期间能够得到显著改善。病例展示见图 7-22 ～ 图 7-28。

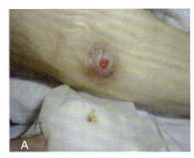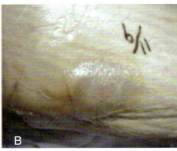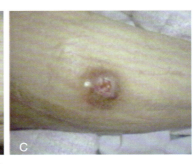

图 7-22　用胶体材料治疗的压疮

男性，60 岁。脑出血后遗症。A. 右膝关节外侧压疮，有过剩肉芽组织形成；B. 用抗生素软膏涂抹，用食品保鲜膜覆盖；C. 3d 后，过剩肉芽显著消退，创面缩小

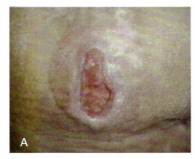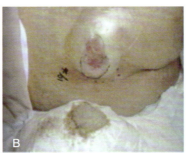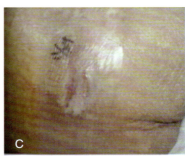

图 7-23　有过剩肉芽的骶部压疮

男性，85 岁。后纵韧带骨化症，下半身麻痹。A. 骶部压疮。保鲜膜疗法，肉眼未见感染，但肉芽过度生长，继续 2 周治疗，有延期愈合的倾向；B. 创面有脓液排出，判断为临界定植性压疮，用抗生素软膏；C. 脓液基本消失，过剩肉芽收缩，治疗 3 周后创面愈合继续

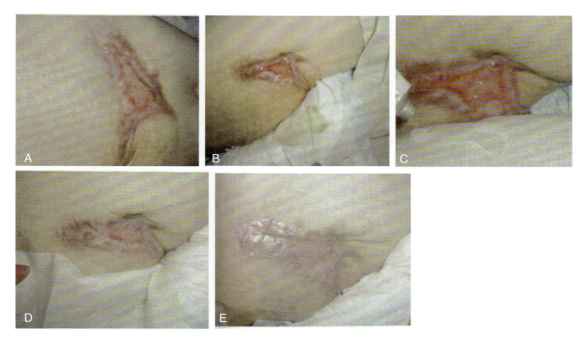

图 7-24 有白色腐肉的臀部压疮

女性，76 岁。肺炎引起全身恶化。A. 臀部压疮，创面没有感染症状，有白色纤维蛋白性腐肉附着；B. 2 周后渗出液为脓性，有延期治愈倾向，诊断为临界定植性压疮；C. 用抗生素软膏涂抹，用尿不湿垫覆盖；D. 6d 后，渗出液基本消失，创面明显缩小；E. 3 周后治愈

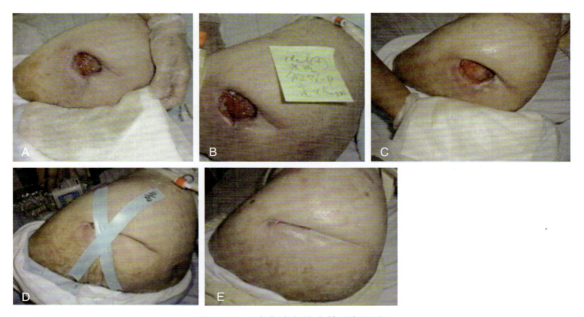

图 7-25 渗出液多的大转子部压疮

男性，44 岁。脊髓损伤后截瘫。A. 脓性渗出液多，肉芽过度生长，没有感染灶；B. 判断为临界定植性压疮，抗生素软膏填充创面，用尿不湿垫覆盖；C. 4d 后，渗出液明显减少；D. 应用抗生素软膏 2 周，用胶布拉合；E. 2 个月后治愈

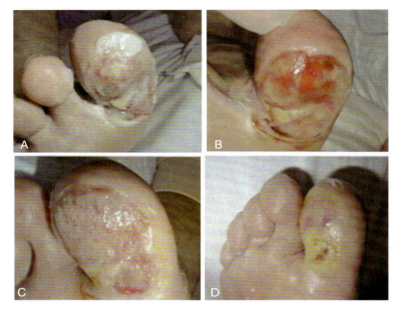

图 7-26 糖尿病足溃疡

女性，62 岁。因糖尿病引起足趾坏死，足部没有血液循环障碍。渗出液呈脓性，表现为过度肉芽生长，判断为临界定植性压疮。A. 用抗生素软膏外敷；B. 1d 后，表面过度生长的肉芽消失，创面清洁；C. 1 周后肉芽表面覆盖表皮，继续使用抗生素软膏；D. 创面干净，3 周后基本治愈

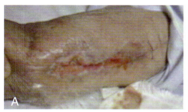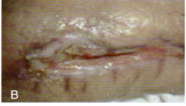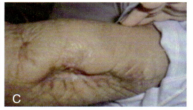

图 7-27 上肢术后创面有过剩肉芽生长

女性，67 岁。透析中。A. 上肢术后切口裂开，保鲜膜疗法，2 周后创面没有感染症状，但是有脓性分泌物，创口有延期愈合倾向；B. 涂抹抗生素软膏、覆盖食品保鲜膜 5d，渗出液明显减少，肉芽收缩，创面缩小；C. 2 周后治愈

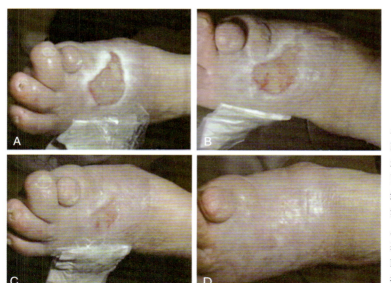

图 7-28 难治的糖尿病足

男性，67 岁。糖尿病足溃疡。A. 在家用自来水冲洗，保鲜膜疗法，经过 5 个月仍然没有治愈倾向；B. 创面有纤维蛋白块样的白色坏死组织，即为腐肉，有中等量脓性渗出液，开始使用抗生素软膏；C. 1 个月后创面明显缩小，腐肉和渗出液基本消失，继续使用抗生素软膏；D. 2 个月后，创面治愈，继续使用抗生素软膏

三、总结

感染压疮如果遗漏或没有正确治疗，就会引起败血症，威胁患者生命。

（一）治疗感染压疮的注意事项

1. 全身管理，纠正低蛋白血症及贫血。

2. 加强营养，如果经口进食不足，就要进行中心静脉营养。

3. 通过各种措施减轻压疮压迫。

（二）感染压疮时局部治疗注意事项

1. 控制感染，尽可能对感染创面进行清创，保持引流通畅。

2. 原则上切开潜行，清除潜行内炎性坏死组织。

3. 小口压疮，如果分泌物在中等量以下，也可不切开潜行，用注射器抽吸生理盐水每日冲洗，冲洗后用注射器将抗生素类固醇软膏填充入潜行。

4. 创面用碘软膏覆盖，但是碘软膏不利于上皮和成纤维细胞的生长，所以感染控制后，尽早停用碘软膏。碘纱布有强烈的抗感染性，但是会造成引流不畅。

5. 抗生素类固醇软膏有良好治疗作用，对一般的感染压疮、小口大潜行的压疮、过剩肉芽组织的感染压疮、烧伤和糖尿病足有效。

6. 对每个压疮创面都要认真观察有无红、肿、热、痛，有无坏死性筋膜炎。望诊、触诊、闻诊确定有无感染压疮及压疮内压疮。

7. V.A.C 疗法能使创面干净、能缩小，但要注意并发症。主要并发症为出血和疼痛。一定要在充分止血后进行。

8. 潜行切开要用电刀电凝。

9. 最好用生理盐水冲洗创面和潜行。

10. 全身应用抗生素的适应证是合并全身感染症状。单纯的局部感染压疮，全身应用抗生素，一般没有必要。

11. 传统的纱布敷料易使创面干燥，引流不畅。用食品保鲜膜，渗出液特别多时用尿不湿垫。

（王兴义　梁棹茹）

第 8 章

保鲜膜疗法

保鲜膜疗法是指使用食品保鲜膜或多孔聚乙烯塑料等材料，而非医用创伤敷料治疗创口和压疮的方法。保鲜膜疗法是由日本首创，1996 年在日本应用于临床。2010 年日本压疮学会正式认可了保鲜膜疗法可作为压疮治疗的方法之一。研究显示湿润疗法与干性疗法相比，治愈率有所提高，费用明显减少。美国食品药品监督管理局（Food and Drug Administration，FDA）也在 2000 年确定保鲜膜疗法为伤口处理的标准方法。

北京昌平圣济骨伤医院于 2011 年引入保鲜膜疗法。

第一节 概 念

保鲜膜疗法也叫开放性湿润疗法，本质是维持创伤的湿润，是根据湿润疗法的原理来进行治疗，对体液免疫和细胞免疫都有促进作用，能够趋化白细胞，诱导局部巨噬细胞，增强其吞噬功能和水解活性，刺激其产生细胞因子和炎性介质，从而增强机体的抗感染能力，促进伤口愈合，最大限度发挥身体自愈力的一种治疗方法。

保鲜膜疗法的优点是创伤能够快速治愈、减轻患部的疼痛、减轻患者的经济负担。

适应证：Ⅰ～Ⅳ期压疮的非手术治疗。

禁忌证：①有深度创伤，动物咬伤；②神经或肌腱有损伤的切割伤；③有坏死组织，感染的炎症期创伤；④糖尿病等易感染的创伤；⑤外周动脉疾病（PAD）；⑥原因不明的伤口等。

保鲜膜疗法要妥善实施，首先必须理解"湿润疗法 3 原则"，即不消毒，清水冲洗，维持适宜的湿润状态。

不消毒：指即使创伤周围发红、感染流出脓液也不能消毒。因为消毒液能够在皮肤表面达到一定程度的灭菌效果，但是创伤周围发红、皮下组织发生炎性反应时，使用消毒液并不会达到预期的效果。有脓液渗出时涂抹消毒液，脓液可造成消毒液的有机物失活、被稀释，达不到灭菌的浓度。低浓度的消毒液对人体细胞有害，不仅损害对细菌起防御作用的白细胞和巨噬细胞，也会损害促进皮肤组织再生的成纤维细胞和上皮细胞，引起感染，延期愈合。为了防止感染恶化，不仅要去除细菌，还要清除坏死组织，防止细菌繁殖。因此，对于感染创伤的处理最重要的是，每天进行多次冲洗，清除坏死组织。

　　清水冲洗：是使用大量清水（生理盐水或无菌净化水均可）反复冲洗伤口。除去坏死组织等异物。可以预防感染扩大。

　　维持适宜的湿润状态：指使用某种敷料覆盖伤口，保持伤口处湿润。伤口的渗出液中包含多种促使创伤愈合的细胞因子，而且湿润状态利于坏死组织和纤维蛋白的溶解，可以防止细菌入侵，降低创伤的感染率。使用纱布之类的敷料反而会促使创伤干燥，延迟治愈。细胞培养试验中，细胞可以在放有湿润琼脂的培养皿中繁殖，但是培养皿变干后细胞不繁殖并且凋亡。创伤是因成纤维细胞或上皮细胞的增生而治愈。因此，为了促使成纤维细胞或上皮细胞的增生，维持湿润状态非常重要。

　　保鲜膜疗法是在使用各种医疗用创伤敷料的同时，建议可选用食品保鲜膜或带孔塑料袋等非医疗用材料。

第二节　实践方法

一、准备物品

（一）一般物品

　　食品保鲜膜（选用主要成分是聚偏二氯乙烯成分的保鲜膜）、多孔塑料袋、纸尿裤、生理用品、一次性纸杯、洗净瓶、未灭菌纱布等（图 8-1）。

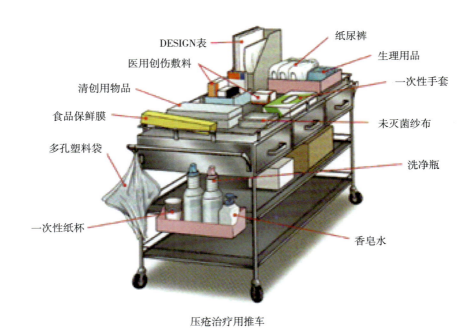

压疮治疗用推车

图 8-1　压疮治疗一般物品

（引自水原章浩 . 2011. 褥瘡のラップ療法 . 東京：医学書院）

（二）医疗敷料

医用透明薄膜、凝胶敷料、非固定性吸水敷料、藻酸钠敷料等。

（三）外用药

凡士林、类固醇软膏、含抗生素的类固醇软膏、去腐生肌粉剂（笔者所在医院自制）、抗真菌软膏、曲弗明喷剂等。

（四）其他用品

清除坏死组织用的手术剪、手术镊、牙刷、口腔护理用海绵棒等。

二、实施流程

（一）冲洗

用生理盐水冲洗创伤及周围皮肤；有感染和坏死组织时用弱酸性香皂水对周围皮肤进行冲洗，最后用清水洗净潜行。肉芽组织的创面禁止使用香皂水，轻轻冲洗肉芽组织即可。最后用未灭菌的纱布擦拭创伤周围皮肤。

（二）覆盖敷料

选取大于创伤面积的食品保鲜膜或薄膜，直接覆盖在创伤处。渗出液多时选用多孔塑料袋或薄膜。创伤有疼痛时，为了减轻疼痛可将凡士林涂抹于保鲜膜或薄膜上再覆盖创口。

（三）固定

骶骨部，坐骨部可以贴上食品保鲜膜或薄膜后直接穿上内裤或纸尿裤。其他部位可用医用胶带固定。

保鲜膜疗法的基本治疗措施是每天更换内裤或纸尿裤时更换敷料。因非医用敷料的成本低，可以频繁更换敷料。食品保鲜膜或带孔塑料袋透明度好，每天更换时，可以确认创伤的变化，如有感染征兆时可迅速采取对应措施。

保鲜膜疗法的实施是根据压疮的部位、深度、感染的状态、渗出液的量或性状等综合判断。渗出液参照 DESIGN-R 表，根据渗出液的量和性质选择敷料。患者的病情评估与敷料的选择见图 8-2，图 8-3。

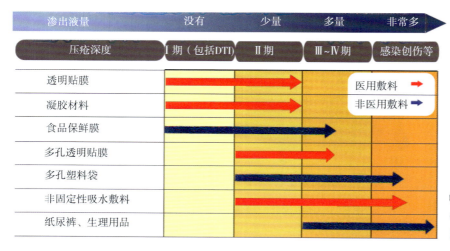

图 8-2　敷料的选择
（水原章浩．2011．褥瘡のラップ療法．東京：医学書院）

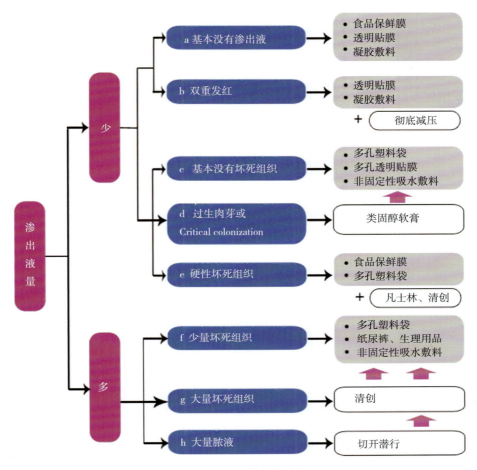

图 8-3　使用敷料的流程

（水原章浩 . 2011. 褥瘡のラップ療法 . 東京：医学書院）

第三节　基本治疗

一、透明薄膜

透明薄膜因没有吸水性，用于基本没有渗出液的轻度压疮。压疮治愈后仍可贴敷透明薄膜进行防护（图 8-4）。

适应：①深度，Ⅰ～Ⅱ期；②渗出液，基本没有；③坏死组织，没有。

二、凝胶敷料

深度Ⅱ期以下且有少量渗出液的压疮，可以选用凝胶敷料。因凝胶敷料是半透明材质，可以直接观察创口情况，不用频繁更换敷料，减轻经济负担（图 8-5，图 8-6）。

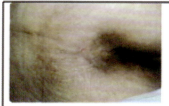

骶骨部Ⅰ期压疮，
虚线处是贴敷的透明贴膜

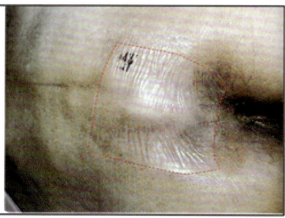

**图 8-4　骶骨部
Ⅰ期压疮**
虚线处是贴敷的透
明贴膜

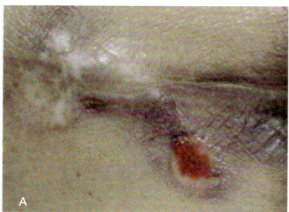

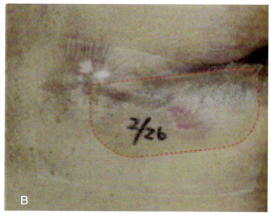

图 8-5　有少量渗出液的骶骨部Ⅱ期压疮
A. 为了防止汗液或排泄物等降低凝胶敷料的黏性，第二层敷料使用透明薄膜敷料；B. 红色虚线是贴敷的凝胶敷料

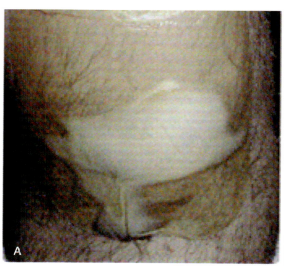

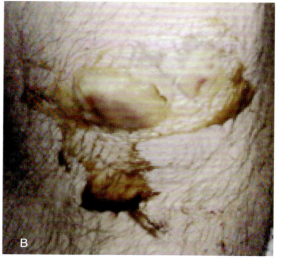

图 8-6　凝胶敷料更换的指征
A. 所见发白，发胀，渗出液有漏出时更换敷料；B. 见凝胶敷料揭下

适应：①深度，Ⅰ~Ⅱ期；②渗出液，没有或少量；③坏死组织，没有。

三、多孔透明薄膜

透明薄膜因没有吸水性，不能直接用于有渗出液的压疮。可以用 18 号注射针扎多个小孔后覆盖有渗出液的压疮，以引流渗出液（图 8-7）。

适应：①深度，Ⅱ~Ⅲ期；②渗出液，少量；③坏死组织，没有。

四、食品保鲜膜

食品保鲜膜因没有通气性，渗出液过多时会发生过湿润状态，引起皮肤浸润，故食品保鲜膜适合渗出液少的创伤。食品保鲜膜覆盖创面不需要胶带固定，同时可以消除衣物与创面之间的摩擦力和剪力，起到预防压疮的作用（图 8-8）。

适应：①深度，Ⅰ~Ⅲ期；②渗出液，没有或少量；③坏死组织，没有。

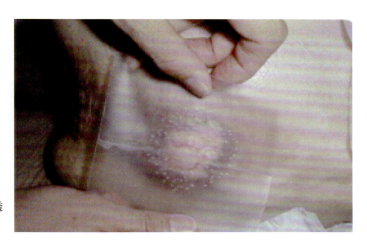

图 8-7　有少量渗出液的Ⅱ期压疮
敷料上用 18G 注射针扎小孔自制的多孔透明薄膜

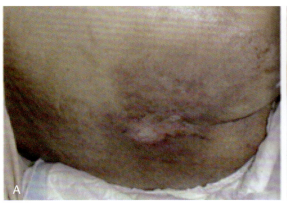
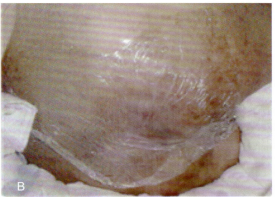

图 8-8　骶骨部Ⅲ期压疮有极少量渗出液和坏死组织
用大于创面的食品保鲜膜贴敷后，不使用胶布固定，直接用纸尿裤覆盖（A、B）

五、直接使用纸尿裤或生理用品

有大量渗出液时可直接使用纸尿裤、生理用品或纸尿垫覆盖创伤（图 8-9）。

适应：①深度，Ⅲ期至感染创伤；②渗出液，多量至大量；③坏死组织多。

六、非固定性吸水敷料

与纸尿裤或生理用品相比吸水性好，可用于渗出液多的创伤（图 8-10）。

适应：①深度，Ⅱ期至感染创伤；②渗出液，多量至大量；③坏死组织多。

七、藻酸钠敷料

（一）止血

当敷料覆盖创伤时，藻酸钠与渗出液发生反应，释放出钙离子，有较强的止血效果，可用于易出血压疮。

（二）吸水

藻酸钠有较强的吸水性，可用于有极大量渗出液的压疮。足跟部因角质层较厚，易发生浸润，适宜使用藻酸钠敷料覆盖（图 8-11）。

适应：①深度，Ⅲ期至感染创伤；②渗出液，多量至大量；③坏死组织多。

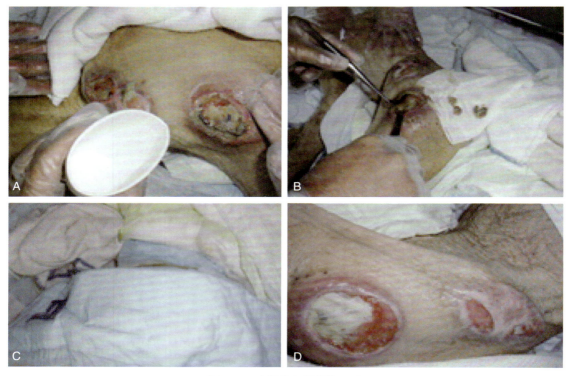

图 8-9　大粗隆部的Ⅲ期压疮

根据创伤治疗 3 原则，创伤不能消毒，使用生理盐水彻底冲洗。每天更换敷料时对坏死组织清创。清创后直接使用纸尿裤覆盖创伤。1 周左右时间，除去大部分坏死组织，渗出液量减少（A～D）

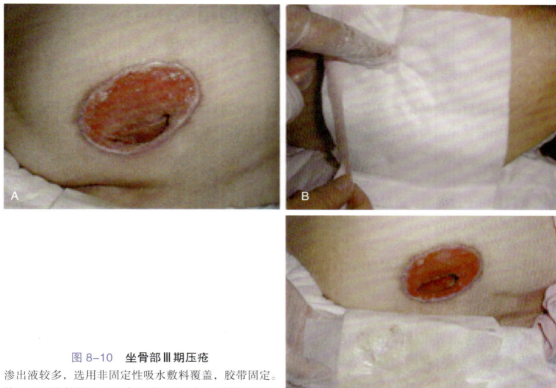

图 8-10　坐骨部Ⅲ期压疮

渗出液较多，选用非固定性吸水敷料覆盖，胶带固定。第二天更换敷料时可见渗出液吸收良好且维持适宜的湿度

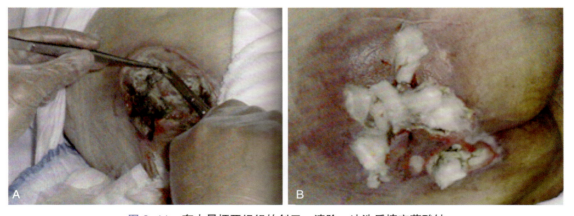

图 8-11　有大量坏死组织的创口，清除、冲洗后填充藻酸钠

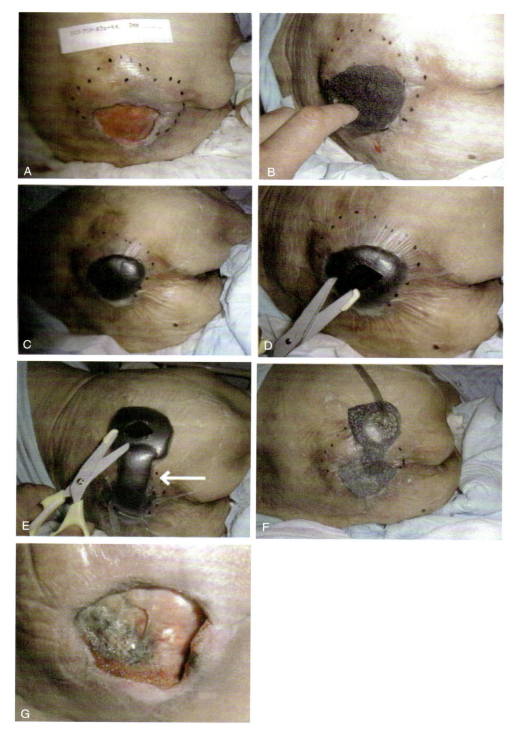

图 9-5　NPWT 治疗骶部压疮

男性，78 岁，老年痴呆，长期卧床。A. 有潜行的骶骨部压疮；B. 聚氨酯泡沫填充一部分潜行及创面；C. 覆盖医用透明薄膜；D. 剪一个直径 1cm 的小孔；E. 聚氨酯海绵桥接，用医用薄膜覆盖；F. 安装触控板吸盘及引流管；G.1周后，肉芽被挫灭，终止 NPWT 治疗，这是负压过大导致

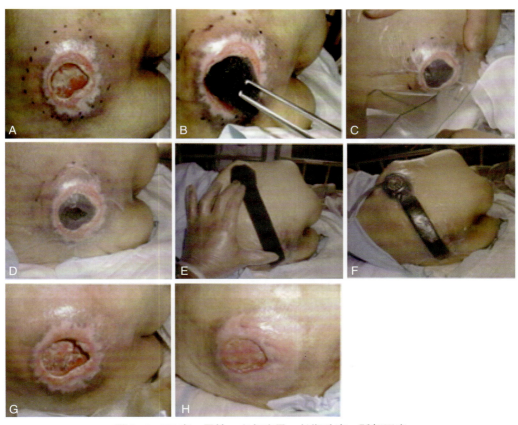

图 9-6　78 岁，男性，老年痴呆，长期卧床，骶部压疮

A. 有潜行的骶部压疮，为缩小潜行，进行 NPWT；B. 潜行内安放聚氨酯海绵；C. 创面周围清洁后贴上医用透明薄膜；
D. 中间剪直径 1cm 小孔；E. 用聚氨酯海绵制作桥接器；F. 吸引压力为 100mmHg；G.1 周后肉芽挫灭，减低压力
为 50mmHg；H.NPWT 结束 2 周后，肉芽增生良好

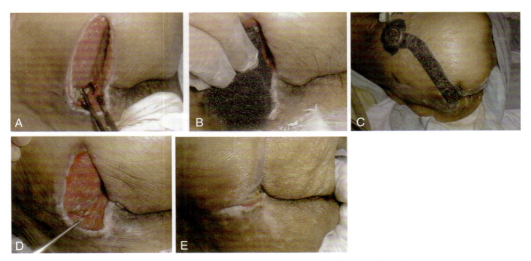

图 9-7　男性，70 岁，脊髓损伤，卧床不起，骶部压疮

A. 骶部有深潜行，Ⅲ期压疮，为缩小潜行行 NPWT 治疗；B. 潜行内填充聚氨酯海绵；C. 桥接法，安装触控板吸盘，
压力为 50mmHg；D.2 周后，肉芽新鲜，良好，潜行也缩小；E.NPWT 治疗 4 周，继续用保鲜膜疗法，4 个月后治愈

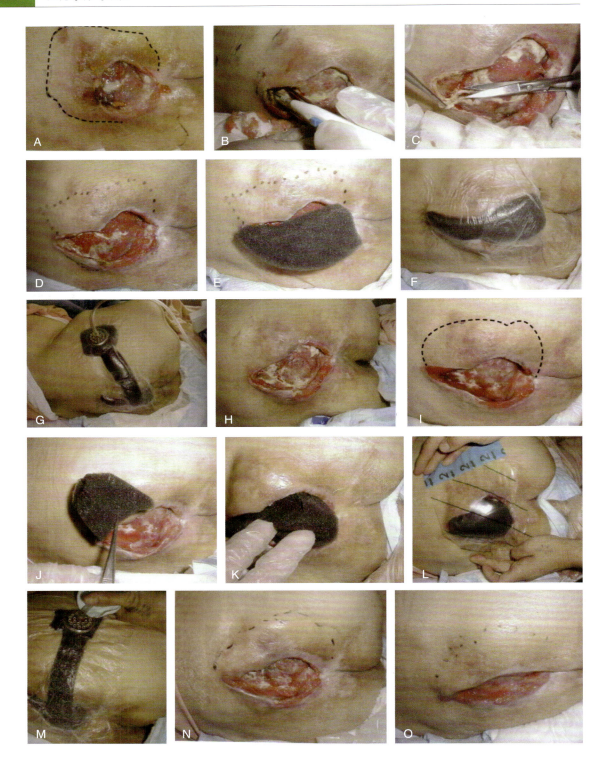

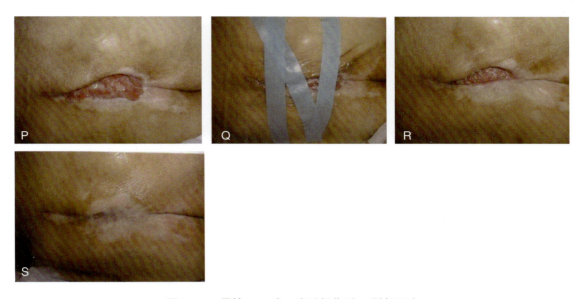

图 9-11　男性，60 岁，脊髓损伤后，骶部压疮

A. 创面大且有广泛潜行；B. 潜行头侧有大量坏死组织，电刀切开；C. 反复清创，坏死组织基本除去；D.2 周后坏死组织基本除去；E. 开始 NPWT，潜行内填充聚氨酯海绵；F. 创面覆盖医用透明薄膜；G. 桥接法安装触控板，负压为 50mmHg；H.3 周后，肉芽良好，创面有真菌感染；I. 用抗湿疹软膏，1 周后湿疹改善；J. 再次开始 NPWT 治疗；K. 潜行内填充聚氨酯海绵；L. 创面覆盖医用透明薄膜；M. 桥接法，负压为 50mmHg，间歇吸引；N.2 个月后，创面缩小；O.3 个月后，创面继续缩小；P.4 个月后，创面继续缩小；Q. 胶带牵拉对合创面；R.6 个月后，创面缩小；S.1 年后，完全治愈

五、注意事项

1. 最常见的问题是漏气。安装前将臀沟用凝胶敷料贴覆，与肛门隔开。肛门周围皮肤用清洁剂洗净，术后如发现漏气，用可黏性敷料再次加强覆盖。

2. 臀部、阴部、骶部不易安装触控板吸盘，可用桥接法远离病灶。

3. 为避免吸引管压迫，可以生理纸巾将管包绕，从远处引出。

4. 注意避免生活翻身时将聚氨酯海绵撕脱。

5. 注意聚氨酯海绵残存在创内，尤其是深部病灶及潜行内，每次更换聚氨酯海绵时，应该和安装前的形态对比。必要时去手术室用刮匙清扫，确保没有残留。

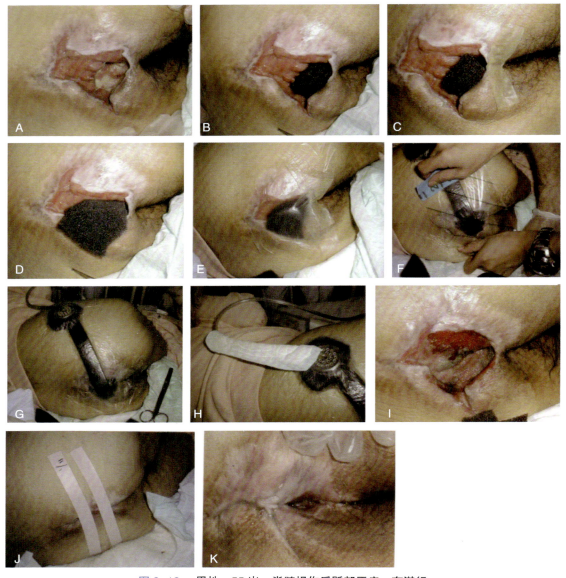

图 9-12　男性，55 岁，脊髓损伤后骶部压疮，有潜行

A. 有潜行的骶部压疮，开始 NPWT 治疗；B. 潜行腔填充聚氨酯海绵；C. 为防止漏气，臀裂用凝胶敷料覆盖；D. 在创面上填上大的聚氨酯海绵；E. 用医用透明薄膜覆盖创面；F. 桥接法；G. 安装 NPWT，吸引压力为 50mmHg；H. 吸引管用生理纸巾包裹；I.1 个月后创面缩小；J. 用胶带牵拉闭合创口；K.6 个月后创口几乎完全闭合，出院

第三节　NPWT 的护理

一、NPWT 的护理

NPWT 治疗压疮时护理非常重要，为了减轻患者负担，安装 NPWT 前医疗护理团队必须认真准备。

1.NPWT 安装中护士的作用，安装前必须按照 DESIGN-R 观察创面及潜行大小、有无坏死组织等充分的评估。

2.选择有创面和潜行相一致的聚氨酯海绵，和医师一起安装。

3.充分考虑术后护理和换尿布的方便，决定触控板吸盘和吸引管的位置。

4.吸引管和触控板吸盘会刺激压迫皮肤，要用生理纸巾包绕吸引管。

二、NPWT 的治疗

1.注意定位调控和压力，必须彻底去除治疗部位的压力。

2.注意是否有疼痛。

3.注意漏气，如果发现漏气，应和医师共同处理。方法是用大的可粘性敷料加压包扎。

三、NPWT 的更换

1.密切观察引流瓶内液体量和色泽。

2.镇痛：为了避免疼痛，应缓慢、细心地揭掉聚氨酯海绵；也可用微温的生理盐水一边湿敷一边揭掉海绵。

3.与初次安装相同，要注意创面大小、潜行深度、有无坏死组织、有无肉芽挫灭现象。肉芽长入聚氨酯海绵内会引起出血和疼痛。

4.注意伤口内是否遗留聚氨酯海绵（图 9-13）。

5.密切观察有无低营养状态、低蛋白血症、贫血等并纠正。

四、沟通

及时向患者及其家属介绍压疮的现状，治疗的过程与患者及其家属沟通，以便理解和配合。

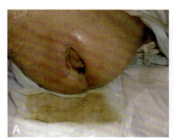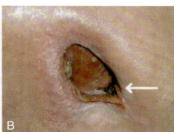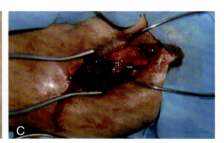

图 9-13 聚氨酯海绵残留在创口内（箭头所示）

A.NPWT 治疗中，大量黑色渗出液流出；B.更换聚氨酯海绵时，可见潜行内露出黑色异物块；C.肱骨骨髓炎长期瘘孔不愈合，手术时可见创部深处有大量黑色海绵块残留

（王兴义　王公奇　苏桂有）

第 10 章

持续洗净疗法治疗压疮

脊髓损伤患者，治疗压疮是康复的重要内容。从压疮部丧失大量的血浆蛋白，压疮的扩大还会引起全身状态恶化，其中坐骨部压疮是脊髓损伤后严重的并发症之一。受伤后早期的骶尾部压疮由于手术方式及术后治疗的改善，其治愈率能够达到 90% 以上。

坐骨部压疮的特点：①容易发生滑液囊炎，形成大的囊腔，囊腔是细菌感染的温床；②压疮部位邻近肛门容易污染；③日常生活依靠轮椅，坐骨部成为负重部，经常压迫容易发生压疮；④容易形成压疮内压疮；⑤容易形成各种分支；⑥年轻患者生存时间长，长期压疮有癌变可能；⑦坐骨部压疮术后复发率为 7% ～ 49%。

由于坐骨部压疮的特点，坐骨部压疮即使进行成形手术，也常常复发。坐骨部压疮如仅进行单纯的滑液囊摘除术，残存的无效腔内血肿聚集，成为细菌感染的温床，常出现压疮复发。

1972 年以来，笔者对化脓性骨髓炎、关节炎、病灶刮除后，残腔内放置持续洗净管，术后进行 3 ～ 6 周的持续洗净，取得非常好的疗效。对骨髓炎的持续洗净疗法，在病灶清除后，将病灶的无效腔感染物质和坏死组织排出体外，对局部进行抗生素治疗，骨髓炎能够迅速地治愈。至今为止笔者所在医院已经治疗了 5000 例骨关节感染症，与传统疗法相比，治愈率高、复发率低，可以与各种重建手术合并应用。

本章介绍对脊髓损伤后坐骨部压疮、滑液囊摘除后，在残腔内放置持续洗净管，一期缝合创口，术后进行持续洗净 3 ～ 6 周，取得良好效果。

第一节　手术方法和程序

Carrel（1915）在感染病灶部持续滴入含敏感抗生素的生理盐水，Dakin 对病灶进行持续洗净，创面迅速愈合。Smith-Petersen（1945）应用玻璃管和 vitallium 留置在髓腔内，应用青霉素持续洗净治疗骨髓炎。其后，Mitra（1956）、Goldman（1960）、McElvenny（1961）将洗净管留置在骨髓腔内，对骨髓炎进行持续洗净。以上是持续洗净的基础。1972 年，日本川嶌眞人研制了双向防阻塞持续洗净装置，解决了持续洗净中漏水和堵管的问题，成为骨关节感染症的持续洗净疗法，具有划时代意义。这种疗法在日本 90% 的大学病院得到应用，并且作为日本大学骨科教程进行普及和教学。1972 年，这种疗法传入我国，应用于压疮的治疗。

一、适应证

1. 坐骨部Ⅳ期压疮。
2. 坐骨部压疮清创后缝合困难时，可进行局部皮瓣转移及持续洗净。
3. 其他部位口小腔大的压疮。

二、禁忌证

持续洗净疗法的禁忌证为压疮癌变。

三、术前准备

1. 纠正贫血及低蛋白血症。
2. 术后要持续洗净，需要俯卧位或侧卧位（术前要进行训练）。不能俯卧位或侧卧位的患者需暂停手术。
3. 局部准备：肛门与压疮很近，容易污染，术前最好提前 2 ~ 3 周对压疮周围进行清洁、洗净。用生理盐水加抗生素在潜行内进行冲洗，每日 1 次。
4. 从创面取脓液进行细菌培养。
5. 持续排脓 5 年以上的坐骨部压疮或症状、局部表现有癌变可能，切取组织送病理排除癌变。
6. 通过 X 线、CT、MRI 检查确认坐骨部骨与软组织的改变，为制订手术方式做准备。
7. 通过瘘管造影、血管钳探查及 B 超检查，确定滑液囊及潜行的深浅和方向。
8. 高度怀疑癌变时，要拍 X 线胸片及 PET-CT 检查排除有无远处转移。
9. 常规尿检查，确定有无泌尿系感染和肾功能障碍。
10. 因为脊髓损伤者常常合并尿潴留，所以术前要进行 B 超检查，了解膀胱、输尿管、肾盂是否积尿，对于严重积尿的患者，要进行永久性膀胱造瘘。
11. 手术较复杂时，备血 400 ~ 800ml。

四、手术方法

1. 消毒后从压疮瘘孔高压注入亚甲蓝。
2. 按照囊壁的方向，切开皮肤、皮下及筋膜，切口要足够大，以能够显示全部潜行和囊壁为原则。
3. 注意腔内壁不规则，常常有肉柱形成，可见滑液囊内有分支及压疮内压疮。
4. 用电刀切除囊壁，最好整块切除，对分支和压疮内压疮也要彻底切除。

5. 坐骨的处理：MRI 显示坐骨有弥漫性炎症，但是很少有游离死骨，如果发现游离死骨，应该摘除。没有游离死骨时，仅切除覆在坐骨上的滑液囊。滑液囊切除后，坐骨面渗血，不必钻孔和开窗。过多切除坐骨会引起尿道内压上升，形成难以治疗的尿道瘘孔，而且对术后坐姿保持平衡不利。

6. 持续洗净管的放置和引出：病灶清除彻底完全止血后，用 2 根持续洗净管放在腔内，引流管在距切口 5cm 的正常皮肤固定。

7. 创口缝合：创缘直接用粗丝线一层缝合，使皮肤和皮下组织严密对合，缝合紧张时，可行旋转皮瓣一期缝合。有学者主张用钢丝或尼龙丝缝合创口。

8. 引流和吸引问题：一般情况用重力引流及持续洗净即可，但是残腔过大，通过负压吸引能够缩小残腔，促进愈合。吸引的压力不应过大，以 50mmHg 的压力为宜。

9. 特别大的滑液囊切口缝合后，远离切口部放置持续洗净管持续洗净。

10. 为防止肛门污染，切口用医用自粘敷料（百利）覆盖，也可用其他贴膜，如输液贴膜、食品保鲜膜覆盖。

11. 对合并的病灶及分支同时处理，彻底清除病灶、认真止血。

五、术后治疗

1. 要密切注意出血，特别是止血不彻底时，如果出血量大就要输血。

2. 洗净方法和洗净液，对病灶局部持续性洗净。川嶋认为术后当日的洗净液为 5000～6000ml，术后 1d 为 5000ml，术后 2d 为 4000ml，术后 3d 及以后为 3000ml。笔者术后当日不洗净，关闭进水管，出水管作为引流管，观察出血量，这样是为了减少术后出血。术后 2d 开放进水管及出水管，每日洗净 3000ml。每 500ml 加入敏感抗生素 1g。

3. 当排除的洗净液非常浑浊并有大量坏死物时，为了预防洗净管栓塞，可在每 500ml 洗净液中加入尿激酶 1200U，对预防脓栓堵塞洗净管有利。

4. 术后静脉补液及抗生素，预防菌血症。

5. 术后 1 周连续每日检查血常规，观察有无贫血。每周测定 2 次红细胞沉降率。

6. 洗净液细菌培养，排出液的培养从术后 3d 开始，仅仅用生理盐水 500ml，点滴洗净后停留 5min，搜集排出的洗净液进行细菌培养，其细菌检出率比较高。

7. 拔管的指征和方法：持续洗净 3～4 周后准备拔管，拔管前进行排出液细菌培养，连续 3 次细菌培养阴性。洗净液不能进入病灶腔内，有时旋转洗净管时有新鲜出血。拔管前用碘剂造影，没有残腔时再拔管。拔管前用大量生理盐水快速洗净残腔，最后的 250ml 生理盐水中加入敏感抗生素 1g，滴入残腔后，拔除洗净管的进管和出管。

8. 持续洗净管去除后允许仰卧位，术后 3 周拆线。拔除洗净管后继续仰卧位 1～2 周，之后允许坐位。洗净管去除 1～2 个月后，允许坐轮椅。

9. 术后注意补充营养，不能经口进食的患者，要进行中心静脉营养或者经管营养。

第二节　病例分析

一、病例展示

病例 1　男性，42 岁。10 年前胸腰段脊髓损伤，全瘫。5 年前左坐骨部压疮骨髓炎在我院治愈。1 年前因右坐骨部压疮再次来院治疗。

检查：右坐骨部瘘孔 2cm×2cm，瘘孔周围有 10cm×10cm 的瘢痕（图 10-1 红箭示）；用镊子或止血钳探测及 MRI 检查，有 20cm×15cm 的囊腔及潜行；坐骨有广泛的炎症浸润，呈异常信号。

细菌培养：大肠埃希菌。

治疗经过如图 10-1 ～图 10-5。

左侧坐骨部压疮手术后 15 年没有复发，右侧坐骨部压疮手术后 6 年没有复发。

病例 2　女性，46 岁。胸腰部脊髓空洞症，痉挛性瘫痪，右坐骨部压疮，阴唇部压疮，囊深 20cm。于 2011 年 6 月入院。

治疗经过如图 10-6 ～图 10-14。

病例 3　男性，42 岁。胸腰部脊髓损伤，截瘫 10 年。右坐骨部压疮，长期流脓 4 年。左坐骨肛门窝脓肿，骶部压疮，外院术后依然有脓液流出。高热（体温 38 ～ 40℃），贫血（Hb:6.0），低蛋白血症，球白倒置，大肠埃希菌和 MRSA 混合感染。

治疗经过如图 10-15 ～图 10-26。

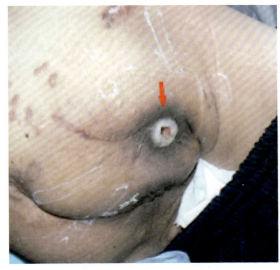

图 10-1　右坐骨部压疮
入院时右坐骨部压疮，创口瘢痕化，有白色浸润

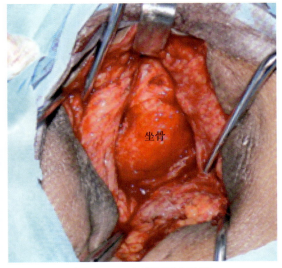

图 10-2　瘘孔亚甲蓝造影
按照染色范围，切除坐骨压疮滑液囊，坐骨结节部血供好；切除坐骨滑液囊壁，可见切面有渗血为止；潜行 2 点到 5 点位置，面积 20cm×15cm

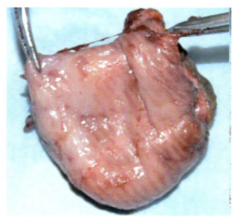

图 10-3　切除的坐骨部压疮滑液囊

即囊壁；左侧为滑液囊的囊面；右侧为滑液囊的深层面，好像一个袋子

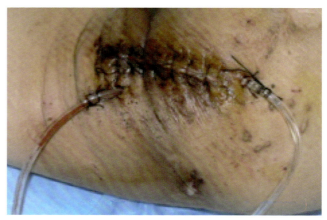

图 10-4　病灶腔内留置持续洗净管

洗净管从健康皮肤引出，一期一层关闭切口，术后持续洗净 4 周

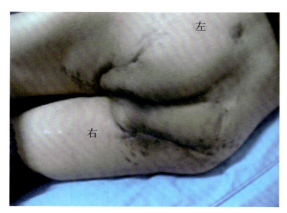

图 10-5　术后 2 周切口愈合，拆线

术后 4 周，拔除洗净管。切口一期闭合；切口瘢痕为既往坐骨手术遗留

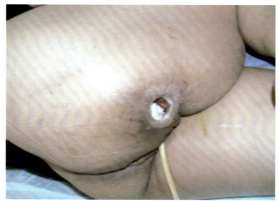

图 10-6　坐骨部压疮合并大瘘孔

每日流出大量恶臭脓液，MRSA

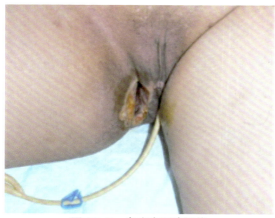

图 10-7　炎症穿透腹股沟

炎症穿透腹股沟，经阴唇外侧破裂，形成巨大瘘孔，窦道内侧壁为阴道壁

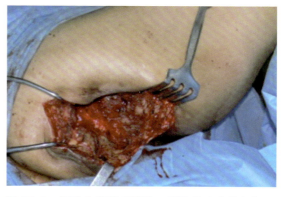

图 10-8　切除全部压疮囊壁，刮除炎症肉芽组织

炎症波及坐骨肛门窝及阴唇外侧，术中证实坐骨部瘘孔与腹股沟瘘孔相通。彻底刮除腹股沟瘘孔内的炎症肉芽组织。坐骨血供良好，没有开窗和钻孔

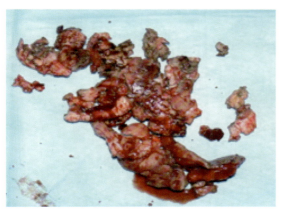

图 10-9　切除的坏死组织

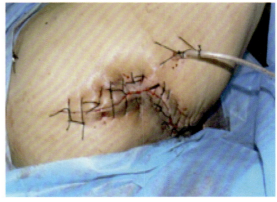

图 10-10　创面彻底洗净后残腔内放置持续洗净管

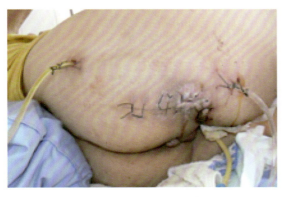

图 10-11　**术后局部大体照**

术后 3 周，切口及瘘孔一期愈合，一部分拆线，准备拔除洗净管

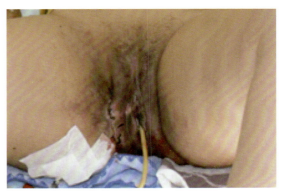

图 10-12　阴唇部瘘孔病灶清除后一期缝合

术后 3 周瘘孔愈合

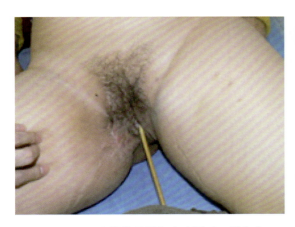

图 10-13　腹股沟阴唇部瘘孔同时一期愈合

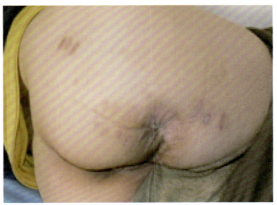

图 10-14　**术后 6 周**

出院时坐骨部切口，一期愈合，随访 5 年没有复发

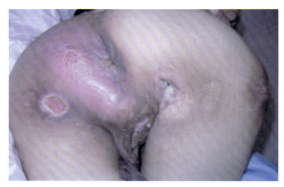

图 10-15   **术前局部**
右坐骨部压疮瘘孔，左坐骨部压疮皮肤破损，左坐骨肛
门窝巨大脓肿

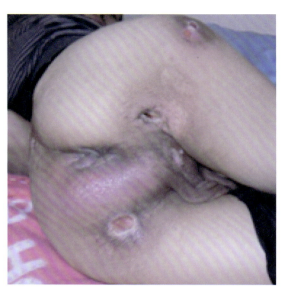

图 10-16   侧卧位

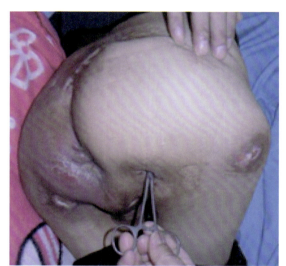

图 10-17   右侧压疮潜行深 14cm

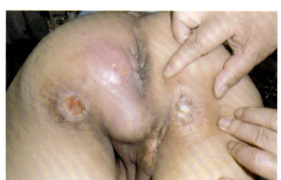

图 10-18   右坐骨部压疮，窦道口直径 2cm

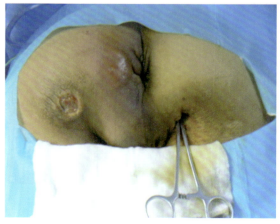

图 10-19   用止血钳探查压疮潜行深度

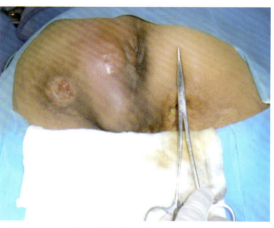

图 10-20   右坐骨部压疮潜行 14cm（第一区）

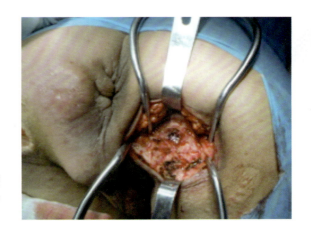

图 10-21　右坐骨部压疮术中

甲亚蓝染色后，切除全部潜行囊壁，术中见囊内有 3
处分支，彻底刮除分支的假性滑膜，右坐骨结节囊壁
切除，坐骨出血良好，没有行病灶清除，也没有切除
坐骨结节

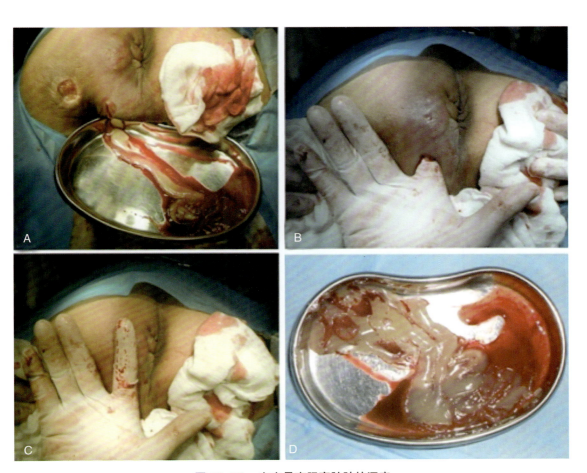

图 10-22　左坐骨直肠窝脓肿的深度

A. 切开左侧坐骨肛门窝脓肿，流出恶臭、灰白、黏稠脓液；B. 用手指探查脓肿的四壁和深度，并清除脓肿间隔；
C. 脓肿最深 8cm；D. 排出脓液约 250ml

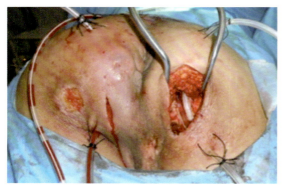

图 10-23 左坐骨肛门窝残腔内及右坐骨压疮残腔内各放置 2 根川嶋式持续洗净管

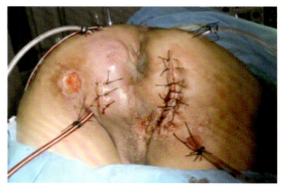

图 10-24 一期一层闭合切口
术后持续洗净，每日生理盐水 3000ml+ 敏感抗生素 1.5g

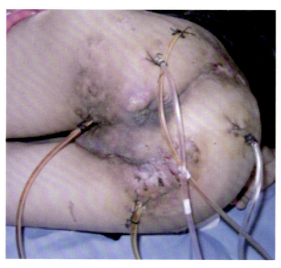

图 10-25 术后 3 周
全部拆除缝线，继续洗净

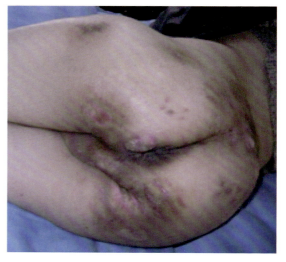

图 10-26 术后 5 周拔管
右坐骨压疮及左坐骨肛门窝脓肿一期愈合。随访 4 年，坐骨部压疮没有复发，坐骨直肠窝脓肿也没有复发

　　病例 4　男性，40 岁。胸腰段脊髓损伤后瘫痪 12 年，双坐骨部压疮 5 年，入院时贫血、低蛋白血症，压疮、潜行分别为 8cm、12cm。细菌培养：大肠埃希菌和 MRSA 混合感染。
　　治疗经过如图 10-27 ~ 图 10-30。
　　病例 5　男性，36 岁，腰椎骨折不全瘫患者，右坐骨部压疮反复发作，成为难治性压疮。潜行 20cm×14cm。细菌培养：大肠埃希菌和 MRSA 混合感染。2014 年 8 月 10 日入院，9 月 2 日手术。
　　治疗经过如图 10-31 ~ 图 10-35。

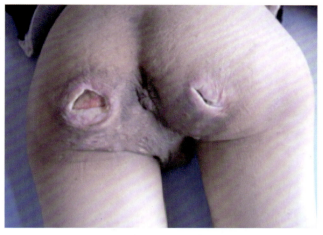

图 10-27　双坐骨部Ⅳ期压疮蔓延为坐骨骨髓炎

左侧坐骨部压疮直径 4cm，右侧创口周围浸润

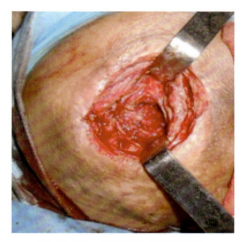

图 10-28　创面和坐骨病灶清除

切除整个囊壁，彻底止血

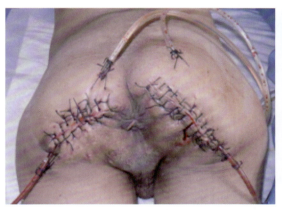

图 10-29　一层缝合创口

皮肤及皮下组织筋膜严密对合

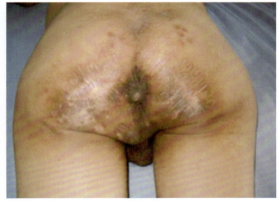

图 10-30　持续洗净 5 周

拔除洗净管，3 周拆除缝线。Ⅲ类切口一期愈合，压疮随访 7 年没有复发

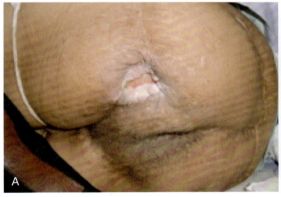

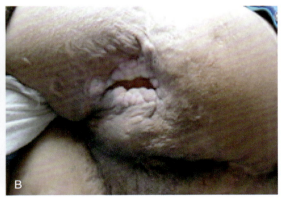

图 10-31　右坐骨部压疮术前

腰椎骨折不全瘫患者，右坐骨部压疮发作，瘘孔有浸润、瘢痕化。因为不能坚持局部减压，压疮经多次治疗后复发

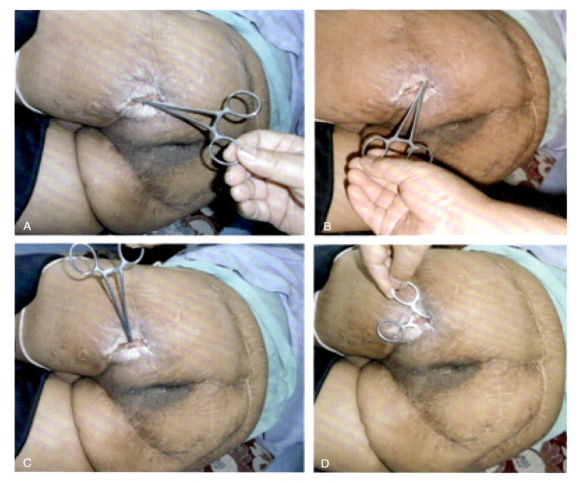

图 10-32　不同方向潜行的深度不同

用止血钳探测潜行的深度。A. 7、8 点区域潜行深 2cm；B.10、11 点区域潜行深 3cm；C.3 点区域潜行深 2cm；D.12 点区域潜行深 14cm，上方达到腰部

图 10-33　术前用血管钳探测潜行深度

左坐骨部压疮向腰部方向发展，成为巨大的潜行，黑色虚线，潜行 20cm×14cm，通过瘘孔用刮匙搔刮后，从健康皮肤插入 2 根洗净管 a 和 b，a 为进水管，b 为出水管，持续对潜行进行持续洗净。因潜行内空间大，囊壁底侧和背侧间隙大，为了缩小囊壁间隙，通过出水管 b 安装负压吸引装置，吸引的压力为 50～100mmHg，在吸引压力下，囊腔缩小，底侧与背侧粘连愈合，对这种巨大囊壁的治疗法，属于微创疗法（黑线代表预先设计的冲洗管插入位置）

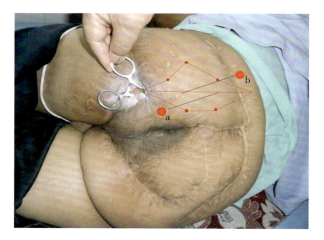

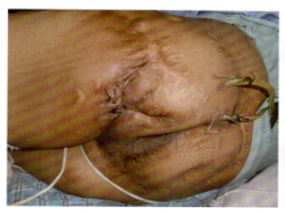

图 10-34　术后

将压疮口瘢痕组织切除后，直接缝合。注意背部的 2 根冲洗管是直接插入潜行腔内的冲洗管，在低压吸引下进行洗净，洗净液不通过压疮瘘孔口，直接排出创口外，在持续 5 周的低压吸引，巨大的囊腔潜行闭合

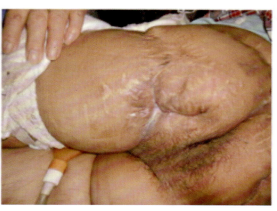

图 10-35　瘘孔 3 周拆线

残存的皮肤缺损用消炎生肌膏，1 周内闭合。瘘孔闭合后已经起坐并下床活动。缝合创口，只对潜行囊壁进行冲洗，称为囊内冲洗法，这是微创手术，避免因清创而做的巨大切口

二、临床资料及流行病学

从 1998 年到 2015 年 17 年间，笔者所在医院收治脊髓损伤后坐骨部压疮患者 68 例，其中男性 48 例，女性 20 例。年龄 8 ~ 52 岁，除 8 岁 1 例外，其余 67 例年龄 40 ~ 52 岁。发病原因：先天性脊柱裂 10 例，脊髓内病变包括脊髓空洞症、脊髓管内肿瘤 8 例，合计脊柱非外伤性损伤 16 例，这是因为脊柱脊髓病变引起的脊髓损伤；脊髓损伤后 55 例，其中男性 47 例、女性 8 例。脊髓损伤高位：S_5/S_6 损伤 1 例，T_{10} ~ T_{12} 水平最多为 42 例，T_7 ~ T_{10} 为 5 例，T_{12} ~ L_2 为 13 例。脊髓损伤后发生压疮的时间为 1 ~ 10 年。压疮发生到入院的时间为 2 ~ 15 年。到笔者所在医院时，曾经手术的次数：没有手术的 10 例，1 次手术的 13 例，2 次手术的 32 例，4 次手术以上的 5 例；45 例都是手术失败或手术复发的难治性病例。患病部位左侧 20 例，右侧 19 例，左右两侧同时患压疮的 11 例。入院时压疮分级：全部病例是Ⅳ级，即压疮面深达骨；部分病例波及关节，有潜行。压疮表面皮肤缺损最小是 2cm×2cm，最大是 20cm×10cm。细菌培养：脓液细菌培养，无细菌生长 9 例，大肠埃希菌 9 例，铜绿假单胞菌 8 例，金黄色葡萄球菌（MSSA）5 例，耐甲氧西林金黄色葡萄球菌（MRSA）15 例，耐药性表皮葡萄球菌（MRSE）11 例，混合感染 11 例。X 线拍片：全部病例坐骨密度增高增生，2 例有游离死骨片；MRI 检查：病灶范围内呈高信号，坐骨呈弥漫性高信号。入院时营养状态：营养正常的 30 例；28 例合并有贫血、低蛋白血症等并发症；其中 5 例有重度贫血营养不良。全身感染情况：51 例没有发热等全身感染症状，17 例合并全身感染，低热和中等度发热。局部并发症：3 例合并髋关节感染，2 例合并大阴唇感染，1 例瘘管波及阴囊及阴茎，1 例合并双侧输尿管积水及肾积水。3 例合并对侧肛门周围脓肿及坐骨肛门窝脓肿。手术所见囊壁有分支的 9 例。

坐骨骨压疮继发癌变 5 例，其中 1 例合并多发病灶感染，类白血病反应。

三、持续洗净疗法

1.国外有学者对坐骨部压疮切除囊壁后直接缝合，这种方法术后复发率到49%。并且主张切除坐骨结节，扩大坐骨的接触面积，增加稳定性。实际上这种做法没有必要，因为即使不切除坐骨结节，只要压疮治愈，同样可以维持坐姿平衡。笔者采取不切除坐骨结节，或只切除增生的坐骨结节的方法，同样达到了坐姿平衡的治疗目的，且无复发。

2.脊髓损伤后坐骨部压疮，大多数学者主张做皮瓣移植，但长期效果不理想，复发率达7%～49%。对这类坐骨部压疮至今还没有公认的治疗方法。笔者对坐骨部压疮采取滑液囊切除，切除后在残腔内留置持续洗净管，一期缝合切口，这种手术创伤小，皮肤能够对合缝合，术后复发率低，治疗时间短。

3.对于特别大的潜行，刮除后，潜行内留置持续洗净管，封闭负压下持续洗净，能够达到迅速愈合的目的。这种疗法对压疮来说是一种微创治疗。

四、持续洗净疗法的优点

1.病灶搔刮后残存的炎性组织、血肿、渗出液能够通过持续洗净排出。从而避免手术后原位复发。

2.残存的无效腔通过持续吸引变小。

3.向残腔内直接输入对细菌有敏感性的抗生素，残腔内在持续洗净的情况下迅速生长健康肉芽组织，这些肉芽组织最终填充无效腔，使压疮最终达到长久治愈。

4.切口及手术创面愈合迅速。

5.护理简单。

6.双侧压疮或臀部其他病变可以一次性治疗。

五、持续洗净疗法的缺点

1.术后出血，但发生率不高。

2.洗净管被血块堵塞或者漏水。

3.洗净期间患者不能离床。

4.术后复发问题：1例是颈椎高位损伤，两上肢完全瘫痪，不能长期撑起身体，坐骨部压疮术后1年一侧复发；1例坐骨部压疮治愈后15年没有复发；术后10年对侧坐骨部又出现压疮，经过手术后已经6年没有复发。本组1例，因脊髓肿瘤术后下肢完全瘫痪，坐骨部压疮侵犯髋关节，股骨头颈坏死病理性骨折，术后最长随访15年，至今没有复发。

川嶋用持续洗净疗法治疗14例坐骨部压疮，共16次手术，术后复发4例。川嶋认为复发的原因是：①病灶清除不彻底；②缝合不严密形成无效腔；③在有细菌的情况下拔除洗净管；④患者没有注意保护而复发。笔者分析川嶋的病例，认为洗净时间过短是复发的原因之一。笔者治疗的2例压疮癌，最终全部失败。

5.洗净时间：川嶋的洗净时间一般是2周，最长不超过3周，这可能与日本的病例比较简单、潜行比较小有关。笔者通常要进行4～6周的持续洗净。笔者所治疗的病例大多是Ⅳ期压疮，并有巨大的潜行和其他并发症。2 周时间的冲洗，健康肉芽组织填满残腔是不可能的，洗净管的拔除最重要的目标是健康肉芽填充无效腔。如果无效腔没有被填充而拔除洗净管，会造成原位复发。

6. 洗净液的量：笔者的方法是术后 2d 开始洗净，这样能够减少出血，减少术后风险。术后将进水管闭塞，出水管作为引流，观察出血量，术后 2d，引流管内基本没有鲜血，确定全身情况良好，没有贫血时再开始洗净。洗净 1d 用 1000 ~ 1500ml，洗净 2d 也就是术后 3d 开始每天 3000ml 持续洗净，直到拔管。

7. 碘伏水洗净：用 1‰碘伏水洗净骨髓腔，对于 MRSA 感染有效果。研究提示碘伏消毒不利于健康肉芽的成长。

8. 洗净液中加入尿激酶：尿激酶能够溶解纤维蛋白和脓苔、清洁创面，溶解后随着洗净液排出。每 500ml 生理盐水加入 1200U 尿激酶。有学者认为，对于排出液浑浊的可以应用。在笔者的病例中，手术时已经彻底清除坏死组织，所以没有必要依靠尿激酶溶解坏死组织。

9. 手术应该注意的是假性滑液囊的切除，压疮的滑液囊有纤维膜附着，与正常滑液囊的囊壁病理结构不同，所以要尽量彻底切除假性滑液囊，滑液囊切除不干净只靠洗净不能保证压疮治愈。

10. 并发症的治疗：坐骨部压疮局部并发症主要有腹股沟、阴囊、阴蒂、阴茎瘘孔，化脓性髋关节炎及小骨盆感染、腰背部感染，这些合并病灶都应该彻底刮除，刮除后将切口缝合，只在主要病灶处放置持续洗净管就可。单独存在的病灶应当单独处理。

11. 术后应当注意营养，纠正贫血，低蛋白血症。要有多学科的协作，对于坐骨部压疮的洗净应该有专业护理人才，培训非常重要，对洗净中的并发症应该综合处理，如漏水、堵管等。

12. 预防复发：除了常规的营养管理和护理之外，最重要的是要教会患者自己护理，每日用镜子照一照坐骨部位是否有压伤。坐轮椅时要坐软垫，圆形坐垫对预防坐骨部压疮复发无用。患者每坐 30min，要用双手撑起身体，反复多次使坐骨部减压和消除剪力，这是预防压疮复发最积极的也是最省钱的方法。对于颈椎高位损伤、双上肢麻痹的患者，更要加强护理减少坐骨部的压迫。

过去需要长时间住院的坐骨部压疮患者，通过病灶清除、持续洗净都能够在短时间内治愈。笔者的病例平均住院时间是 5 周，如何使患者出院后迅速回归社会，从事坐位姿势工作的职业，医师应该进行系统、全面指导。

（王兴义 王 伟 王兴国）

第 11 章

夏科关节合并足踝部压疮

夏科（Charcot）关节病例绝大多数是先天性脊柱裂引起，部分由其他疾病引起。一旦患上感染性夏科（Charcot）关节，将导致足踝部感染、皮肤压迫性溃疡，甚至发展为足踝部压疮。本章介绍的治疗足踝部压疮主要包括胫骨中下段骨不连骨缺损、距骨缺损、跟骨缺损、距骨与跟骨都缺损。

先天性脊柱裂是夏科关节合并足踝部压疮最常见的病因。先天性脊柱裂是由于椎弓的愈合受到障碍，脊椎管的后部缺乏骨性保护的疾病。大体上分为开放型脊柱裂（显性脊柱裂）和闭合型脊柱裂（隐性脊柱裂）两种类型。前者硬脊膜和神经等向椎管外突出，后者虽然没有突出，有时会伴有椎管的多种病变。其结果，与脊柱裂一致的部位发生神经功能障碍。由于下肢麻痹造成下肢肌力不平衡及不良体位。下肢结构上的变形将发生下肢畸形、脱位、压疮感染。开放型脊柱裂及闭合型脊柱裂见图 11-1。

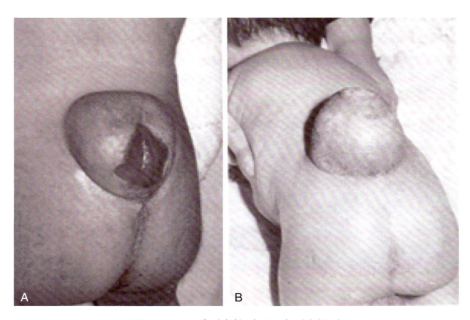

图 11-1　开放型脊柱裂及闭合型脊柱裂
A. 脊髓髓膜瘤囊包破裂，脊髓外露；B. 髓膜瘤囊包菲薄，被皮肤覆盖

第一节　脊柱裂

一、开放型脊柱裂（显性脊柱裂）

局部及腰背部有囊性包块，表面皮肤缺损，被一层薄薄的皮膜覆盖。出生时包块破裂，脑脊液流出，附着在囊内的神经、组织直接外露。根据脱出的情况分为两种：一种是仅仅有硬脊膜脱出，神经、组织仍然残存在椎管内，这被称为脊膜瘤（meningocele）；另一种是脊髓一起脱出的脊髓脊膜瘤（myelomeningocele）。

开放型脊柱裂在出生后 28 周时，神经管的后神经孔闭锁障碍而引起，其发生原因和环境因素及遗传因素有关。其发病率根据人种和地域有差异，全世界平均每 1000 人中有 1 人患脊柱裂，发病部位，腰骶部最多（占 40%）；其次是骶部、腰部。

（一）神经麻痹

如果脊髓本身发生障碍，会引起痉挛性神经麻痹，如果神经根受障碍，就会引起弛张性麻痹。实际上，由于病变复杂常常发生混合型麻痹。即使是迟缓性麻痹，随着年龄的增长，脊髓粘连及脊髓拴系综合征等部分痉挛性瘫痪也会加重，有时会发生混合型麻痹。麻痹的不同平面所引起的下肢功能障碍也不相同（表 11-1），麻痹平面的分类和下肢神经、肌肉支配也不相同（表 11-2）。

脊髓脊膜瘤，出现运动麻痹也会合并感觉麻痹，引起下列功能障碍。

1. 足部负重面及来自筋膜、关节等感受器信号缺如或者不足，给足部的运动功能造成影响。

2. 由于感觉和温度觉的缺如，局部对外伤及热伤等刺激不能感知，或血供障碍，容易引起冻伤，最常见的是难以治愈的局部压疮。

表 11-1　麻痹平面和下肢的运动功能

麻醉平面	下肢的运动功能
胸$_{12}$水平	下肢肌肉麻痹，由于重力的影响，下肢髋关节外旋位，膝关节屈曲位，距小腿关节跖屈位
腰$_1$水平	由于髂腰肌和缝匠肌多少有些作用，髋关节屈曲外旋位
腰$_2$水平	由于髋关节屈肌强大，内转肌和膝关节的伸肌有作用，髋关节屈曲内旋位
腰$_3$水平	髋关节屈肌正常，内转肌和膝关节的伸肌从第 2 腰髓平面强力的，髋关节屈曲内旋位，膝关节伸直位
腰$_4$水平	髋关节内转肌和膝关节伸肌是正常的，足部胫骨前肌发挥作用。表现跟骨内翻位
腰$_5$水平	髋关节的外转肌肌力减弱，膝关节的屈肌增强，胫骨后肌也起作用。下肢髋关节屈曲，膝关节轻度屈曲，距小腿关节背屈位
骶$_1$水平	除了髋关节臀大肌、膝关节股二头肌肌力减弱外，其他正常。足部由于小腿三头肌和足趾屈肌的作用，呈现各种各样的足部畸形
骶$_2$水平	足部固有肌减弱外其他正常，有时足趾屈曲变形
骶$_3$水平	几乎没有运动障碍

（黑川高秀.1995. 脑性麻痹 二分脊椎 骨系统疾患.東京：中山书店）

表 11-2　麻痹平面的分类和下肢肌肉神经支配

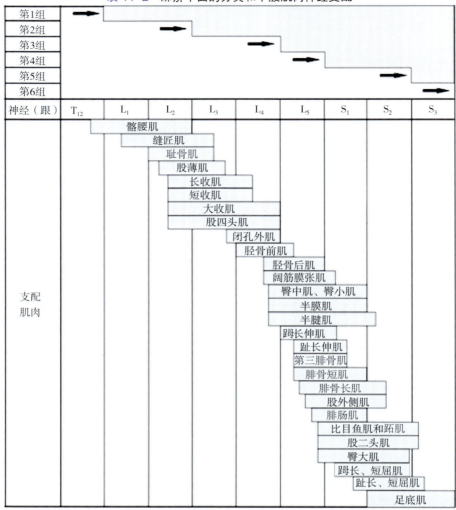

（黑川高秀 . 1995. 脑性麻痹 二分脊椎 骨系统疾患 . 東京：中山書店）

（二）膀胱直肠障碍

排尿、排便受骶₁到骶₃骶部发出的神经支配，所以即使没有下肢神经麻痹，多半会有膀胱直肠麻痹。排尿麻痹从出生时就能观察，耻骨上、腹部膨隆，用手按压会有尿液排出，为了确定诊断，应由泌尿外科医师协助诊断。根据排尿障碍的情况，进行泌尿性管理十分重要，长期排尿障碍会引起膀胱、输尿管、肾盂积水，最终导致尿毒症。

直肠障碍有时伴有直肠脱出，应进行直肠内压力检查，测定肛门括约肌的活动度和张力，直到按时排尿，养成正常的排便习惯十分重要。

二、闭合型脊柱裂（隐性脊柱裂）

椎弓的愈合在 1 岁以后完成，发病率依据年龄来考虑。发生部位多见腰骶部，其次是骶$_1$、骶$_5$部位。单一椎体发病时基本不伴有神经症状，叫作正常变异（normal variant）。两个椎体以上发病时，因为椎管内神经伴有病变，多伴有神经症状、膀胱麻痹（图 11-2）。

隐性脊柱裂的症状同开放性脊柱裂，但多半为非对称性。与对侧肢体相比，患病侧腿细，下肢短缩、尖足畸形、足踝部畸形。并发直肠、膀胱麻痹多见夜尿增多及尿床。

椎管内会有神经根受压、错乱、向背侧牵引。MRI 显示脂肪瘤会突入椎管内。骨性或纤维软骨将脊髓分开，脊髓中心管扩大导致脊髓中心水肿，从而引起神经异常。对脊髓管内的病变应手术治疗。

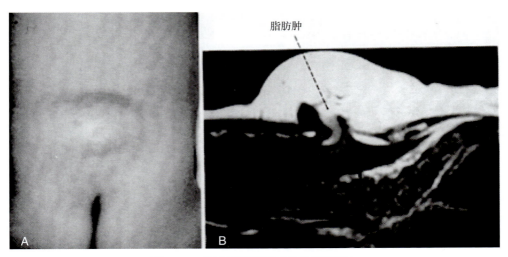

图 11-2　闭合型脊柱裂（隐性脊柱裂）
A. 肉眼观腰骶部有圆形肿块；B.MRI 显示脊髓向椎管外牵引，脂肪瘤突向椎管内

第二节　预防压疮的治疗

根据综合评价，应进行综合治疗，短期的目标对足部和距小腿关节进行畸形矫正，患儿到 18 月龄能走路时一定要站起来，进行步行训练。长期的目标，在学龄期为了能进行顺利的移动而继续必要的矫正手术，坚持用支具矫正。对距骨垂直，足部畸形，18 岁以前要进行软组织松解、矫正术。坚持多学科医疗团队协作，对出现的小压疮早期根治，加大足的负重面，避免足部受压是长期的目标。

根据步行的能力，确定压疮的风险。根据步行的能力分类为：步行可能群、室内步行可能群、训练时步行可能群、移动时使用轮椅群（根据 Hoffer 分类）。其中 3 期和 4 期压疮发生风险高（表 11-3）。

表 11-3　步行能力分类（根据 Hoffer 分类）

1. 步行可能 CA: community ambulator

（1）步行群：在室内室外都可以步行，不需要挂拐

（2）挂拐步行群：室内室外可以步行，但必须挂拐

2. 可以室内步行 HA: household ambulator

社会活动时并用拐杖和轮椅

3. 训练时可以步行 NFA: non-functional ambulator

仅仅训练时步行，其他使用轮椅

4. 移动时使用轮椅 NA: non ambulator

所有的移动都需要轮椅

（黑川高秀 . 1995. 脑性麻痹 二分脊椎 骨系统疾患 . 東京：中山書店）

第三节　足踝部压疮矫形术

一、概述

先天性脊柱裂引起的感染性夏科（Charcot）关节，容易引起压疮，甚至感染性骨不连，这种压疮不停地、持续地受压，难以愈合。最终发生严重畸形，跟骨、距骨缺损，甚至中足骨也缺损，最严重的是胫骨发生大段骨缺损（这种畸形报道很少）。

本节介绍以脊柱裂为中心的感染性 Charcot 关节、压疮及其并发症的预防诊断与治疗。Charcot 关节一旦合并感染形成压疮，其症状与体征会由足踝部畸形发展到皮肤破损、压疮，压疮波及骨形成骨髓炎，骨吸收会形成骨不连、骨缺损。持续压迫会引起皮肤大面积缺损及缺损性压疮。这里所指的骨缺损包括距骨缺损、跟骨缺损，距骨、跟骨、中足骨缺损，最严重者同时合并胫骨大段骨缺损。

感染性骨不连是因为感染导致骨不连接，主要是长管状骨不连接。由于炎症所发生的距骨、跟骨缺损也造成肢体不连接，这种情况也应该包含在感染性骨不连接的范畴中，例如，距骨缺损，胫骨怎样和跟骨连接？如果跟骨距骨都缺损，胫骨怎样和中足骨连接？因此这些整块的骨缺损也应该列入骨不连接的范畴中，而且是真正的骨不连接，这是骨与骨之间的不连接，而不是骨本身的骨不连接。笔者把这种骨不连称为压疮骨不连（decubitus pseudoarthrosis）。

二、病例展示

（一）足马蹄内翻畸形和足底及外侧巨大压疮

手术名称：足部畸形矫正、距小腿关节固定。

　　手术适应证：成人足马蹄内翻畸形，足底及足外侧巨大压疮，僵硬足。

　　病例 1　男性，56 岁，先天性脊柱裂，先天性腰部畸胎瘤，两下肢膝关节下感觉障碍，双侧马蹄内翻足畸形，右侧足底及足外侧巨大压疮及骨外露，距骨脱位。左侧距小腿关节畸形，外侧压疮。近年来不能走路，右足压疮感染。于 2012 年 4 月 10 日入我院治疗。

　　1. 手术方法

　　（1）术前用我院经验方消炎散浸泡患足，每日 2 次，每日 1h，并对患足推拿按摩使僵硬松解。

　　（2）左足行三关节固定。

　　（3）右足切除压疮，切除外露的第 3 跖骨，中足骨截骨矫形及三关节固定。术后因足部僵硬不能一次矫正为功能位。

　　2. 治疗经过　见图 11-3 ~ 图 11-8。

　　3. 小结　患者是先天性脊柱裂到成年足部畸形，形成巨大压疮 10 年。压疮逐渐发展、增大、加深，第 5 跖骨丢失。先天性脊柱裂畸胎瘤病变早期可以很轻微，随着年龄的增长逐渐加重，足部因足力不平衡而造成马蹄内翻足。受压的部位成为压疮，由于持续压迫，这种压疮非手术治疗难以治愈，必须矫正畸形、改变负重力线，增加受压面积，减少足底压迫压疮才能够治愈。采取压疮切除同时对足部畸形进行矫正是一个可取的方法。Ilizarov法固定疗效确切。因为足部僵硬不能一次矫正到位，需要逐步矫正。畸形矫正后压疮去除了压迫因素，通过换药创面可以迅速治愈，没有必要进行皮瓣移植术。矫正畸形、恢复足底负重、扩大接触面积、压疮的再发率低。

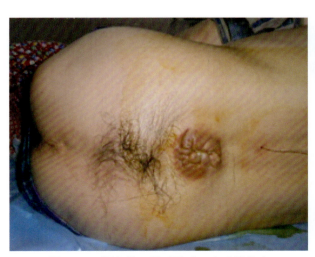

图 11-3　腰部先天性畸胎瘤，有毛发丛生

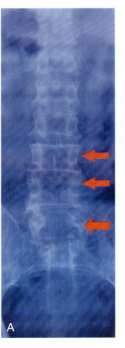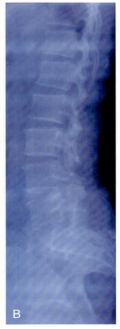

图 11-4　腰椎片

A、B 示 $L_3/L_4/S_1$ 椎弓缺损（红箭示）

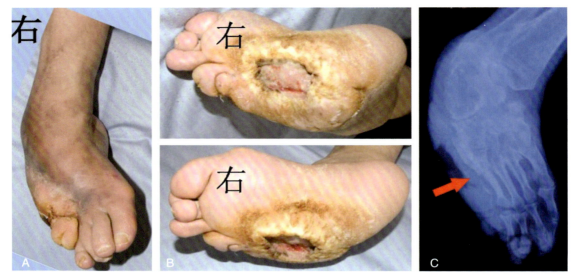

图 11-5　入院时足部

A. 足部背面见马蹄内翻畸形，足底外侧溃疡；B. 足底部及外侧有巨大压疮，压疮边缘角质层硬化、高凸、底部骨外漏；C. 足踝部 X 线显示距小腿关节畸形、距骨变位、第 5 跖骨缺如（红箭示）

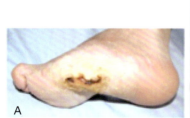

图 11-6　足部压疮

左足大体照（A），足底外侧Ⅳ期压疮，内翻畸形足（B）

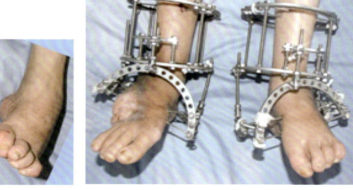

图 11-7　术后

右足截骨矫形，安装 Ilizarov 架，通过架子逐渐将距小腿关节牵拉到功能位；左足三关节固定一次到位

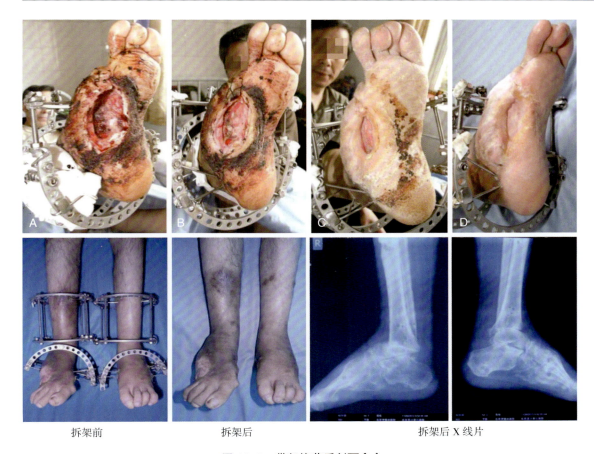

拆架前　　　　　　　　　拆架后　　　　　　　　拆架后 X 线片

图 11-8　带架换药后创面愈合

A. 术后照片显示大的皮肤缺损；B. 术后 1 个月，肉芽增生，创面缩小；C. 术后 1.5 个月照片，创面缩小、干净，创低肉芽新鲜；D. 术后 2 个月，创面愈合。创面换药应用的软膏是笔者医院研制的消炎生肌膏

（二）先天性脊柱裂感染性 Charcot 关节合并跟骨距骨缺损

手术名称：胫骨中足骨融合，胫骨高位截骨延长。

手术适应证：脊柱裂造成的跟部压疮，跟骨缺损，距骨坏死。

病例 2　女性，18 岁，先天性腰部脊膜膨出症，双下肢感觉迟钝，尿失禁，排便能够控制。1995 年右足跟部磨出水疱，水疱刺破后出现破溃流脓，换药治疗，创面逐渐增大。2000 年就诊于当地医院，先后 3 次手术，行病灶清除，创面愈合后出院。出院 1 个月后创面再次破溃流脓，换药治疗无效。2005 年 10 月 18 日在上级医院两次手术治疗腰部脊膜膨出，治疗期间足部创面自愈。背部切口愈合后出院，术后尿失禁明显改善。出院不久足部创面再次破溃流脓，换药无效，创口破溃逐渐增大，每日有大量脓液排出，恶臭。不能负重行走。到多家医院会诊意见是截肢。2007 年 3 月 1 日入院。

体格检查：左足足趾仰趾畸形，跟行足。左髋、膝活动自如，左距小腿关节背伸位畸形，不能达到功能位。右足扁平背屈畸形，足弓下陷消失，跟骨部压疮，面积 10cm×6cm，周围组织苍白肿胀，创面内大量乳白色脓液排出，恶臭；皮肤破溃区，有稀薄脓液附着，周围组织苍白。膝关节以下疼痛感觉减弱，距小腿关节上 5cm 以下到双足疼痛消失。右距小腿关节自主运动消失，胫前肌肌力Ⅲ级、胫后肌肌力Ⅰ级。足背动脉可触及，胫后动脉未触及。

X 线检查：腰骶椎弓消失，两侧椎板缺如，右足跟部巨大压疮，胫骨下端骨小梁紊乱，骨密度减低，骨皮质变薄；胫距小腿关节变窄，模糊不清，呈脱位状。

1. 手术方法

（1）用笔者医院的中药协定方剂消炎散浸泡患足踝 8d，每日 2 次，每次 2h。2007 年 3 月 9 日手术。

（2）右胫骨及腓骨中上 1/3 骨膜下横断截骨。

（3）足跟部纵形梭形切除窦道，摘除坏死游离的跟骨、距骨。

（4）沿内踝前缘至足背内缘逐层切开皮肤、皮下组织，显露距小腿关节及舟状骨、楔骨和骰骨，见关节内大量脓性液，滑膜腐烂成糊状，用骨凿切除破坏的胫骨下段关节面，彻底清除炎性病灶。

（5）用骨凿凿除舟状骨、楔骨和骰骨表层皮质显露骨松质。

（6）手术后的胫骨远端以 90° 功能位对接。

（7）胫骨远端前内侧对应处纵形切开皮肤约 6cm，显露胫骨远端开窗 5cm×0.5cm 见髓腔内有稀薄脓液及炎性肉芽组织彻底清除。

（8）用抗生素及 1% 的碘伏水反复冲洗创面。

（9）固定与截骨：行 Ilizarov 延长外固定架固定，首先固定胫骨近段截骨处、稳定后，完全骨膜下截断胫骨。最上面 2 环，固定在胫骨结节下方，每环用 2 枚 2mm 克氏针固定。截骨线下 4cm 安放 1 环，2 枚 2mm 克氏针交叉固定，作为骨段延长加压环。距小腿关节上方 3cm 安放 1 环，2 枚 2mm 克氏针交叉固定。把清创后的足后移于胫骨远端，足底安放一 3/5 环，用 2 枚 2mm 克氏针穿过中足骨固定。通过距小腿关节上方的环与足底的环，行胫骨、中足骨加压融合。

（10）固定牢固后，踝、足跟、胫骨远端切口处各放置 1 根持续洗净管。闭合切口。

2. 治疗经过　见图 11-9 ～图 11-12。

3. 小结　先天性脊柱裂引起 Charcot 关节，由于胫骨后肌下肢肌力减弱，造成跟行足及内翻足；因长期受压而缺乏防御功能，造成足底皮肤破损、压疮，深入跟骨，跟骨因感染而被吸收，距骨因距小腿关节感染而成为游离死骨。足底有 10cm×6cm 的巨大压疮。对负重的 Charcot 关节常常需要进行关节固定术，但是固定的成功率不高，伴有感染的 Charcot 关节的治疗更为困难，不得已而被截肢的屡见不鲜。Rubinow 认为 Charcot 关节发生肿胀，局部发热，关节易聚积脓液，甚至已经感染而被漏诊的可能性比较多。

应用 Ilizarov 法对治疗感染性 Charcot 关节及跟骨、距骨缺损，一期进行病灶清除，持续洗净，胫骨中足骨融合术，国内外未见报道。胫骨中足骨融合是笔者医院独特的手术方法。笔者认为，按传统的方法，首先对胫腓骨、踝关节、跟骨、距骨等感染坏死部位进行病灶清除、持续洗净治疗及应用中、西药物，先治愈炎症，再植骨的观念不适合感染性 Charcot 关节。传统的治疗观念是对神经功能正常的肢体进行的手术，而对脊髓拴系综合征（腰骶脊膜膨出）引起的感染性 Charcot 关节，常规的手术方法不能应用。原因是局部没有感觉功能，植骨后，因感染而失败。应用 Ilizarov 法，通过一次手术病灶清除、胫骨、中足骨融合，胫骨上段截骨，一边洗净治疗炎症，一边延长肢体，同时对胫骨、中足骨加压融合，通过一次手术，达到治愈炎症消灭压疮，修复皮肤缺损，胫骨、中足骨融合、下肢延长等多个治疗目的。不截肢也能恢复功能。这种矫正手术减缓足底受压，增加了足底负重的面积，对预防压疮有良好的作用。

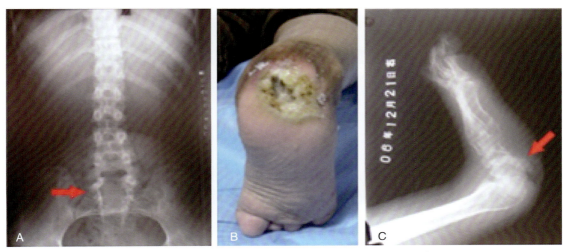

图 11-9　入院时

A. 腰骶部脊柱裂；B. 足跟部巨大压疮；C.X 线片示跟骨丢失，距骨密度高、硬化

图 11-10　术后

此时已经延长了 4cm，洗净管已拔出，术后用敏感抗生素及 0.1% 的碘伏水交替洗净，洗净 3 周拔管。术后 10d 开始肢体延长，延长速度每天 0.8mm，分 4 次进行。术后 16d 拆线，切口愈合。肢体延长 50d，与健侧肢体等长。胫骨与中足骨对接。术后口服仲景大造丸，每天 3 次，每次 1 粒，1 粒 9g；骨炎康 2 号，每天 1 剂，水煎服

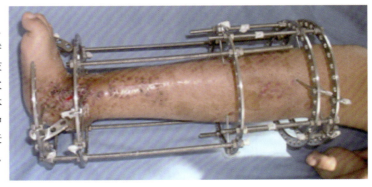

图 11-11　术后 X 线

A. 骨延长已经完成（绿箭示）；B. 延长段骨矿化完成（绿箭示）；C. 胫骨、中足骨愈合（绿箭示）；D. 拔钉后的 X 线片，箭头示胫骨、中足骨已融合

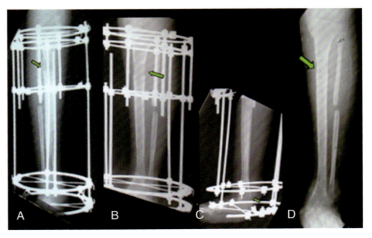

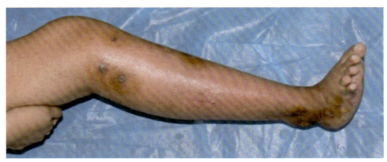

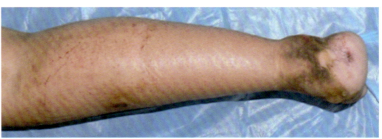

图 11-12　足跟部压疮愈合

随访 9 年压疮没有复发

（三）先天性脊柱裂，足底部压疮感染，跟骨缺损，距骨缺损，胫骨大段缺损

手术名称：胫骨中足骨短缩加压固定，胫骨高位截骨，骨延长，持续洗净术。

手术适应证：先天性脊柱裂，足底部压疮感染，跟骨缺损，距骨缺损，胫骨大段缺损；外伤造成的跟骨距骨缺损也可用这种办法重建修复。

病例 3　患儿，女性，11 岁，先天性脊椎裂合并右坐骨部Ⅳ期压疮，胫腓骨远端丢失、短缩 17cm，腰骶部脊膜膨出，右足下垂畸形。因感染蹈趾，第 2 足趾缺失，创面已愈合。左踝部感染，久治不愈，向上蔓延，胫腓骨、距骨、跟骨大段骨缺损。

治疗目的：重建下肢功能，恢复患肢长度。

1. 手术方法　彻底病灶清除，截除过长硬化的腓骨，截除硬化的胫骨残端，胫骨髓腔内病灶清除，放置持续洗净管。显露解剖中部足骨，并切除骨背面软组织，将胫骨残端与中部足骨加压融合，Ilizarov 法胫骨近端截骨延长。

2. 治疗经过　见图 11-13 ~ 图 11-27。

（1）用 "U" 形环将 3 枚克氏针穿过中足骨，固定 "U" 形环上，胫骨截除残端成凹形与中足骨固定，胫骨用全环，2 枚克氏针交叉固定。胫骨结节部交叉固定。胫骨结节环与胫骨残端的环之间截骨。2 环之间仅存 5cm。所有的环用 4 纵杆。足下边的大段空环是要延长的距离。

（2）胫骨残端与中部足骨加压融合，Ilizarov 法固定，胫骨近端截骨延长。

（3）胫骨压疮部持续洗净。

（4）治疗时注意事项：根据松质骨的骨质决定固定针的数量，从不同方向、不同平面进针。固定针穿入部位尽量选取肌肉间隙或薄弱区，避免术后针孔反应及感染，也利于关节活动。选择穿针部位时，注意重要血管、神经的走行，切记避免损伤。时刻观察患足血循环。

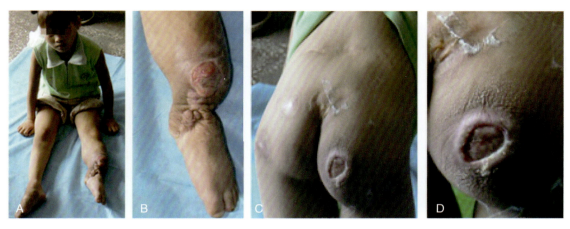

图 11-13　入院时

A. 入院时两下肢不等长，左下肢短缩；B. 左小腿感染骨不连大体照及肢体短缩情况，局部皮肤缺损、压疮、骨外露；
C. 右坐骨部压疮Ⅳ期；D. 右坐骨部压疮近照

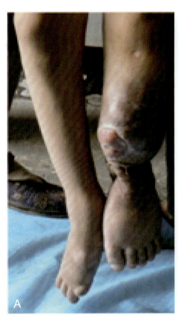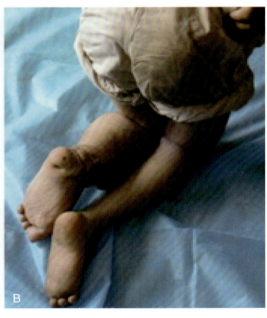

图 11-14　入院时

A. 家人搀扶；B. 跪行，
从来没有站立过

（5）术后处理：术后静脉应用抗生素 3d，胫骨压疮部放置持续洗净管，洗净 2 ～ 4 周。
1 周后开始进行骨延长，延长速度开始按每天 0.8mm 分 3 次延长，延长 3 周后根据延长新
生骨横径占截骨面积横径不少于 80%，不少 80% 减慢延长速度，超过 90% 增快延长速度。

　　3. 小结　患者是为了截肢而来的，手术治疗完成后，患者保住了肢体。

　　（1）不少学者认为截肢好：主张截肢的学者认为，截肢后安装义肢也不错。

　　（2）笔者认为保肢好：两下肢基本等长，能负重，术后 7 年没有复发，双足底没有
皮肤磨损，已经参加工作。

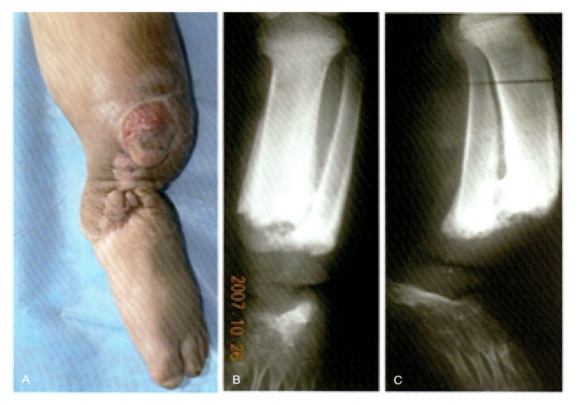

图 11-15　入院时左小腿 X 线片

A. 左胫腓骨骨髓炎，骨缺损 17cm；B、C. 距骨缺如，跟骨缺损，中足骨骨质疏松

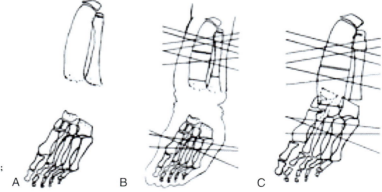

图 11-16　手术步骤设计

A. 感染性 Charcot 关节合并跟骨距骨骨缺损及胫骨、腓骨大段骨缺损；B. 穿钢针及安 Ilizarov 固定器；C.Ilizarov 法加压固定与延长

（3）本病例疗法：关于感染性夏科关节的治疗，杂志上有个例报道。

（4）对于没有神经支配或者有神经支配但神经支配不完善的病例：肢体行肢体延长术。

（四）感染性夏科关节，跟骨缺损，距骨缺损，中足骨缺损；足底巨大压疮 6 年

手术名称：压疮切除，胫骨前足骨对接融合，Ilizarov 法。

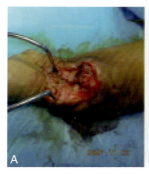
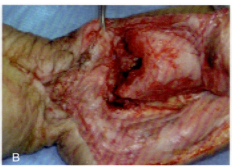
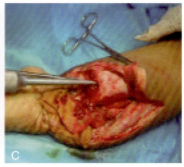

图 11-17　手术经过

A. 病灶清除；B. 切除胫骨残端，切除过长的腓骨；B. 清除胫骨髓腔内病灶

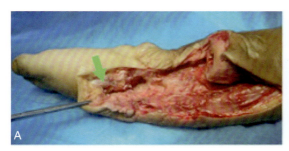
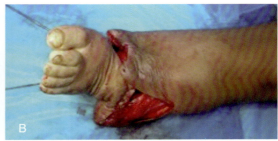

图 11-18　手术经过

A. 病灶清除后胫骨残端与中足骨中间大段骨缺损，已经解剖中足骨背面；缺损段长 17.6cm，解剖足背显露中足骨；
B. 足和胫骨残端用克氏针临时固定，确定观察足部有无血循环障碍，如果没有血循环障碍，继续行胫骨与中足骨加压固定

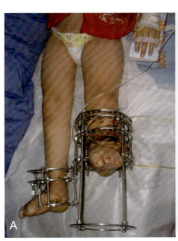
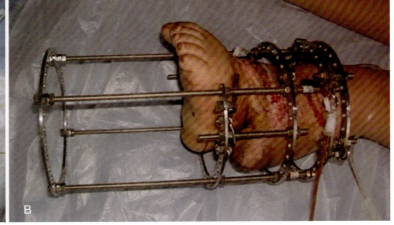

图 11-19　手术后

A. 右侧三关节固定；B. 左侧病灶部持续洗净，一边洗净，一边延长。下面的环杆预留出的空间就是要延长长度

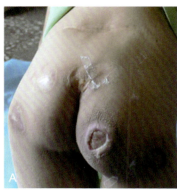
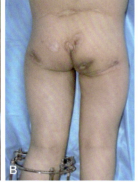
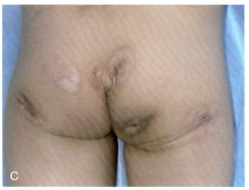

图 11-20　术后 100d 坐骨部压疮愈合

A. 术前照；B. 术后 100d 戴架；C. 术后 100d 坐骨部压疮愈合。治疗压疮的方法是：口服中药大造丸，减少压迫等综合治疗，消炎生肌膏换药

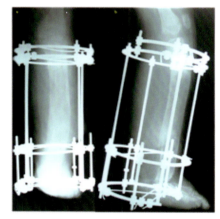

图 11-21　术后 7 个月

胫骨延长 17.5cm，延长段骨皮质化，可戴架行走

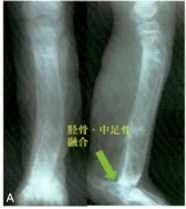
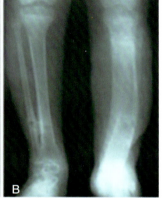

图 11-22　术后 260d

左下肢延长 17.6cm，胫骨与中足骨融合成功，两下肢等长（A、B）

　　手术适应证：先天性脊柱裂引起的足跟部压疮，进而发展到跟骨缺损，距骨缺损，中足骨也缺损。外伤造成的此类缺损也是手术的适应证。

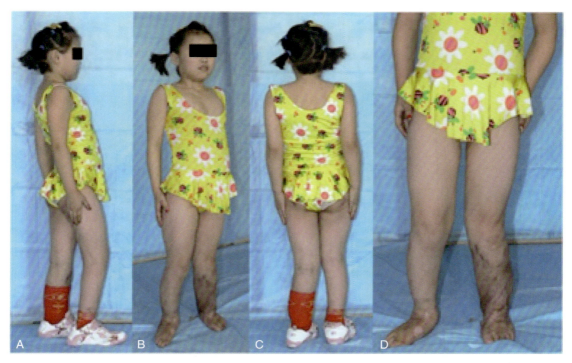

图 11-23　拆架后站立位

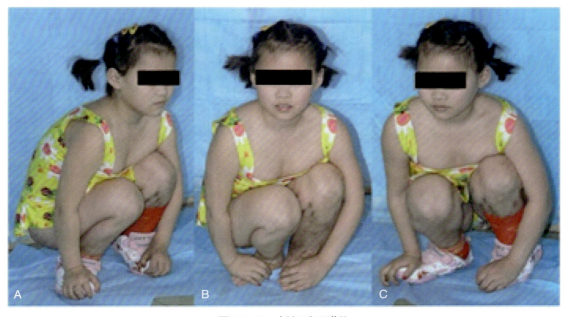

图 11-24　拆架后下蹲位

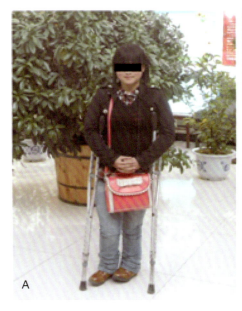

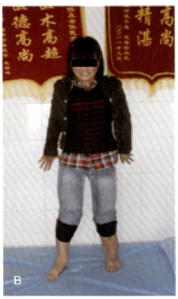

图 11-25　10 年后

能独步行走，为减少患足压力预防压疮复发，建议拄双拐（A、B）

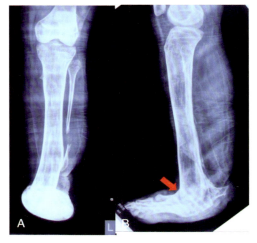

图 11-26　10 年后 X 线片

胫骨与中足骨功能位融合，骨坚强愈合（A、B）

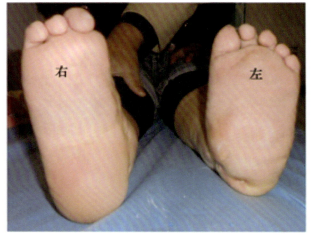

图 11-27　10 年后双足底

右侧足底没有压疮，左足底压疮没有复发

病例 4　女性，23 岁，因先天性脊柱裂造成足底部压疮，足底巨大压疮 6 年，于 2012 年 4 月 10 日入院，以下通过图解说明治疗经过及结果。

1. 治疗经过　见图 11-28 ～图 11-35。

2. 小结　患者因脊柱裂小腿感觉减退，双侧足压疮，左足极大压疮，距骨跟骨及中足骨完全被磨损，胫骨逐渐直接着地，胫骨远端已经缺损，这种情况下重建术十分困难，只有重建在前足骨上。前足骨比较小，是否能承重，不敢定论，目前患者为拄双拐负重。

脊柱裂引起足踝部压疮，治疗成功后，应该扶双拐；坐轮椅、乘车时，要保护足部不受压迫，预防压疮不复发。

（五）先天性脊柱裂，双足马蹄内翻畸形，左足外侧Ⅳ期压疮，右足外侧Ⅲ期压疮

手术名称：马蹄内翻足矫正，压疮切除，左足三关节固定。

手术适应证：双足马蹄内翻畸形，双足外侧压疮。

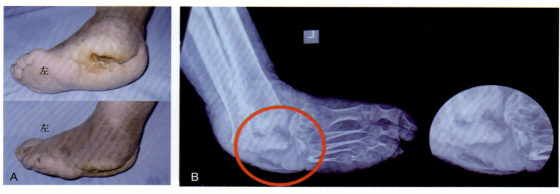

图 11-28　左足底部巨大压疮

X 线示跟骨缺损，距骨缺损，中足骨缺损；胫骨远端骨破坏及吸收

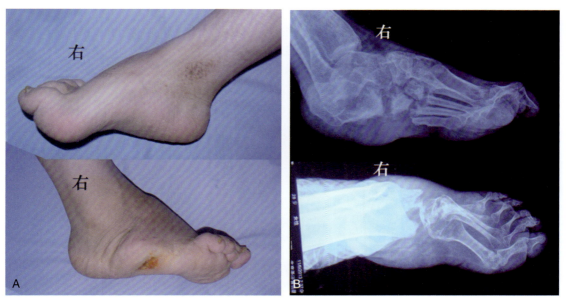

图 11-29　右足

A. 右马蹄足弓畸形，外侧足底压疮；B. 中足部骨破坏，呈典型的夏科关节改变

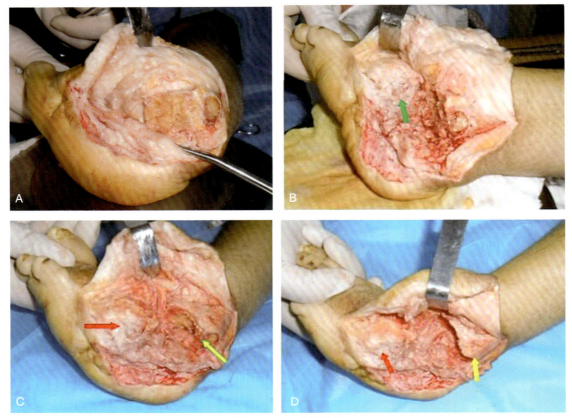

图 11-30　病灶清除

A. 左足清创术中，胫骨远端暴露在足底，仅有一层瘢痕组织覆盖；B. 左胫骨行彻底病灶清创，切除足底及足底外侧的瘢痕，腓骨的残面已经切除（绿箭示）；C. 左侧显露胫骨远端骨断面清除（黄箭示），显露前足背部（红箭示）；D. 左侧病灶清除完毕，准备胫骨与前足骨对接，黄箭示距骨，红箭示前足骨

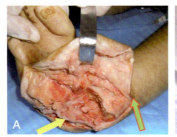
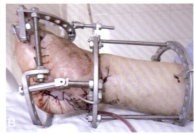
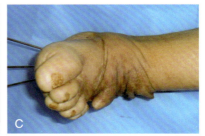

图 11-31　前足骨胫骨融合

A. 解剖前足骨（黄箭示）与胫骨前段（绿箭示）；B. 用克氏针与胫骨残端对接，对接时将前足向后移位，观察足部有无血循环障碍；C. 将前足部胫骨残端对接，Ilizarov 架固定。回病房后发现前足呈现血管危象缺血性改变，立即放松固定，使前足回到原来的位置，术后 10d 通过 Ilizarov 架将前足向后逐渐牵引，胫骨残端与前足骨背侧对接，这个过程共需要 3 周

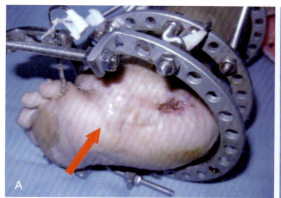
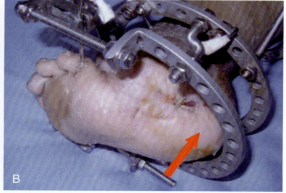
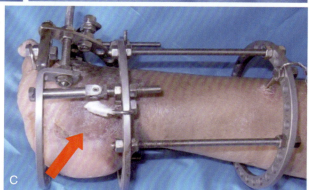

图 11-32　前足·胫骨 Ilizarov 固定
A ~ C.足底压疮术后 5 周完全愈合（红箭头示）

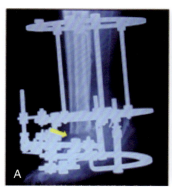
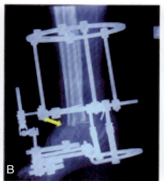
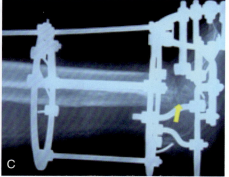

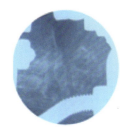

D

图 11-33　对接点骨愈合中
A、B、C 胫骨与前足骨对接愈合；D.示胫骨与中足骨对接

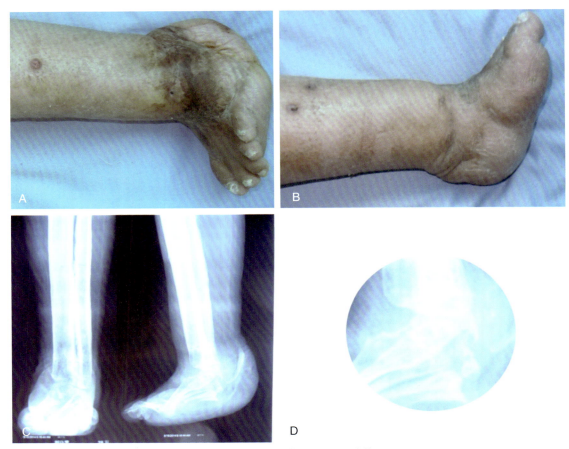

图 11-34　左足拆架后及 X 线片

X 线示胫骨与前足骨部分对接（A ～ D）。随访 4 年，患者坐轮椅和拄双拐在室内步行，压疮没有复发

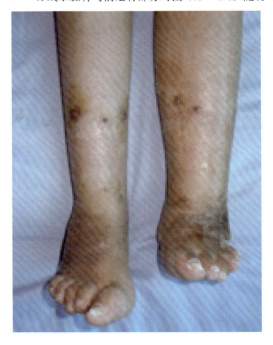

图 11-35　双足拆架后

左小腿短缩 5cm，患者不要求做骨延长。只求把压疮治愈。由于术后时间才 3 年，对左足的负重能力还不能评价。但心理上反应良好，因为左足存在

病例 5　女性，26 岁，创面细菌培养 MRSA。

1. 治疗经过　见图 11-36 ~ 图 11-40。

2. 小结　患者为先天性脊柱裂继发双足马蹄内翻足，足外侧 Ⅳ 期压疮。经矫正畸形取得良好效果，能全负重走路，有时建议挂拐。病例 5 患者的病情比较早，畸形矫正都比较容易；与病例 1 ~ 4 患者相比，病变程度较轻。

（六）先天性脊柱裂，双侧马蹄内翻足，右足外侧 2 处 Ⅳ 期压疮，左侧 Ⅱ 期压疮

手术方法：马蹄内翻足矫形，压疮切除。

手术适应证：马蹄内翻足，压疮。

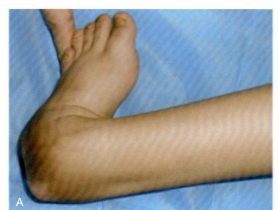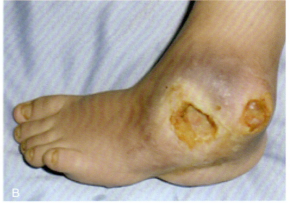

图 11-36　先天性马蹄内翻足皮肤压疮

左马蹄内翻足（A），距小腿关节外侧及腓骨末端形成 Ⅳ 期压疮（B）

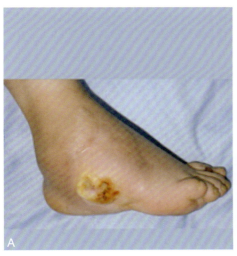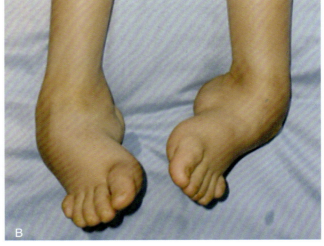

图 11-37　双侧马蹄内翻足

A、B. 右足外侧压疮

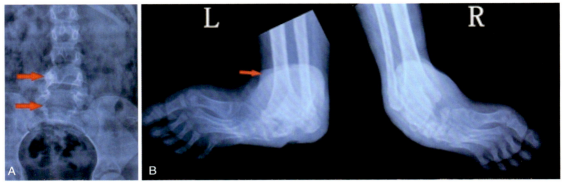

图 11-38　入院时 X 线

A. 骶椎及第 5 腰椎椎弓缺损；B. 左足距骨后足脱位，跟骨距骨一起向内侧脱位；右足跟骨脱位，距小腿关节结构紊乱

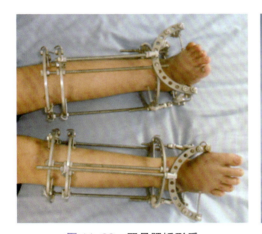

图 11-39　双足踝矫形后

右踝矫形，用环架逐渐将足牵引到功能位。矫形后压疮愈合。左踝三关节固定，固定后用环架逐渐将足牵引到功能位，经换药 1 个月压疮愈合

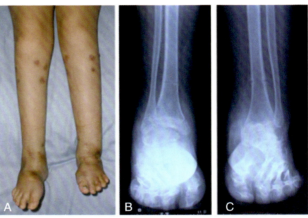

图 11-40　治疗后

双足压疮愈合，畸形矫正，恢复足底负重，左踝行关节融合（A～C）。随访 5 年压疮没有复发，能全负重步行

病例 6　女性，19 岁，2009 年入院，创面细菌培养：大肠埃希菌和 MRSA 混合感染。

1. 治疗经过　见图 11-41～图 11-44。

2. 小结　先天性脊柱裂合并马蹄内翻足右侧压疮感染。对感染的压疮应该积极治疗，否则炎症将向全足波及，引起距骨及中足骨坏死。在炎症情况下手术矫正畸形有一定风险。但是根据笔者医院的经验一期矫正畸形、治愈炎症是可以同时进行的。

（七）足踝部压疮的晚期骨丢失

足踝部压疮的晚期，会出现骨丢失现象。骨丢失发生在足部畸形后的负重部位，如马蹄内翻足发生在足外侧畸形的负重部，压疮向第 5、4 跖骨波及，会造成第 5、4 跖骨丢失；同时足外侧负重区形成巨大的压伤性压疮。由于肌力平衡失调，胫骨前肌仍有少量的力量，而胫骨后肌群完全失去神经控制，造成跟行足加上无知觉，尤其对疼痛觉消失，足底部就

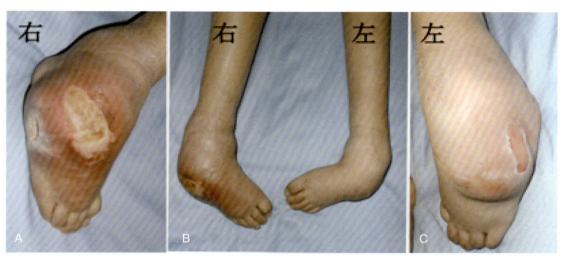

图 11-41　先天性脊柱裂继发双侧马蹄内翻足
右足外侧 2 处Ⅳ期压疮合并感染（A、B）；左足 Ⅱ 期压疮（C）

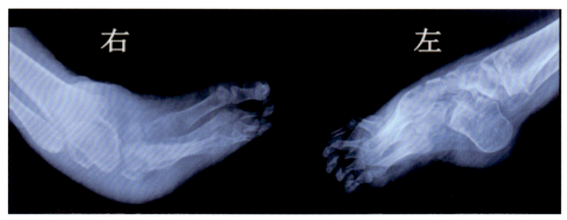

图 11-42　双足 X 线片显示畸形、错位

会磨损形成压疮。这种压疮持续侵犯跟骨，跟骨外露、磨损、被炎症侵犯、失去血供，结果跟骨吸收和脱落，造成跟骨丢失的状态。跟骨感染丢失后，炎症继续向上波及侵犯距骨，距骨因无血管供血、更没有肌肉保护，对感染的抵抗力低，最终造成跟骨、距骨丢失，例如病例 2。此时，如果压疮没有得到有效的控制，炎症将迅速波及距小腿关节，造成持续的化脓性距小腿关节炎。胫骨的踝穴、关节软骨被炎症穿透，形成胫骨下端骨髓炎，炎症得不到控制时，胫骨血循环中断，加上磨损，经过下端及中段丢失，例如病例 3。从跟部跟骨向上的感染，骨丢失是逐渐发展的，阻断炎症发展是保留骨头不丢失的关键。还有一种途径：距小腿关节感染后，炎症向中足蔓延，侵犯中足骨，造成中足骨缺损，例如病例 4。跟骨、距骨、中足骨丢失是严重的局面，压疮骨丢失后无法修补，也无法植骨，因为移植骨都不带神经。这种骨皮瓣移植后既不耐压、又不耐磨，所以对于这类骨缺损是无法修复的。笔者用 Ilizarov 技术修复重建矫正畸形，扩大足底受压面积，补填骨缺损，取得了良好的疗效。

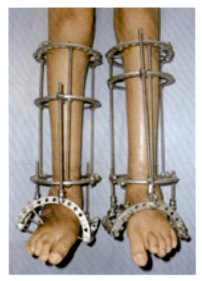
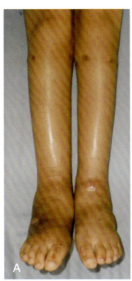
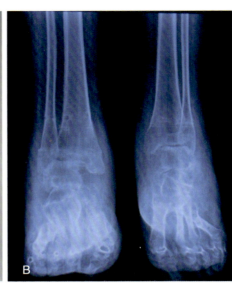

图 11-43　双足术后矫形　　　　　　　　　　　　　　图 11-44　治疗后 X 线片

通过持续牵拉逐渐复位　　　　　　　　　　能够全负重行走，随访 4 年压疮没有复发（A、B）

（王兴义　王　伟　王公奇　王　靖）

第 12 章

坐骨部压疮

近年来，医疗领域对老年人压疮的关注不断提高，非手术疗法也被广泛应用。压疮治疗的关键是预防，基础管理方法有加强营养、全身管理、体位变化、局部减压、保持皮肤清洁等。脊髓损伤引起的坐骨部压疮成为再发性难治性疾病的案例越来越多，有些甚至危及生命，所以必须严格掌握压疮的手术疗法和适应证，避免复发成为难治性病例。本章包含压疮发生和预防治疗的管理法，重点是脊髓损伤压疮的手术治疗，并对复发性压疮最近的医疗观点加以阐述。

第一节　概　述

一、发病率和好发部位

脊髓损伤后的压疮发病率是 60% ~ 80%，压疮是其最严重的合并症。好发部位以坐骨结节部压疮最多，骶尾部次之，其他发生部位依次是大转子部、尾骨部、足底部。特别注意臀部压疮，易受污染，有合并真菌和厌氧菌感染的危险，容易成为难治性压疮。高龄者的压疮发病率是 10%，好发部位的顺序是骶尾部、距小腿关节部、大转子部、髂骨翼，与上述人群有所不同。

二、发病机制

（一）压迫
压疮是骨突出部和体表血流障碍所致，皮肤和皮下组织受压是直接原因。
（二）外因
好发部位处于排泄物的环境。高龄者和脊髓损伤患者，皮肤组织耐性减弱，洗澡或去卫生间轮椅移动时，发生摩擦或内裤摩擦是局部破溃的原因（特别是骶尾骨部）。
（三）内因
营养不良不仅容易发生压疮，而且难以治愈。如果有低蛋白血症局部发生水肿，组织的耐受性差。贫血时组织氧的供应量减少，容易造成坏死，也是压疮的危险因素。

三、评价（全身、局部）

预测发生压疮的评价，在高龄者有诺顿评分（Norton scale）和布拉登评分（Bradan scale）。

（一）全身评价（压疮发生后）

营养状态非常重要，确认有无低蛋白血症和贫血，其他也要注意水分的补充，维生素等营养摄取量。

（二）局部评价（压疮发生后）

创面的评价深度（Ⅰ~Ⅳ度），根据创面治愈期间颜色进行判断。确认有无化脓感染、潜行和囊肿假瘤是否存在，以及全身所见综合评价。对创面进行细菌培养，了解感染的程度和致病菌，作为创面处理的参考。

第二节　预防与治疗

一、预防

（一）全身管理（改善营养）

营养不良时，最重要的是从一开始就要补充营养。

（二）局部管理（减压和皮肤保健）

1. 改变体位　在病房改变体位最重要，起身频率原则上是白天每次 2h、夜间 4h；坐位时，每隔 30min 用手撑起身体。必要使用电动床和气垫床。

2. 局部减压　用小枕和坐垫等垫起局部，在轮椅的脚踏板，压疮发生在足底外侧，要注意足底减压。

3. 皮肤保健　不仅仅是护理人员包括患者本人每日要用镜子观察好发部位的皮肤状况。

二、非手术疗法

（一）全身治疗的原则

全身要根据情况进行中心静脉营养(IVH)，要注意饮食摄入量和血清值。合并糖尿病时，容易形成难治性压疮，要密切注意泌尿系和呼吸系的感染。

（二）局部治疗的原则

1. 用于创面的消毒剂（碘伏等），因为阻碍良性肉芽的细胞生成，所以不能用在创面周围，特别是良性组织（红色的组织）处。

2. 干燥的痂皮会妨碍良好的肉芽生成，要保持压疮创面处于湿润环境，防止创面干燥（避免日光浴）。

3. 软膏药剂的使用目的是吸收渗出物、杀菌、促进肉芽形成、溶解坏死物。

4. 抗生素原则上不使用，发热时全身应用。

5. 有学者报道，激光治疗有效，可取代红外线、紫外线疗法。

近年，曲弗明等对于细胞增殖有显著疗效的药剂被开发，特别是局部闭锁性疗法等非手术疗法（V.A.C 疗法及 V.S.D 疗法）不断发展。准确评价、选择最精准的治疗方法（图 12-1）。

三、手术疗法

（一）术前注意事项

1. 严格而周密地进行全身局部评价。

2. 训练体位变换：术后俯卧位或侧卧位，尽可能地进行体位训练，如果不能做到俯卧位，则暂缓手术治疗。

（二）手术治疗的原则

1. 尽可能切除不良肉芽组织、瘢痕、囊肿假瘤、潜行。

2. 用酸性水、生理盐水充分洗净创面。

3. 消灭无效腔。

4. 最小限度地切除坐骨（坐骨过度切除会引起尿道内压上升）。

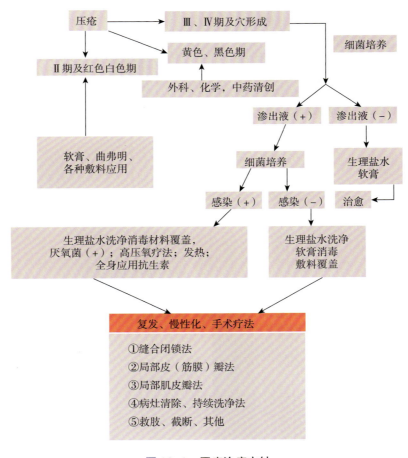

图 12-1 压疮治疗方针

［《神中整形外科学》（第 23 版），内容有增补］

5. 残存的血肿及渗出液会引起感染，应予以重视。

（三）手术疗法

1. 缝合闭锁法　潜行和囊肿假瘤及感染存在的状况下，即使闭锁有时创口也会裂开。为此要尽可能的充分切除潜行和囊肿假瘤，判断没有感染之后二期缝合，要着重注意缝合部（图 12-2），避免骨和瘢痕等组织压迫。

2. 带蒂组织移植法

（1）局部皮瓣法（skin flap）：深到脂肪组织的皮瓣，逆行修复的方法。因为多应用在骶尾部慢性化的创面，所以多用旋转皮瓣（rotation flap）。有时也应用 V-Y 法、横转皮瓣法、Limberg 法。这些皮瓣的缺点是薄，所以尽可能地应用近位肌肉转移皮瓣（图 12-3，图 12-4）。

（2）局部筋膜皮瓣法：深达筋膜的组织移行，从局部皮瓣来的血液循环良好，采取皮瓣时要注意血循环。

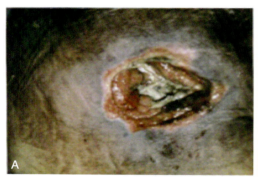
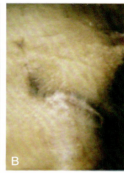

图 12-2　闭锁缝合法

A. 左下肢气性坏疽，坐骨部创面开放洗净；B. 缝合闭锁法术后 10 年没有复发

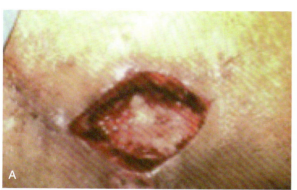
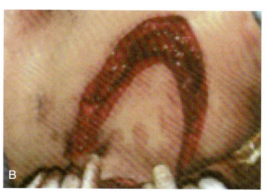
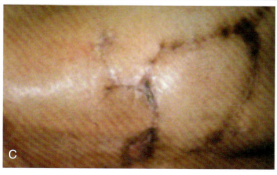

图 12-3　局部皮瓣法

A. 骶部压疮，潜行形成；B. 包含臀大肌移行的推进皮瓣覆盖创部；C.V-Y 瓣成活

（3）肌皮瓣法：适用于较大创面，术中对机体创伤较大，高龄患者慎用。其优点是皮下血运丰富，不易发生皮瓣坏死。供区皮瓣量不足，有时也用中厚皮瓣移植。近年来治疗伴有巨大创面的坐骨部难治性压疮多使用臀大肌岛状肌皮瓣移植，有时也用穿支肌皮瓣法，远隔肌皮瓣不常应用（图 12-5 至图 12-7）。

还有穿支皮瓣法也在应用，但是，压疮远隔肌皮瓣不常应用。

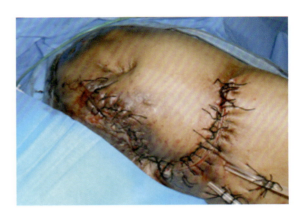

图 12-4　坐骨部压疮病灶清除后用旋转皮瓣一期封闭切口

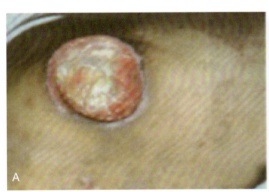 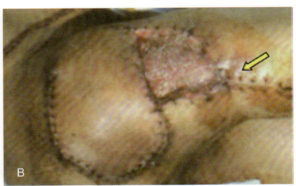

图 12-5　局部肌皮瓣
A. 右大转子部压疮周围囊肿形成；B. 阔筋膜张肌、局部移行术和游离植皮（黄箭示）

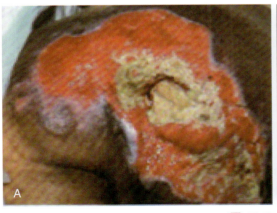 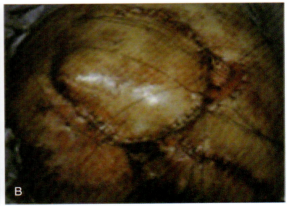

图 12-6　肌皮瓣法
A. 坐骨部广泛大压疮，右下肢重症蜂窝织炎；B. 臀大肌和阔筋膜张肌联合逆行皮瓣，部分游离植皮，2 年后没有复发

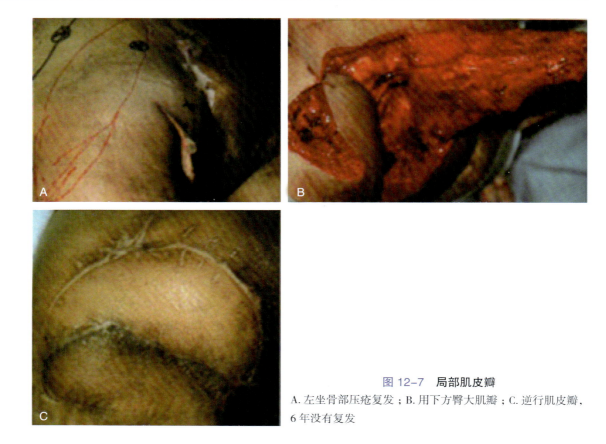

图 12-7　局部肌皮瓣

A. 左坐骨部压疮复发；B. 用下方臀大肌瓣；C. 逆行肌皮瓣，6 年没有复发

（4）游离皮肤移植：此法不适用于压疮，常用于头皮移植。

（5）其他

①髋关节内感染并发骨髓炎：尽可能清除被感染波及的骨和关节，术后根据功能评定量表（Activities of daily living，ADL）要尽量避免髋关节离断。无效腔一般要用阔筋膜张肌皮瓣填充，也可用骨水泥链珠填充（图 12-8）。笔者常用股骨前方肌瓣填充，并配合持续洗净疗法。

②从臀部（坐骨部和大转子部）压疮到髋关节离断：压疮作为髋关节离断的适应证：生命危险（气性坏疽）等；髋关节高度挛缩；没有可用的肌皮瓣填充；巨大压疮（广泛压疮）。这时要充分考虑术后坐姿平衡，尽可能的保存肌皮瓣（图 12-9，图 12-10）。

③永久人工肛门和膀胱造瘘：创面广泛靠近会阴部，考虑到创面闭锁为首要任务，有时要做人工肛门和膀胱造口（多半是永久性人工肛门）。坐骨部压疮合并膀胱、输尿管、肾盂积尿时，长期插尿管引起严重的泌尿系感染的病例，需要做永久性膀胱造口。

（四）手术疗法最新理念

1. 骶尾部　以前常常进行的是旋转皮瓣（rotation flap），而最近，多用 V-Y 皮瓣 V-Y flap，这个部位的压疮复发和难治性病例比较少。但是，一次缝合和皮瓣移行时要尽可能的利用周边的肌肉移行。如果骶骨有突出，尽可能地切除突出部位的骨。

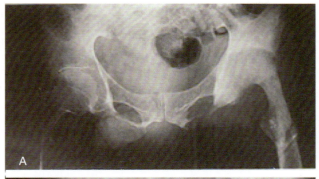

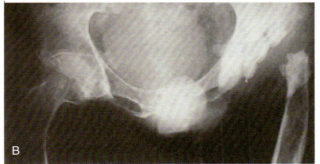

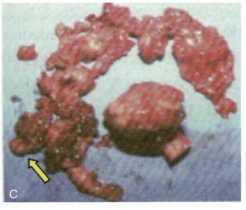

图 12-8　股骨头、颈、转子部切除关节搔刮术

A.左坐骨部压疮发展为髋关节股骨骨髓炎；
B.股骨头、颈、转子部、骨盆部切除；C.骨水泥链珠插入后因感染而拔除，术后 5 年没有复发，坐位平衡良好（黄箭示骨水泥）

图 12-9　大腿截肢后保存肌皮瓣手术

A.大转子等广泛压疮和痉挛性麻痹，高度内旋位强直，行髋关节离断，尽可能的保存后方和前方的肌皮瓣；B.轮椅坐位平衡良好

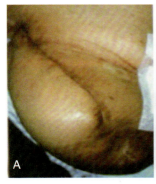

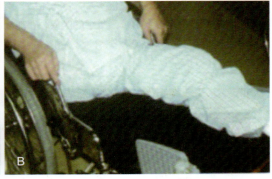

图 12-10　髋关节离断后肌皮瓣保存术

A.大转子、坐骨部广泛压疮，髋关节脱位；B.切除骨头后创面不能治愈，保存前方肌皮瓣，髋关节离断

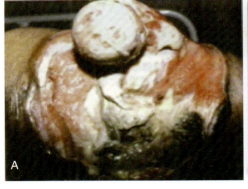

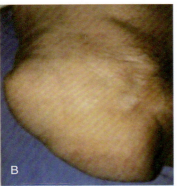

　　2. 坐骨部　后方皮瓣或者股薄肌或由大腿屈肌 V-Y 瓣和 M-C 瓣，因为逆行肌皮瓣薄，术后复发率高，下部臀大肌的带蒂皮瓣或岛状肌皮瓣术是很好的选择。合并骶丛神经麻痹等移动平衡不良和反复再发的病例，推荐此疗法。为了确定下部组织的成活情况，通过

MRI 检查和超声检查作为参考（图 12-11）。T_{10} 以下脊髓损伤也可行知觉正常的腹直肌瓣（岛状感觉皮瓣）。

缝合闭锁的方法与其他肌皮瓣相比，复发率最低，假性肿瘤形成率最少。坐骨切除后，坐位时臀部压力不均衡，有时，因为患侧的尿道内压上升形成尿道瘘孔，所以坐骨切除应该局限在最小限度。人工肛门造口前应该考虑用 M-C flap 进行创面闭锁。对复发、难治、广泛臀部压疮进行多学科护理（multidisciplinary care）（表 12-1）。

坐骨部压疮尤其是坐骨部Ⅲ～Ⅳ期压疮合并广泛潜行时，除了上述的各种皮瓣以外，病灶清除、囊壁切除、残腔内放置持续洗净管、术后持续洗净，效果良好、治疗时间短、复发率低、创口能够一期闭合，是值得推荐的方法。彻底病灶清除，包括潜行和压疮内压疮及其分支，清除不彻底则冲洗无效。

坐骨部压疮发展到Ⅳ期时，容易向邻近扩散形成分支压疮。

常见的扩散方向：①髋关节，扩散到髋关节后果最为严重，形成持久性的化脓性髋关节炎，股骨头颈及转子部浸泡在脓液里，会造成股骨头颈坏死及病理性骨折。②扩展到腹股沟，形成腹股沟瘘孔。③扩展到阴唇，形成阴唇瘘孔。④扩展到阴囊，形成阴囊橡皮肿。⑤扩展到阴茎，阴茎变粗变长，处于勃起状态。⑥扩展到坐骨直肠窝，形成坐骨直肠窝脓肿。⑦扩展到腰部肌肉下面，形成腰部巨大潜行。⑧扩展到臀部，形成复合性臀部压疮。⑨甚至扩展到对侧坐骨直肠窝，形成对侧坐骨直肠窝脓肿。手术清创时，对所有的分支都必须清除干净。

脊髓损伤后坐骨部压疮患者因为年轻，压疮患病时间也长，所以有可能发生压疮癌变。

压疮最好的治疗是预防。压疮发生后如果不能进行良好的非手术治疗和手术治疗就会形成难治性压疮和重症压疮。

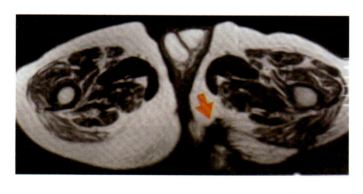

图 12-11　坐骨部压疮巨大潜行形成
胸髓损伤合并左骶丛神经麻痹，麻痹侧坐骨压疮行横转肌皮瓣，术后 1 年复发，MRI 确认囊肿及潜行形成

表 12-1　臀部重症压疮的集中护理（multidisciplinary care）

全身护理	有无营养不良及使用抗生素
局部护理	感染对策：生理盐水、酸性水创面洗净，充填各种软膏敷料、高压氧
手术治疗 （创闭锁）	皮瓣转移，骨关节炎（骨髓炎）：广范围切除骨和关节，持续洗净 重症创面：髋关节离断，难治性：人工肛门和膀胱造口
治愈后的护理	预防复发的全身和局部管理

（王兴义　王　伟　王公奇）

第 13 章

高压氧和臭氧纳米气泡水治疗压疮

治疗压疮时配合使用高压氧疗法（hyperbaric oxygen therapy, HBO）和臭氧纳米气泡水。其基本治疗原则是去除坏死组织、控制感染、给予充足的氧气使组织再生、维持湿润状态等。HBO 是在超过 1 个大气压（2 个绝对气压以上）的环境中吸入纯氧气，暂时提高供氧量。臭氧纳米气泡水作为具有很强杀菌力的功能水。笔者医院从 2009 年开始在骨关节感染、软组织感染、压疮、皮肤溃疡的治疗上使用臭氧纳米气泡水，到 2015 年已治疗300 例，取得非常好的疗效。现介绍使用 HBO 和臭氧纳米气泡水治疗压疮、皮肤溃疡、软组织感染的案例。

第一节　代表病例

水中气泡的直径分为：厘米、毫米、微米、微纳米、纳米（分别为 cm、mm、μm、μnm、nm）。一般情况下，水中产生的气泡会边膨胀边上升，到达水面时会完全消失。但是，极小气泡以非常缓慢的速度不断上升，随着上升的过程不断缩小，最终溶解于水后消失。65 μm 以下的气泡会在水中缩小，65 μm 以上的气泡会发生膨胀，这是小气泡产生的物理与化学特性。纳米气泡被电解质离子包围，可以缩小到直径数百纳米以下，但是不会消失而是以肉眼看不到的气泡在水中存在数月甚至数年。含有此气泡的水被称为微米气泡水或纳米气泡水。随着水产业、农业、工业等各种领域中微纳米气泡水或纳米气泡水的利用，近来受到医学界关注并用于临床。具有强氧化性的臭氧，对于细菌和病毒具有强杀菌作用和消臭效果，应用于医疗、护理、食品、农业等领域。

根据气泡内含有气体的种类分为臭氧纳米气泡水、氧纳米气泡水、氮纳米气泡水等，气体的性质不同，产生的纳米气泡水性质也不同。笔者医院在外伤、压疮等创伤部位的清洗，骨髓炎或化脓性关节炎的局部持续洗净疗法，所用的洗净液选用了含有平均直径是含有 107nm 的臭氧纳米气泡的 0.9% NaCl。

一、病例 1

女性，62 岁，臀部压疮，气体坏疽，自多发性脑梗死发病后，在家卧床约 7 年。20×× 年 1 月，家人发现患者臀部发红，并未到医院就诊。随着压疮的扩大，1 月 28 日到笔者所在医院就诊后，进行伤口处理。但是，压疮并没有好转，散发着恶臭，随后再次来院就诊。门诊以气性坏疽收入院。简单清创后开始 2 个气压下 60min 的高压氧治疗。入院时压疮处渗出液较多，恶臭，皮肤呈现黑紫色，血液检查 WBC 13 400/μl，CRP 6.68mg/dl，总蛋白 6.0mg/dl，白蛋白 2.4mg/dl，细菌培养为 MSSA，脆弱类杆菌，大肠埃希菌，消化链球菌属。局部用生理盐水洗净后，作为湿润辅料在伤口处填塞臭氧纳米气泡水浸泡过的棉球。因患者极其消瘦，在改善营养的基础上，每天进行伤口处理和实施高压氧治疗，2月 6 日开始恶臭减轻，皮肤发红逐渐消退。3 月 11 日出院，出院后护士继续上门进行伤口处理，每周 1 次来院进行高压氧治疗。5 月 26 日高压氧和臭氧纳米气泡水治疗结束。护士仍继续进行伤口的处理，8 月 11 日，伤口闭合。本病例是早期应用臭氧纳米气泡水治愈压疮的病例（图 13-1）。

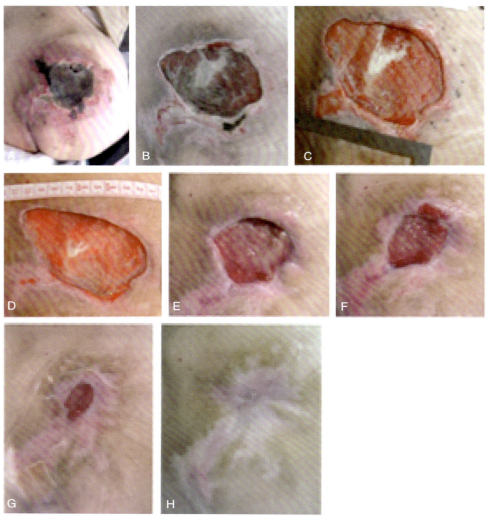

图 13-1　病例 1 治疗过程

A. 20××年 1 月 30 日；HBO 开始；B. 2 月 5 日；HBO 5 回；C. 2 月 20 日；HBO 3 回；D.3 月 11 日；HBO 28 回；E.4 月 3 日；HBO 32 回；F.5 月 1 日；HBO 36 回；G.5 月 6 日 HBO 38 回；HBO 与臭氧纳米气泡水治疗结束；H. 8 月 11 日

二、病例 2

男性，46 岁，坐骨部压疮。19×× 年因车祸脊髓损伤导致双下肢完全麻痹，轮椅生活持续了约 25 年，20×× 年 12 月因右臀部压疮在外院行右坐骨部周围感染潜腔形成术，第二年 3 月坐骨骨髓炎发病，持续洗净疗法治疗后右骶骨部潜腔形成，8 月转院到笔者所在医院。入院时右坐骨和右大腿部有渗出液，细菌培养为 MRSA，β-溶血链球菌。入院后开始进行高压氧治疗和使用臭氧纳米气泡水对伤口进行冲洗。潜腔内使用生理盐水充分冲洗后再使用臭氧纳米气泡水进行冲洗，然后填充臭氧纳米气泡水浸泡过的纱布进行湿润疗法。压疮的潜行逐渐缩小，肉芽形成。10 月 10 日臭氧纳米气泡水冲洗治疗结束。随后 2 周使用曲弗明喷剂后，再涂抹前列腺素软膏，渗出液消失。10 月 22 日出院。住院期间高压氧治疗共实施 41 次。约 40d 伤口完全闭合。本案例使用臭氧纳米气泡水、高压氧、抗生素等治疗，达到了满意疗效（图 13-2）。

三、病例 3

女性，64 岁，右大腿部压疮，脊髓损伤导致下半身麻痹，轮椅生活约 30 年。20×× 年 8 月右大腿部，右跟骨部出现发红，逐渐恶化形成压疮。10 月右大腿部后面潜腔形成，在家自行处理 14 个月。就诊时大腿后面有少量的出血，伴有恶臭，4.5cm×4cm 的潜行腔，深达肌肉层并出现坏死，细菌培养为 MRSA、铜绿假单胞菌、大肠埃希菌。入院后压疮的坏死组织清除，臭氧纳米气泡水冲洗后，进行臭氧纳米气泡水的湿润疗法，第 2 天开始进行高压氧治疗。碳青霉烯类抗生素静脉应用 2 周和连续的高压氧治疗，入院第 8 天压疮缩小到 3cm×2cm。3 周后症状明显改善出院。定期来院复诊持续治疗，1 个月后压疮恶化再次入院。入院后右大腿后面的潜行腔进行清创，每天静脉应用万古霉素，伤口使用臭氧纳米气泡水进行冲洗，伤口明显缩小后出院，然后定期来院进行治疗。20×× + 21 个月伤口完全闭合。

这是 1 例难治性压疮的案例，经过坚持不懈的治疗，避免了重症感染，最后伤口闭合，效果良好（图 13-3）。

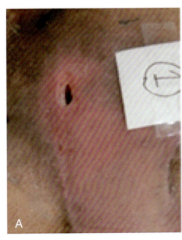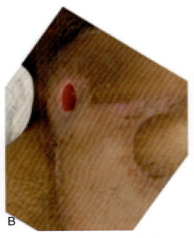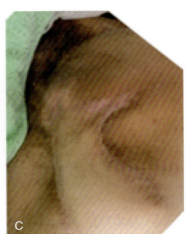

图 13-2　病例 2 治疗过程

A.20×× 年 8 月 30 日；B.9 月 11 日；C.10 月 12 日

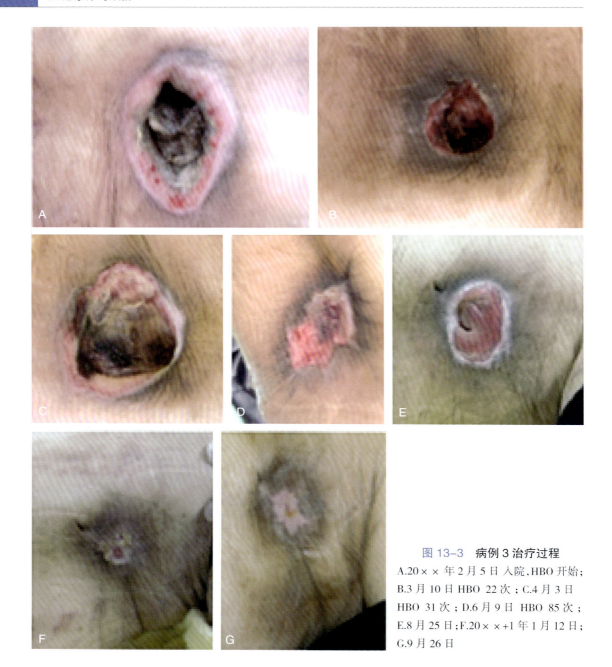

图 13-3　病例 3 治疗过程

A.20××年 2 月 5 日入院，HBO 开始；B.3 月 10 日 HBO 22 次；C.4 月 3 日 HBO 31 次；D.6 月 9 日 HBO 85 次；E.8 月 25 日；F.20××+1 年 1 月 12 日；G.9 月 26 日

四、病例 4

女性，49 岁，右跗趾糖尿病坏疽。糖尿病史 30 年，口服降糖药和注射胰岛素控制血糖。20××年 4 月 10 日，出现恶寒，39℃，第 2 天热退。但右足出现肿胀未予以重视，肿胀和疼痛逐渐加重，4 月 16 日到皮肤科就诊，入院后开始抗生素治疗，4 月 23 日右跗趾坏疽、骨外露，转入骨科，建议截肢。为保肢治疗，于 4 月 26 日入笔者所在医院。入院后进行切开引流脓液，并散发着恶臭。右跗趾背面的溃疡，骨外露，远节趾骨骨髓炎。

入院时检查 WBC 8500/μl，CPR 4.08mg/dl，红细胞沉降率 71mm/h，HbA1c 7.1%，白蛋白 3.2mg/dl，细菌培养为阴性。伤口用生理盐水洗净后，局部注入臭氧纳米气泡水，第 2 天开始连续每天碳青霉烯类抗生素静脉应用和 2 个大气压 60min 的高压氧治疗。右蹬趾的伤口随着渗出液逐渐减少，恶臭逐渐减轻，并且伤口逐渐缩小。5 月 25 日到内科继续治疗糖尿病。5 月 29 日再次入院，局部未见发红，肿胀，排脓，肉芽组织生长良好，伤口不断缩小。继续臭氧纳米气泡水和高压氧的治疗，患者于 6 月 30 日伤口完全愈合出院（图 13-4）。

五、病例 5

男性，58 岁，右足糖尿病坏疽。20×× 年 6 月 30 日右足出现疼痛、肿胀，诊断为痛风，治疗时右足背出现渗出液。详细检查后确诊为糖尿病。伤口处理，抗生素治疗后症状未得到改善而转院。转院治疗后症状仍未改善，建议截肢。患者于 20×× 年 7 月 27 日转入笔者所在医院。入院时右足背可见直径约 2cm 的凹陷伤口，伤口周围发红、发热。渗出液的细菌培养为 MSSA。HbAlc：9.3%，血糖控制不良。入院后开始控制血糖，臭氧纳米气泡水连续多日进行冲洗后，施行臭氧纳米气泡水的湿润疗法。伤口逐渐缩小，有大量的肉芽组织增生，8 月 9 日以后细菌培养为阴性。8 月 28 日右足背部可见小块痂皮治疗停止，8 月 31 日出院（图 13-5）。

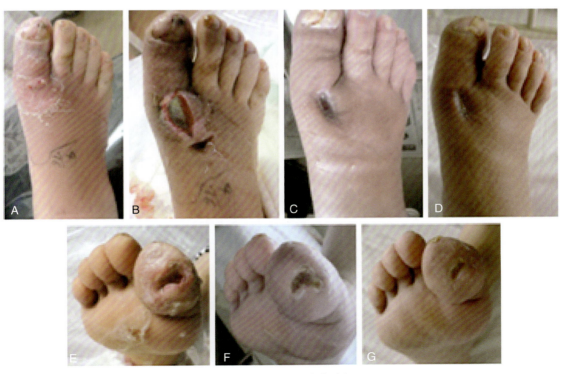

图 13-4　病例 4 治疗过程
A ~ D.20×× 年 4 月 26 日开始治愈过程；E.5 月 2 日；F.6 月 5 日；G.6 月 26 日

六、病例6

男性，79 岁，足部糖尿病性皮肤溃疡。20××年 1 月 10 日左右，无明显诱因的左足蹬趾水疱形成，水疱破溃后形成伤口并逐渐恶化。1 月 22 日到笔者所在医院就诊，26 日入院。28 日开始臭氧纳米气泡水的冲洗，伤口症状明显好转，新鲜肉芽组织生成，渗出也基本消失。治疗过程良好于 2 月 26 日出院。出院后护士继续上门进行治疗。3 月 18 日伤口完全愈合（图 13-6）。

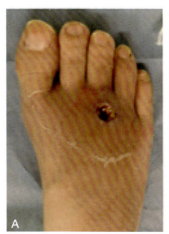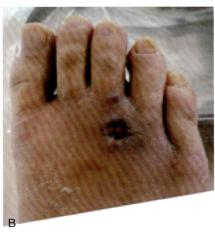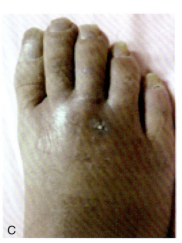

图 13-5　病例 5 治疗过程
A.20××年 7 月 27 日；B. 8 月 9 日；C. 8 月 28 日

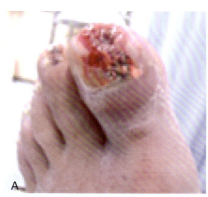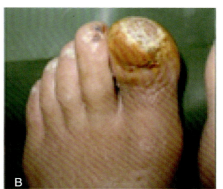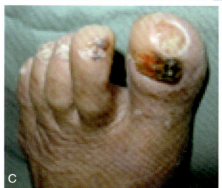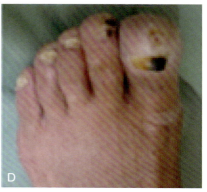

图 13-6　病例 6 治疗过程
A.20××年 1 月 2 日初诊；B. 1 月 26 日入院；C. 2 月 2 日；D.2 月 26 日入院

七、病例 7

女性，60 岁，左足部气体坏疽。20×× 年 2 月下旬，左足背出现肿胀，逐渐加重，走路时疼痛，恶臭，X 线、CT 检查可见左下肢有气体影像，确诊为气体坏疽。入院时左足背有握雪感，小腿以下到足背肿胀伴发热。足背部切开，生理盐水冲洗后伤口开放，紧急 2.8 个大气压的高压氧治疗，细菌培养为 α - 溶血链球菌，β - 溶血链球菌，卟啉菌属，消化链球菌属，链球菌。血液检查 WBC 23 000/μl, CRP 24.67mg/dl 显示有严重的炎症，HbAlc：11% 示血糖控制不良。体检时发现患有糖尿病，未治疗。入院后碳青霉烯类抗生素静脉应用，同时开始注射胰岛素，在伤口开放的状态下每天进行臭氧纳米气泡水冲洗和高压氧治疗，必要时进行清创。治疗 2 周后，大量肉芽组织急速生成。高压氧治疗促进了伤口愈合，在臭氧纳米气泡水杀菌的双重作用下取得了良好的效果，避免了截肢（图 13-7）。

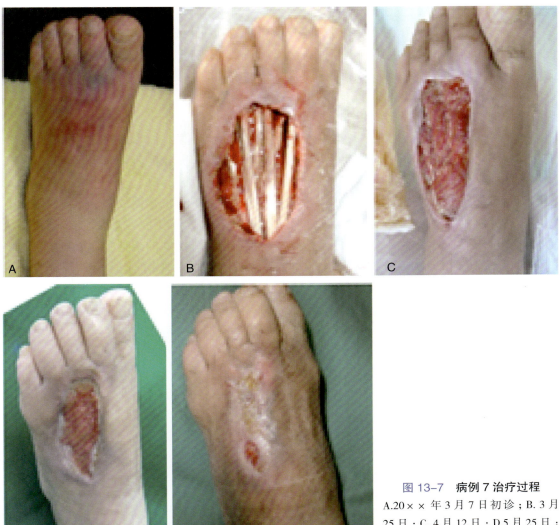

图 13-7　病例 7 治疗过程
A.20×× 年 3 月 7 日初诊；B. 3 月 25 日；C. 4 月 12 日；D.5 月 25 日；E. 7 月 11 日

第二节　高压氧治疗

高压氧治疗在 19 世纪后半叶 20 世纪前半叶开始盛行，因为缺乏证据而很快被遗忘。1960 年 Boerema 发表 "Life without blood" 后，高压氧再次引起大家的关注。现在高压氧已经在临床广泛应用。高压氧治疗的机制是根据气体分压不同，气体在液体中溶解量也不相同的物理原理，在高压环境下吸入纯氧，增加体内血氧含量。高压氧治疗的效果有：①氧可以直接杀死细菌；②增强白细胞的杀菌作用；③增强抗生素的疗效；④促进缺血性软组织创伤的治愈。因此，高压氧治疗可以用于治疗气体坏疽、坏死性筋膜炎等软组织的感染、骨髓炎等骨关节感染。糖尿病性溃疡治疗效果的研究曾被大量报道。Faglia 在报道中指出，随机对照试验中高压氧治疗的糖尿病足部病变的截肢率明显下降，糖尿病溃疡的缩小率的有效评价在高压氧治疗群有统计学意义。皮肤科学会出版的糖尿病溃疡、坏疽治疗指南中推荐使用高压氧治疗。国外资料也指出高压氧可以降低糖尿病足部病变的截肢率，减少医疗费用，非常适用于医疗保险。

1873 年，臭氧的杀菌效果被发现后就开始利用臭氧气体或臭氧水进行杀菌和消毒。臭氧气体在数十小时、臭氧水在数十分钟后会分解成氧气，存储困难，但臭氧纳米气泡水性能稳定，可以维持数月以上。臭氧纳米气泡水比同浓度的臭氧水具有更高效的杀菌效力。目前临床利用臭氧纳米气泡水冲洗肠管后再进行经肠镜手术、预防牙周病的漱口，作为治疗骨髓炎的局部持续洗净疗法的洗净液等。

臭氧纳米气泡水的杀菌机制与抗生素和消毒药不同，是气、液界面的过氧化状态的离子起重要作用。因此，对耐药性的细菌有良好的杀菌效果。荒川的研究表明，臭氧纳米气泡水对耐甲氧西林金黄色葡萄球菌（MRSA），耐万古霉素的肠球菌（VER），多剂耐铜绿假单胞菌（MDRP），多剂耐性大肠菌，各种复数菌株具有良好的杀菌效果。因为臭氧在液体中能够分解成活性氧，基本没有毒副作用。与既存的消毒药相比有过敏反应少、对组织损害低，可用于不适于使用消毒药的部位。早云曾报道过有活性的细胞在臭氧纳米气泡水的作用下，24h 内未发生细胞数的变化。与臭氧水相比，臭氧纳米气泡水容易保存并且杀菌作用强，是伴有感染的压疮，难治性皮肤溃疡的理想冲洗液。

在压疮和皮肤溃疡的治疗上，去除坏死组织，控制感染，甚至组织充分的供氧与良好的疗效相关。高压氧治疗和外科治疗结合，并使用臭氧纳米气泡水，避免了抗生素或消毒药的缺点，治疗压疮多了一种选择。

（川嶌眞之　川嶌眞人）

第 14 章

带血管蒂肌皮瓣移植治疗压疮

伴随着麻醉学、抗生素学、肌皮瓣移植学等进步，压疮的治疗观念已经发生转变。

肌皮瓣移植术可以大大缩短压疮的治疗时间，改善压疮患者的生活质量，充分降低护理的难度和时间，使患者不会因长期创面渗血、渗液导致低蛋白血症和贫血。肌皮瓣移植术成功后应避免继续压迫伤口，避免压疮复发是临床重要问题。

肌皮瓣移植术主要用于难治性压疮，如脊髓损伤后坐骨部IV期压疮、骶尾部压疮、足踝部压疮、转子部压疮。

第一节　手术过程

常用肌皮瓣包括：①腓肠神经营养血管皮瓣修复足跟部压疮；②股前外侧穿支皮瓣修复大粗隆部压疮；③下部臀大肌肌瓣移植修复坐骨部位压疮；④上部臀大肌肌皮瓣、肌瓣移植修复骶尾部创面；⑤臀部穿支皮瓣修复骶尾部压疮；⑥阔筋膜张肌肌皮瓣修复大粗隆部压疮；⑦跖内侧皮瓣修复足跟部压疮（图 14-1 ~ 图 14-3）。

一、全身准备

压疮多见于高龄老年人、长期截瘫患者，多合并贫血，低蛋白血症，重度营养不良等，入院后积极予以支持治疗，包括输血、血浆、清蛋白，以肠外营养为主，肠内营养为辅，各项指标要接近正常低值。局部准备：入院后要加强创面换药，充分引流，如有坏死痂皮应给予剪除，必要时用负压封闭引流治疗。术后也应加强支持治疗。

二、清创手术

全身状态允许应该尽早安排清创手术，截

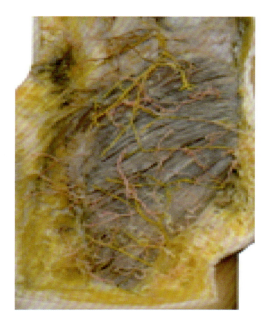

图 14-1　臀部皮动脉

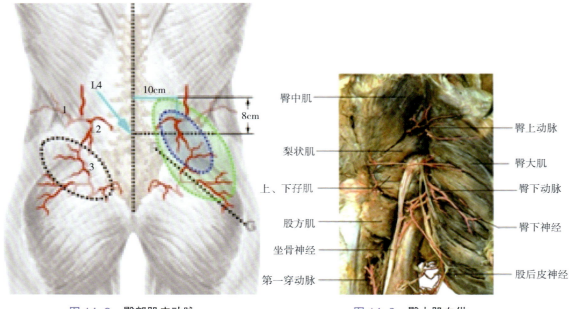

图 14-2　臀部肌皮动脉　　　　　图 14-3　臀大肌血供

瘫患者多无须麻醉在清醒状态下手术，其他患者可选择硬膜外间隙神经阻滞麻醉或全身麻醉。彻底清创，创缘瘢痕、坏死软组织、炎性肉芽、窦道壁及死骨都要彻底切除，做到不留无效腔，必要时有些创面也可配合水刀清创。

三、肌瓣覆盖创面

创面用血供丰富的组织瓣移植修复。清创后大的腔隙需用肌皮瓣或肌瓣覆盖或填塞，一般创面需用穿支皮瓣或局部皮瓣修复，肌皮瓣、肌瓣血供好，有利于复杂压疮部位的愈合、有利于感染的控制。对范围特别巨大的压疮，局部组织瓣不能修复时，也可考虑下肢别骨皮瓣修复。压疮修复组织瓣的使用原则：先易后难、先浅后深。除了预防意外，在压疮复发时还有组织瓣可使用。

四、加强皮瓣下引流

引流有利于皮瓣成活、控制感染，促进手术部位愈合。引流可用引流管或负压封闭引流，但负压封闭引流应注意负压的压力，压力控制在 –50 ~ 75mmHg，也可使用间歇性负压，防止因压力过大至皮瓣血供障碍。

五、术后敏感抗生素应用

术前压疮部位常规应做细菌培养、药敏试验，围术期应用敏感抗生素治疗 1 ~ 2 周。

第二节　常用肌皮瓣及代表病例

一、腓肠神经营养血管皮瓣修复足跟部压疮

腓肠外侧神经于腘窝内起自腓总神经，沿腓肠肌外侧头表面下降，并逐渐向中线靠拢；腓肠内侧神经由胫神经发出，伴小隐静脉在浅筋膜深部下降，行于腓肠肌两头之间的沟内，于小腿中部与腓肠外侧神经汇合成腓肠神经。腓肠神经的血供为多源性，其营养动脉主要来源于腓肠浅动脉和穿支动脉。腓肠浅动脉沿腓肠神经走行，营养神经及其周围皮肤；穿支动脉则来源于胫后动脉肌皮支和腓动脉肌间隔皮支。腓动脉肌间穿支系腓肠神经下段营养血管的主要来源。在外踝上 5 ～ 7cm 与营养血管恒定吻合，由于该穿支较恒定，较为粗大，切取皮瓣时一般把此穿支作为皮瓣的主要血供。因此，在切取皮瓣蒂部时，不但要有一定宽度的筋膜蒂，更要确保穿支血管与皮神经周围血供系统的完整性，这样可以形成包括穿支血管、皮神经、神经营养血管、表浅静脉及一定宽度的皮肤筋膜组织蒂的逆行岛状皮瓣。腓肠神经营养血管蒂逆行岛状皮瓣的静脉回流主要靠浅筋膜内网状静脉产生"迷宫样"逆流及静脉瓣膜失活后产生的回流。

（一）皮瓣设计

术前用超声多普勒血流探测仪检查，确定腓动脉在外踝后上穿支发出的最低部位（外踝上 3 ～ 5cm 处），以此作为旋转点。以腘窝中点至跟腱与外踝中点的连线作为皮瓣的轴心线，皮瓣两侧可至小腿内外侧中线，上达腘窝下方，下达腓动脉穿支。根据创面大小及形状等，设计岛状皮瓣或肌皮瓣。

（二）皮瓣切取

一般先行跟腱部纵切口切开皮肤至跟腱表面，把皮肤向外侧牵拉开，在腓骨后确认腓动脉穿支后，根据穿支的高低再调整皮瓣，行皮瓣上方横切口，显露小隐静脉和腓肠内侧皮神经，以确定其通向皮瓣内，并根据神经及营养血管的走向适当调整皮瓣位置。在皮瓣上方切断神经，结扎血管，切开皮瓣周边皮肤达深筋膜下，将皮瓣及神经血管蒂自深筋膜下逆行掀起，蒂部仅包含小隐静脉、腓肠神经及营养血管的筋膜组织。皮瓣蒂部上宽下窄，旋转点宽度一般为 2 cm 或仅为穿支蒂，皮瓣血供来自腓动脉穿支。在小腿中上段，皮神经走行于腓肠肌内外侧头间沟内或肌肉内，切取时应将皮神经和肌肉（肌袖）带入皮瓣内，以改善血供。

病例 1　男性，75 岁。因老年痴呆长期卧床至双侧足跟部皮肤坏死 2 个月入院。入院后在常规检查相对正常下行双侧足跟部清创，清创后左足创面 8cm×6cm，右足创面 7cm×6cm，分别设计腓肠神经营养血管皮瓣修复足跟部创面，术后皮瓣血供好，创面一期愈合（图 14-4）。

本例特点：本例为老年男性，长期卧床，全身条件较差，围术期应予以支持治疗，老年人血管条件相对较差，术前应了解下肢血管情况，特别是腓动脉的穿支。术后应注意体位，皮瓣及蒂部均不能受压，可以用一些改善循环的药物。

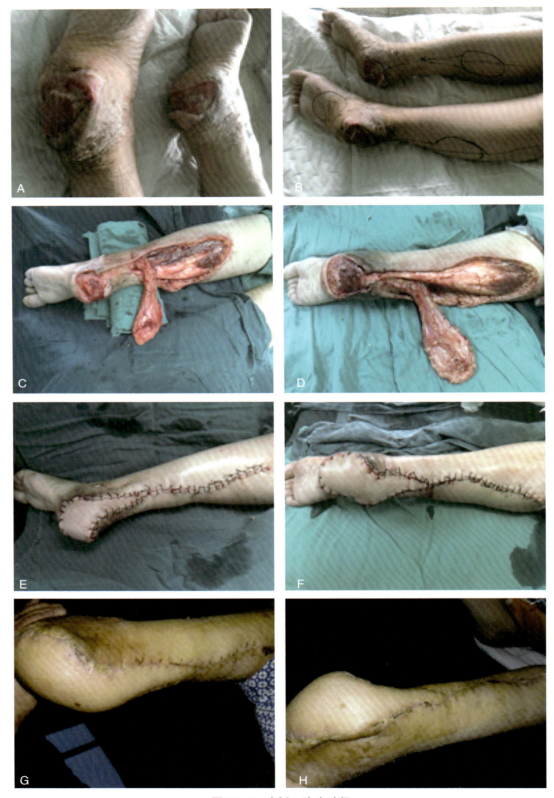

图 14-4　病例 1 治疗过程

二、股前外侧穿支皮瓣修复大粗隆部压疮

（一）皮瓣设计

患者取平卧位，术前应用多普勒超声确认穿支的位置，自髂前上棘与髌骨外上缘做第一条连线，此线为皮瓣的轴线，此线中 1/3 段多有穿支出现。自髂前上棘与髌骨上缘中点做第 2 条线，此线为皮瓣内侧切口线。内侧切口线是股直肌和股外侧肌间隙的体表定位标志。皮瓣的设计应根据皮瓣轴线、内侧切口线和皮瓣轴线中点，结合受区创面大小，来设计皮瓣。内侧切口线的设计能避开肌间隔穿支血管，有效防止误伤穿支。

（二）皮瓣切取

皮瓣的切取从内侧切口线开始，由内侧向外侧自深筋膜掀起皮肤，向两侧牵开深筋膜。在切口中远段可见到肌肉间有一条纵向走行的淡黄色脂肪线、此线即为股外侧肌和股直肌间隙。由远端向近端钝性分离股直肌和股外侧肌间隙，暴露旋股外动静脉降支，轻度屈曲髋关节，近端钝性分离股直肌和股中间肌间隙，向内、向前牵开股直肌，充分暴露近端旋股外动静脉系统。至此皮瓣穿支发出的位置、数量和穿支血管的来源可以确认。

病例 2　男性，53 岁。3 年前因交通伤导致截瘫，右侧大粗隆反复发生溃疡，造成右大粗隆部压疮，长期换药不愈合。遂采用股前外侧穿支皮瓣转移修复。术中清创见创面缺损 16cm×13cm，深达髋关节，彻底清创后，于患肢大腿前外侧设计、切取顺行股前外侧穿支蒂蒂皮瓣 18cm×14cm，旋转 180°，覆盖创面，供瓣区植皮（图 14-5）。

（三）股前外侧皮瓣优点

1. 具有切取面积大、血供丰富的特点。

2. 血管蒂长，可修复的创面部位范围广，对于压疮后大面积的皮肤软组织缺损，可一次完成创面的修复，而不造成皮瓣的缺血坏死。

3. 必要时可携带部分股外侧肌填塞无效腔。由于创面深达关节，术后应注意引流和抗感染治疗。

三、下部臀大肌肌瓣移植修复坐骨部位压疮

（一）皮瓣设计

在坐骨结节与大转子连线下 1/3 轴线周围应用多普勒超声探测臀下动脉区域内的穿支动脉，做好标记，根据皮瓣大小保留一定数目穿支。一般臀下动脉穿支＞0.5mm 有 4～8 支，根据潜行大小、深度、设计臀大肌下部肌瓣长度和宽度。

（二）皮瓣切取

将坐骨结节创面向外下方延长，或切开皮瓣下缘，暴露臀大肌下部大粗隆附着处，将臀大肌下部于附着处离断，将肌瓣于臀大肌深面向上分离，不必显露臀下动脉。皮下剥离位置不应超过穿支位置，避免破坏穿支血管。形成双层组织瓣，将肌瓣填塞坐骨结节腔隙缝合固定，肌瓣下留置负压引流管。将穿支皮瓣于臀大肌表面充分游离，切开皮瓣周围保留穿支位置，接近穿支位置时改为钝性分离，不影响皮瓣转移时不必将皮瓣上缘完全离断，可保留部分皮下蒂，使皮瓣无张力覆盖皮肤缺损区，留置负压引流管，间断分层缝合伤口，

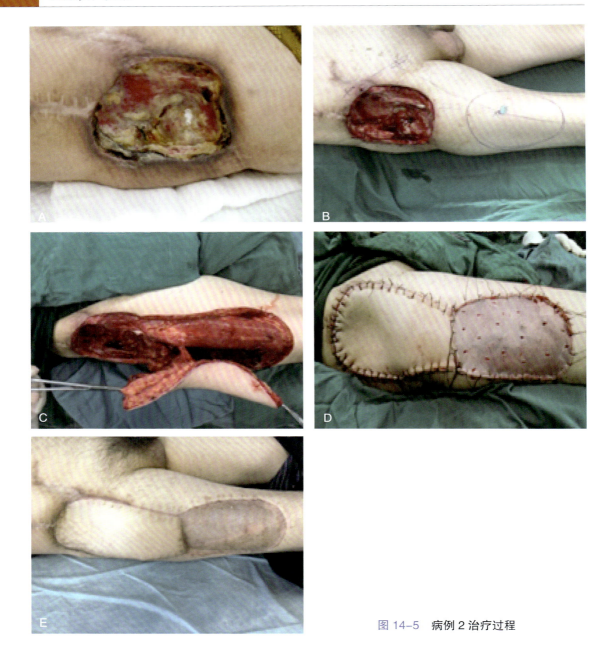

图 14-5　病例 2 治疗过程

外用负压覆盖固定切口部位。

　　病例 3　男性，45 岁。因截瘫长期坐轮椅致右坐骨处破溃，形成压疮 2 年，入院。创面 8cm×5cm，深达坐骨结节表面，彻底清创、去除坐骨表面坏死骨皮质，掀起同侧下部部分臀大肌肌瓣填塞至坐骨部位的腔隙，切口皮肤直接拉拢缝合，肌瓣下置负压引流管一根。外用负压封闭引流固定与包扎，术后 1 周，切口愈合良好（图 14-6）。

　　本例特点：坐骨部位压疮十分常见，手术应把溃疡与潜行腔一起切除，坏死的骨质也应去除，由于皮肤松弛，彻底清创后腔隙用肌瓣填塞，促进愈合、抗感染力强，切口单纯

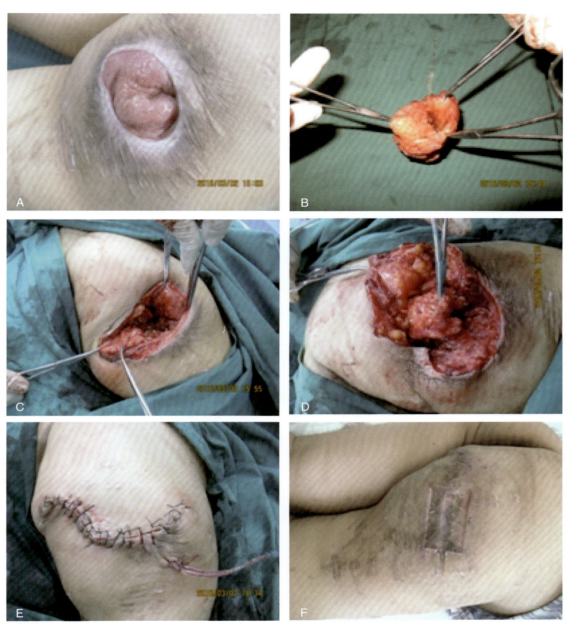

图 14-6　病例 3 治疗过程

缝合。要注意引流与抗感染治疗。

病例 4　男性，29 岁。因截瘫卧床致骶尾部破溃、反复换药形成窦道 1 年入院。入院查潜行 7cm 达骶骨，经术前支持治疗后，入院第 4 天行窦道潜行切除，臀大肌局部肌瓣移植填塞无效腔，皮肤直接拉拢缝合。术后切口愈合良好（图 14-7 ）。

本例特点：窦道型压疮，手术应完整切除窦道壁，彻底止血，采用局部臀大肌肌瓣填塞无效腔，充分引流，取得较好的效果。

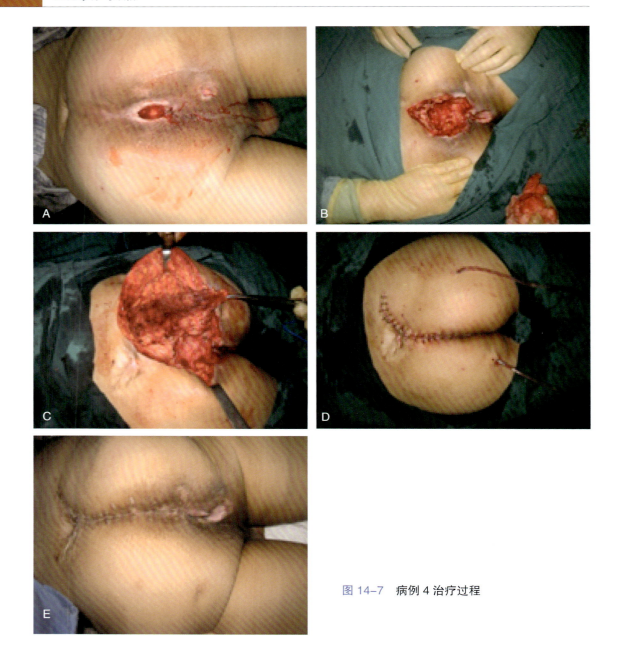

图 14-7　病例 4 治疗过程

四、上部臀大肌肌皮瓣、肌瓣移植修复骶尾部创面

（一）皮瓣设计

以臀上动脉为轴线设计皮瓣（可事先在血管彩超下确认臀上动脉走行），先用画线笔勾画出髂后上棘与股骨大转子的连线，连线中、上 1/3 交点为轴点。从旋转点到皮瓣最远点的距离应大于从旋转点到创面软组织缺损最远点的距离，一般＞ 2cm，以确保皮瓣无张力覆盖创面，尽量降低血管弯曲程度，保证血流灌注，利于皮瓣存活。以髂后上

棘与股骨大转子连线的中、上 1/3 交点为臀上动脉浅支穿出点，该线中 1/3 段为臀上动脉浅支的体表投影。髂嵴与坐骨结节连线中下 1/3 交点处的稍内侧为中心轴，设计肌皮瓣的范围，上界为髂后下棘至大粗隆之间连线，下界平臀沟，外至大粗隆，内至髂后下棘垂直线。

（二）皮瓣切取

沿皮瓣设计线切开皮肤，沿臀大肌与臀中肌间隙钝性分离辨认，找到臀上动脉浅支。根据血管走行方向做皮瓣内下方切口，沿肌纤维走行方向在臀上动脉与臀下动脉之间劈开臀大肌。沿肌肉深面血管走行向内追踪探查，小心分离臀上动脉浅支血管蒂部，一般不需要暴露血管神经蒂，做内侧切口，形成以臀上动脉浅支为血管蒂的岛状肌皮瓣，游离肌皮瓣可转移至覆盖皮肤缺损为止。将肌皮瓣向内旋转修复骶尾部创面。供区继发创面移植中厚皮片，如果皮瓣宽度＜ 8cm 可拉拢缝合。

病例 5　男性，27 岁。因高位截瘫 2 年、骶尾部破溃半年入院。入院查溃疡 6cm×4cm，深达骨质，创缘有潜腔，深达 4 ~ 5cm，在全身情况稳定下行溃疡切除、部分死骨去除，清创后形成较大、较深创面，切取右侧臀大肌岛状肌皮瓣通过皮下隧道转移修复骶尾部创面。术后肌皮瓣血运供良好，压疮修复（图 14-8）。

本例特点：清创后创面深在，肌皮瓣不仅血供好、抗感染力强而且能填塞无效腔，愈合好、外形也好。术中肌皮瓣分离时要注意保护好血管蒂，避免蒂部损伤、扭转及压迫等。

病例 6　男性，49 岁。因截瘫致骶尾部压迫破溃形成溃疡 1 年，经多次换药逐渐在尾部形成窦道型压疮，深达 8cm。入院后清创、行窦道完整切除，清创后创面有较深的腔隙，切取右侧岛状臀大肌肌瓣 8cm×5cm，从皮下隧道转移修复窦道处创面，切口直接缝合（图 14-9）。

本例特点：窦道深在，需将窦道壁彻底完整切除，使慢性创面变成急性创面，再加上肌瓣移植，有利于局部愈合并控制感染。

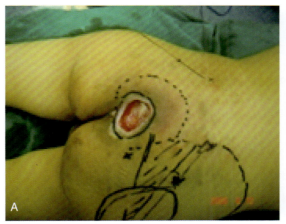 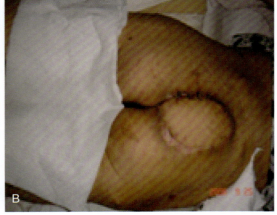

图 14-8　病例 5 治疗过程

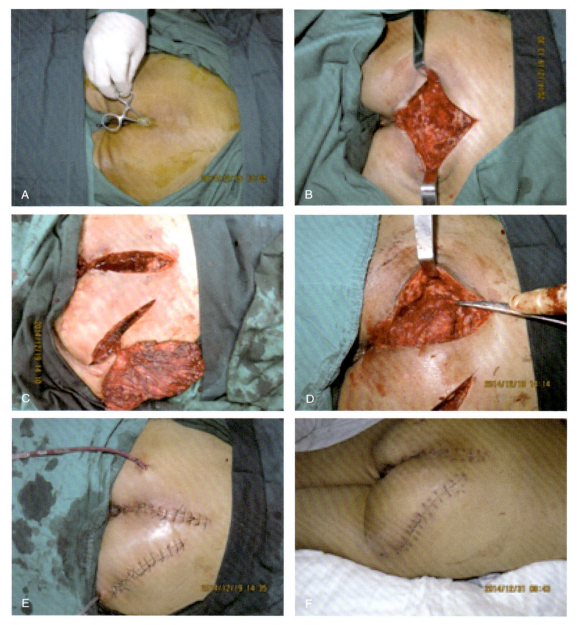

图 14-9 病例 6 治疗过程

五、臀部穿支皮瓣修复骶尾部压疮

（一）皮瓣设计

在髂后上棘和股骨大转子之间做一连线，选择臀上区域且靠近连线较粗的穿支动脉。设计带蒂臀上动脉穿支皮瓣时尽量以外侧穿支点为中心，这样形成的血管蒂更长，移动范围更大，便于皮瓣的转移。臀上动脉穿支皮瓣可切取的最大面积为 20cm×10cm。根据创面大小选择所需皮瓣的大小，如果皮瓣过大，可选择保留 2 条穿支，否则选择 1 条较粗的穿支即可。

（二）皮瓣切取

麻醉生效后，患者俯卧位。彻底清除坏死组织，根据创面大小设计的皮瓣，切开皮肤、皮下组织、部分深筋膜肌膜，从深筋膜下层掀起皮瓣，并确认穿支血管及其蒂部部位置，术中注意保护血管穿支。边操作边注意观察皮瓣血供情况。受区及供区直接全层缝合，术区放置引流条或引流管。

病例 7　男性，35 岁。因高位截瘫长期压迫致骶尾部皮肤坏死，创面坏死范围 11cm×7cm，手术切除骶尾部坏死皮肤、骶骨外露，设计右侧以臀上动脉穿支为蒂的皮瓣 13cm×8cm，皮瓣根据设计线从臀大肌表层掀起，在近蒂部时应注意臀上动脉穿支。皮瓣掀起后局部转移至骶尾部创面，皮瓣血供好，切口及供瓣区间断缝合（图 14-10）。

本例特点：患者单纯骶尾部皮肤坏死，没有深在缺损，原则上采用缺什么补什么的原则，穿支皮瓣是理想的选择。臀部穿支皮瓣已广泛应用于臀部压疮。

病例 8　男性，51 岁。截瘫 5 年，3 年前因压迫致骶尾部皮肤坏死，曾行扩创植皮术，术后皮片大部分愈合，在骶尾交界处反复有渗出、感染，一直未愈，查骶尾部有一长 4cm 深的窦道。手术切除窦道，设计左侧臀部穿支皮瓣修复骶尾部窦道切除后创面，术后皮瓣血供好，供瓣区直接拉拢缝合（图 14-11）。

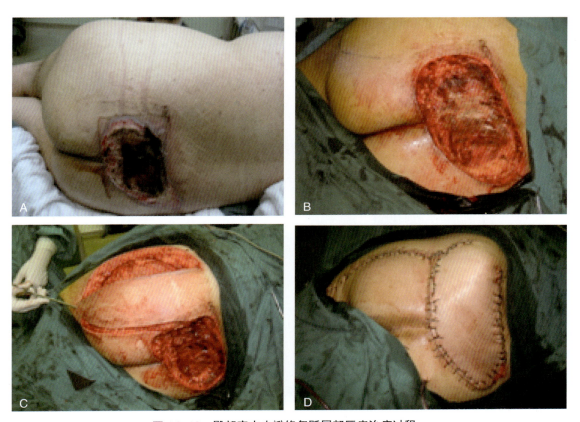

图 14-10　臀部穿支皮瓣修复骶尾部压疮治疗过程

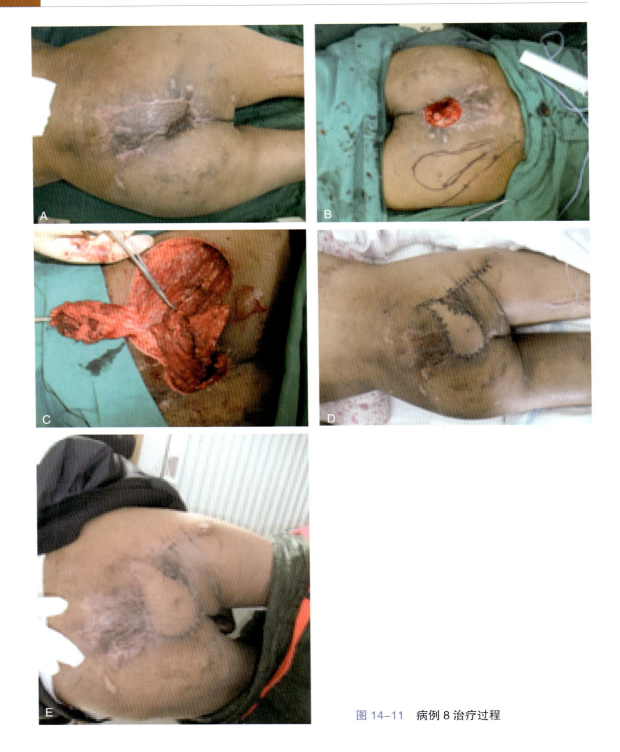

图 14-11 病例 8 治疗过程

　　本例特点：对表浅型压疮清创后原则上采用穿支皮瓣，而不考虑植皮。骶尾部植皮不耐磨、易破溃，易重发压疮，应加以注意。

六、阔筋膜张肌肌皮瓣修复大粗隆部压疮

（一）皮瓣设计

根据受区组织缺损范围设计皮瓣。首先定位血管蒂的位置，经血流多普勒超声探测仪标记旋股外侧动脉升支穿入点，一般位于髂前上棘下 8 ～ 10cm。根据阔筋膜张肌体表投影在大腿外侧范围设计皮瓣，从血管蒂至皮瓣最远端的距离应大于到创面最远端距离，按创面大小和形状绘出皮瓣轮廓。

（二）皮瓣切取

根据术前设计切取皮瓣，先在皮瓣前上方做切口，在阔筋膜张肌和股直肌间隙寻找旋股外侧动脉升支血管束；然后牵开阔筋膜张肌前缘，在其深面找出血管束入肌点并加以保护。为保证肌皮瓣良好的血供，应保留肌间隙的结缔组织及其深面的脂肪组织。按设计好皮瓣的形状切开皮瓣的远端，游离并切断髂胫束，以便转移修复创面时，从阔筋膜层掀起皮瓣至血管蒂处。

病例 9　男性，71 岁。因老年痴呆压迫致右侧大粗隆部皮肤坏死，创面 8cm×8cm，在全身情况稳定下手术，切除坏死组织，至大粗隆部骨外露，设计切取同侧阔筋膜张肌肌皮瓣 10cm ×9cm 肌皮瓣从皮下隧道转移修复大粗隆部压疮，肌皮瓣血供好，切口一期愈合，供瓣区大部分直接缝合、少部分植皮（图 14-12）。

本例特点：大粗隆部压疮，阔筋膜张肌肌皮瓣为首选，该肌皮瓣局部转移方便、血供丰富、切取简单、供瓣区大部分患者都能直接缝合。

病例 10　男性，51 岁。因截瘫致长期卧床致右侧大粗隆部皮肤坏死，破溃反复不愈 5 年入院，查右侧大粗隆部溃疡、创面 7cm ×7cm，周围有瘢痕，创面深达大粗隆、骨有坏死及破坏，髋关节开放。手术切除溃疡及周围瘢痕，发现大粗隆及股骨头已大部分坏死，予以去除，清创后留有较多潜行腔，设计部分臀大肌填塞无效腔、阔筋膜张肌肌皮瓣修复创面，供瓣区直接拉拢缝合。肌瓣下放置负压引流管一根，手术顺利，肌皮瓣血供好。术后 1 个月后复查压疮已修复，切口愈合好（图 14-13）。

本例特点：右大粗隆部长期压疮，致股骨头坏死，清创必须把坏死骨及骨周围的潜行腔彻底切除，清创后创面深且巨大，用肌瓣填塞，一个肌瓣不够可考虑联合肌皮瓣修复，肌瓣填塞后应注意充分引流、敏感抗生素治疗。

病例 11　男性，33 岁。高位截瘫致左大粗隆部压疮，经多次换药，创面反复不愈 2 年入院。查左大粗隆部溃疡，深达髋关节，创面 7cm×4cm，创周围瘢痕组织，X 线片示左骨头破坏缺损。手术彻底切除溃疡及窦道周围瘢痕，死骨予以去除，清创后创面为 10cm ×6cm，设计阔筋膜张肌肌皮瓣 12cm ×7cm 创面覆盖创面，部分肌肉填塞无效腔。术后肌皮瓣血供好（图 14-14）。

本例特点：压疮一直没有得到良好的治疗而导致股骨头坏死，出现压疮后应及时治疗，避免创面进一步加深、加重。手术清创后考虑肌皮瓣修复。

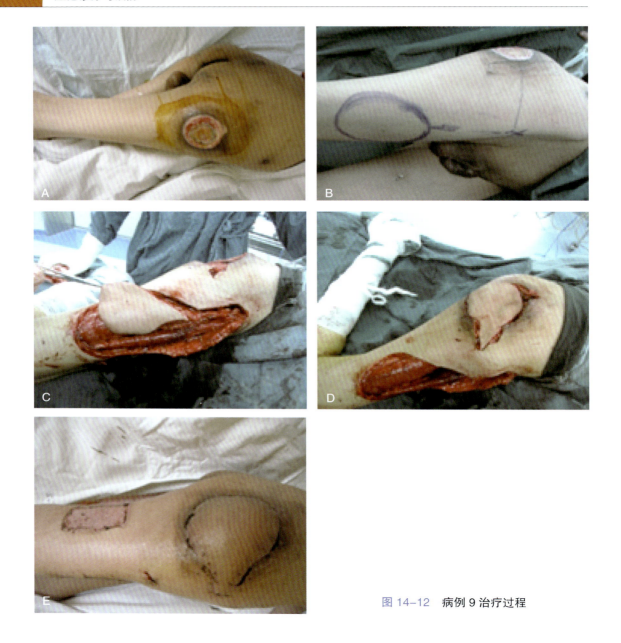

图 14-12　病例 9 治疗过程

七、跖内侧皮瓣修复足跟部压疮

（一）皮瓣设计

术前行患足主干血管造影检查，或用多普勒超声检查胫前、胫后血管是否通畅。用亚甲蓝标出胫后动脉及跖内侧动脉的体表投影（内踝后下胫后动脉搏动点与第二趾之间连线）作为皮瓣的轴心线，在足底内侧非负重区设计皮瓣。

（二）皮瓣切取

取平卧位，膝与髋关节稍屈曲并外旋。在同侧跖内侧设计皮瓣，大小较受区创面稍大。

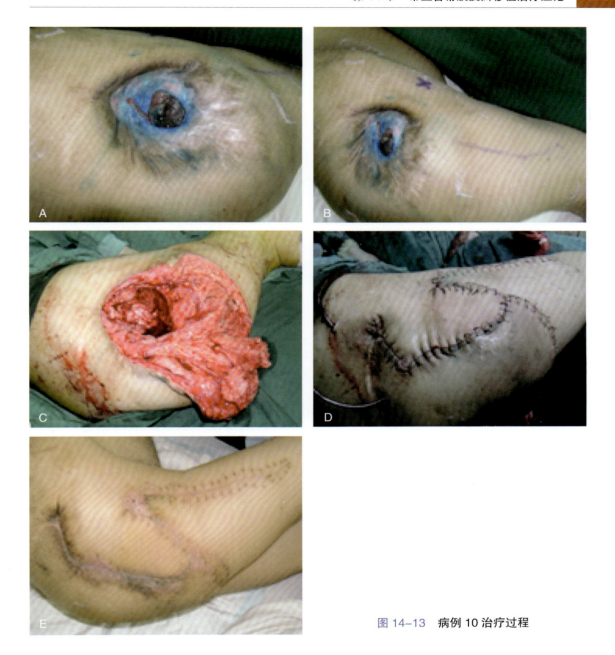

图 14-13　病例 10 治疗过程

在充气止血带下手术，先切开皮瓣内侧缘至踝管，显露胫后动静脉，向下在跖筋膜深面游离跖内侧血管与神经。用双极电凝处理沿途至肌肉的细小分支，在皮瓣远端切断结扎跖内侧血管，切开皮瓣四周，顺跖内侧血管神经向近侧游离，神经做干支分离，直至血管神经蒂的长度适宜为止，必要时结扎切断跖外侧血管以延长血管蒂长度。

　　病例 12　女性，23 岁。因脊柱裂足跟部长期受压形成慢性窦道 2 年入院，入院查足跟部有一窦道，深达跟骨，窦道周围有硬化性瘢痕，足底感觉迟钝。手术切除窦道及周

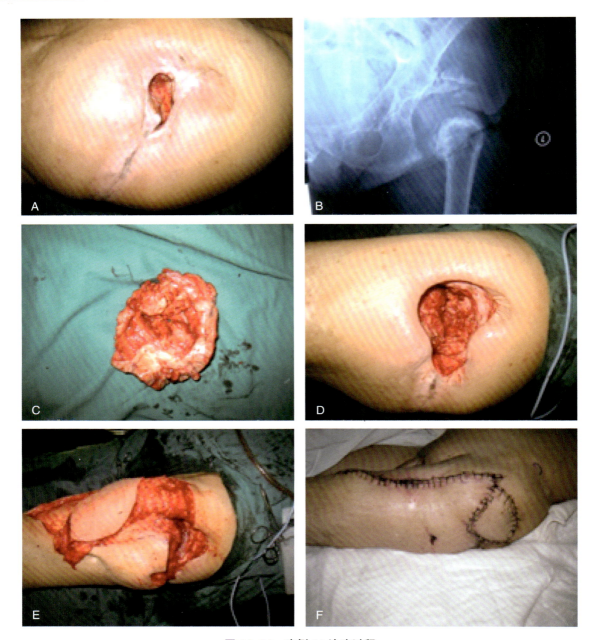

图 14-14　病例 11 治疗过程

围瘢痕，创面为 4cm×4cm，跟骨外露，设计并切取跖内侧皮瓣 5cm×5cm，转移修复足跟部创面，皮瓣血供好，供瓣区植皮。术后 1 个月复查皮瓣愈合好，供瓣区植皮成活好（图 14-15）。

本例特点：因脊柱裂导致足部畸形、感觉迟钝、形成足部压迫性溃疡患者较多，首先患者应注意预防、纠正足畸形，防止长期挤压、压迫，导致压疮的发生。此部位清创后应用跖内侧皮瓣首选，皮瓣与原足底皮肤无论从形态、耐磨性上都相似。

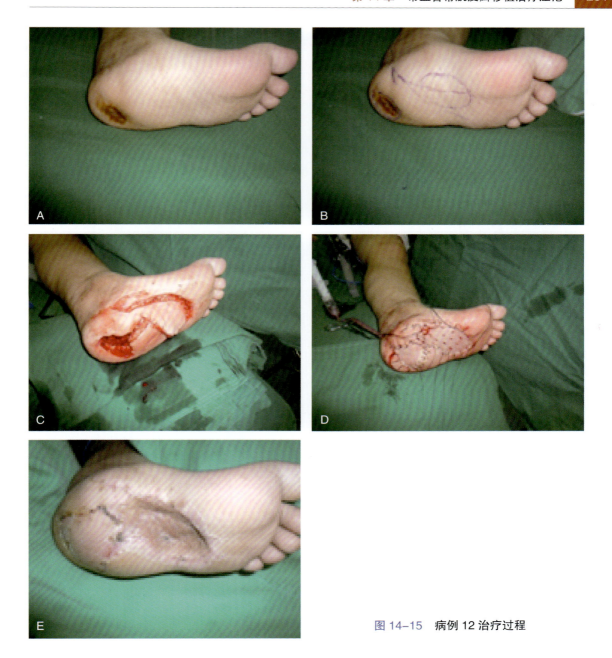

图 14-15　病例 12 治疗过程

　　病例 13　女性，18 岁。因脊柱裂长期受压导致足跟部窦道形成，不愈 3 年。查足跟部有 2 处窦道，深达跟骨，手术彻底切除窦道，部分跟骨坏死也予以去除，清创后形成较深的潜行腔，设计并切取带踇展肌跖内侧肌皮瓣修复足跟部创面，肌肉填塞无效腔。术后肌皮瓣血供好，供瓣区植皮。术后半年随访，跟部愈合好（图 14-16）。

　　本例特点：同病例 12，不同处在于清创后创面深在，因此皮瓣切取时带了踇展肌来填塞潜行腔，效果良好。

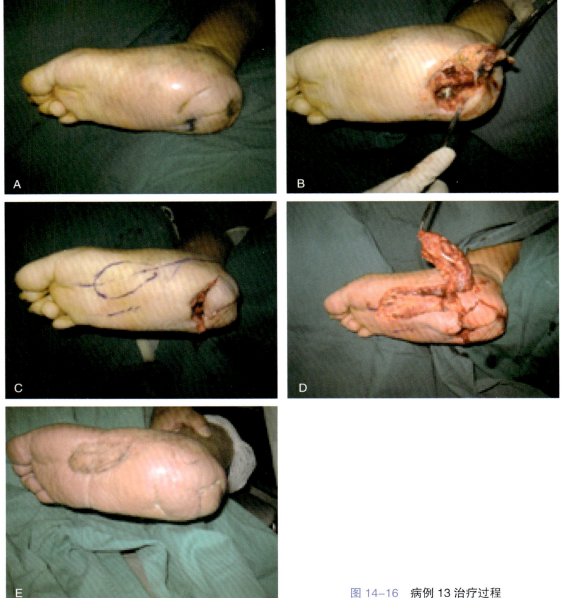

图 14-16　病例 13 治疗过程

八、骶骨肿瘤放疗术后继发颅内感染、巨大软组织缺损 VSD、臀大肌肌瓣修复

病例 14　女性，55 岁。因骶骨肿瘤放化疗术后继发颅内感染、巨大创口软组织坏死。诊断颅内感染后静脉应用敏感抗生素，骶部清创改用 VSD 负压引流，共 4 次。患者生命体征恢复正常，意识恢复后，骶部创腔深至直肠后壁，创口不愈合，行臀大肌翻转肌瓣填塞创腔，3 周后创口大部愈合，患者疼痛减轻，出院。术后 6 个月创口全部愈合。2 年后因肿瘤转移去世。出现症状至诊断 12 个月，化疗放疗至手术 12 个月，术后生存 31 个月，共生存期 55 个月（图 14-17 ~ 图 14-26）。

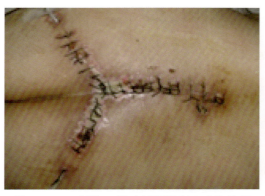

图 14-17　病例 14 治疗过程及创口感染情况

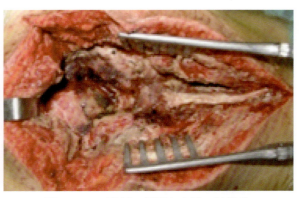

图 14-18　清创，创面有水肿，脓性物

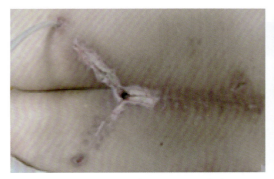

图 14-19　多次清创后创口不愈合

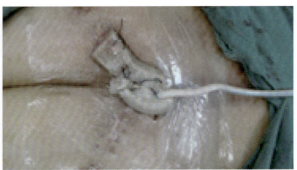

图 14-20　清创后 VSD 引流

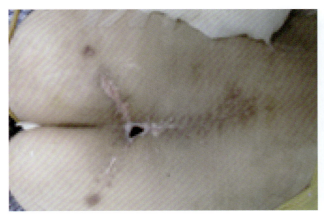

图 14-21　骶部创口仍不愈合

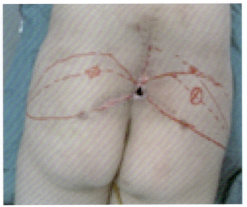

图 14-22　臀大肌肌瓣切取的切口

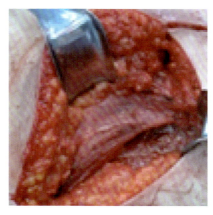

图 14-23 切取臀大肌上 1/3 肌瓣

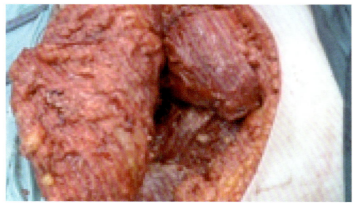

图 14-24 臀大肌翻转肌瓣填塞创腔

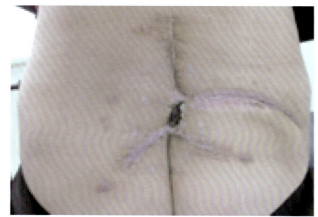

图 14-25 术后 5 个月创口结痂愈合

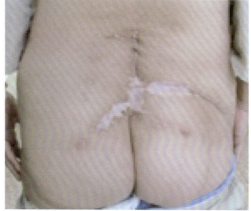

图 14-26 1 年后随访，创口愈合好

　　本例特点：经历放疗、化疗，局部软组织愈合能力受到了影响，术后骶部软组织未愈合，形成巨大缺损，虽经过多次清创，创面仍不愈合，加之创面周围组织纤维化明显，延展性差，创腔局部深陷，呈巨大潜行腔。选择创伤小、转移组织易成活，尽量一次完成修补的手术。由于臀大肌体积大，邻近创面，转移的臀大肌肌瓣可填塞局部深腔，表面的皮肤可局部推进覆盖肌瓣，双侧臀部组织条件较好，供区创面可以直接拉拢缝合，简化手术操作。

（沈余明　杜心如　王兴义）

第 15 章

中药软膏散剂治疗压疮

自古以来，用中药软膏治疗压疮和疮疡，广泛应用于民间。在不同的单位、不同的诊所都有不同的软膏，有的还申请了专利，但其疗效大多没有详细的资料和个性化对比。

现以湖北洪湖万氏疮疡速愈膏为主，展示 3 例病例。

病例 1 男性，68 岁。脑出血后遗症卧床不起，合并 2 型糖尿病 15 年，骶部压疮逐渐发展 8 个月（图 15-1 ~ 图 15-6）。

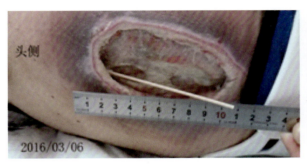

图 15-1 骶尾部巨大Ⅳ期压疮

长 10cm，头侧潜行 4cm，宽 7cm，压疮面积 100cm^2，疮面有白色筋膜覆盖，健康肉芽不足 10%

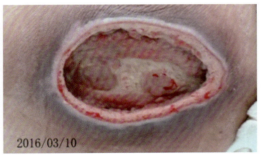

图 15-2 4d 后压疮边缘坏死组织脱落

健康肉芽生长，压疮底部新鲜肉芽占总体 70% 以上，潜行边缘变浅

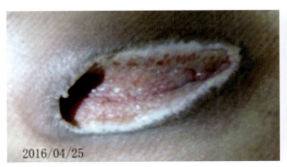

图 15-3 治疗 50d，疮面明显缩小

皮肤向中央爬行，疮面肉芽新鲜

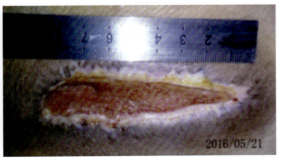

图 15-4 治疗 76d，疮面肉芽新鲜

头部潜行消失，疮底边浅，四周皮肤向中央蔓延，总面积缩小 1/2

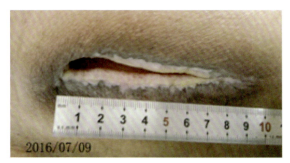

图 15-5   治疗 125d 疮面基本愈合

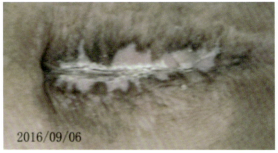

图 15-6   治疗 184d 疮面完全愈合

病例 2   男性，70 岁。脑卒中后遗症瘫痪，卧床不起（图 15-7 ~ 图 15-11）。

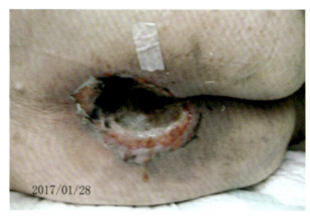

图 15-7   腰骶部巨大Ⅳ期压疮

疮缘一半坏死组织没有脱落，疮底腐肉覆盖，四周发红，感染。此为感染压疮

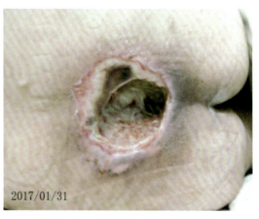

图 15-8   治疗 4d，四周肉芽新鲜

疮底 1/3 肉芽新鲜，1/3 有黑色焦痂。没有人工清创，只用了药物清创

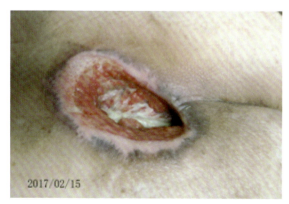

图 15-9   治疗 19d，疮面四周肉芽良好

边缘皮肤向中央爬行，疮底仍有少量深筋膜没有脱落，疮底肉芽新鲜

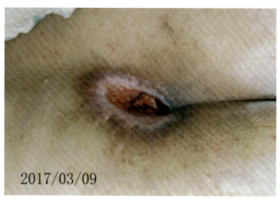

图 15-10   治疗 41d，疮面继续缩小

疮底坏死性组织完全清除

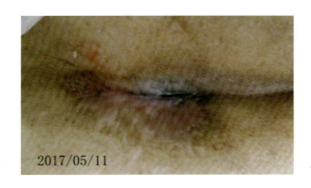

图 15-11　治疗完结，压疮完全愈合

病例 3　男性，60 岁。外伤截瘫，右大转子及腰骶部巨大压疮（图 15-12 ～ 图 15-15）。

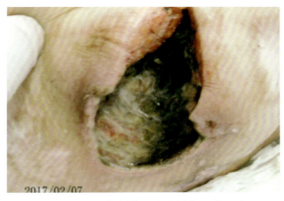

图 15-12　右大转子及腰骶部巨大压疮
疮底和边缘黑痂覆盖

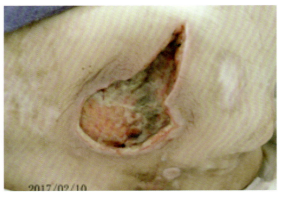

图 15-13　治疗 4d，药物清创
大部黑痂消除，肉芽新鲜

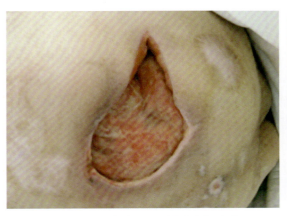

图 15-14　治疗 11d，黑痂全部消除
肉芽新鲜，正在收口

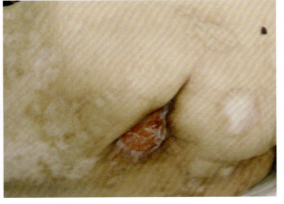

图 15-15　治疗 60d，疮口迅速缩小
皮缘向中央蔓延，带药出院，出院后 1 个月疮口完全愈合

　　万氏疮疡专科始建于清末民初适用于：压疮、糖尿病足、手术后切口不愈、各类感染创面、老烂腿及烧伤创面。

（王兴义　万　波）

第 16 章

压疮癌变

第一节　治　疗

一、发病率及病因

压疮属于慢性骨和软组织化脓性炎症的范围。压疮按病理形态分为囊壁型和溃疡型。囊壁型压疮的代表是坐骨结节部压疮，而溃疡型的代表是骶尾部压疮。足踝部压疮多为溃疡型，少数为混合型。压疮癌变未见文献报道。笔者暂且将压疮恶变称为压疮癌或压疮癌变。因为发病率低，进展缓慢，组织学上恶性化低，长期隐蔽在慢性炎症中，因此临床对此认识不足，常常延迟诊断。

二、临床表现

压疮癌变的发病率国内外没有报道。笔者医院的资料：从 2000 年到 2015 年间治疗压疮癌变 5 例，其中男性 4 例、女性 1 例。发病部位坐骨部压疮 3 例、足踝部 2 例。原发病为脊髓损伤引起截瘫后 1 例、胸腰部结核引起截瘫 1 例、先天性脊柱裂引起坐骨部压疮 1 例、足部压疮 2 例。压疮到压疮癌变的时间是 15 年，压疮持续时间最短是 6 年，最长为 20 年。

（一）局部表现

压疮渗出液明显增加，5 例中有 4 例；疼痛加重 5 例中 3 例；恶臭 5 例；肿块增大 3 例；火山状及菜花状肉芽 4 例，创面容易出血；潜行 5cm 以上 4 例，10cm 以上 1 例。

（二）X 线表现

压疮部位骨硬化，骨溶解，骨吸收，有骨缺损。

（三）实验室检查

1. 血液检查　5 例中 3 例有贫血，4 例有低蛋白血症，4 例白细胞增高，5 例红细胞沉降率增高、C 反应蛋白强阳性。

2. 尿常规检查　3 例有异常改变，主要为尿液浑浊、白细胞；1 例尿素氮增高，呈现尿毒症表现。

三、病理检查

对久治不愈的压疮应怀疑癌变的可能，进行病理活检，取病理标本时不仅要取溃疡边缘，溃疡中间，而且要取潜行深部组织。对于潜行深部不能取标本的病例，手术病灶清除中一定要取潜行深部的组织送检。压疮癌变不仅边缘，创面、深部也会有癌变。所以要从不同的部位取病理标本送检，不能只局限于溃疡边缘病理检查。

四、溃疡型及癌前病变

采用广泛切除病变组织，切除的边缘要超过溃疡边缘 3cm，彻底切除炎症浸润的深层组织。切除后的创面行 VSD 治疗，使创面清洁，肉芽组织良好，这时再行皮瓣移植修复创面或游离植皮术。术后应严密观察癌变复发。

对于足踝部压疮癌变可考虑高位截肢。决定手术时，注意检查有无腹股沟淋巴转移。必要时可进行 X 线胸片、肺部 CT 扫描、PET-CT 检查等，确定肺部及其他部位有无转移灶。

五、囊壁型

囊壁型压疮癌变绝大多数发生在坐骨结节部，囊壁深且大，病灶切除很难切除干净，半骨盆切除的手术创伤极大，临床上还没有见到用半骨盆切除治疗坐骨部压疮癌变的报道。笔者对坐骨部压疮癌进行病灶切除、皮瓣转移覆盖，效果不良，覆盖的创缘很快破溃。坐骨部囊壁型压疮癌变至今还没有找到良好的治疗办法。

六、并发症的治疗

主要是长期导尿引起的泌尿系感染及继发输尿管积水、肾积水。本组 1 例死于泌尿系感染、肾积水、尿毒症。对于压疮癌变，局部病变严重的晚期患者，输尿管造瘘或膀胱造口是解决肾盂积水的有效方法，但对于这样的晚期患者实施泌尿系造瘘手术也要评定得与失。压疮的治疗需要多学科团队的综合性治疗，对压疮癌变的晚期患者更应该有多学科医疗团队参与，治愈压疮、挽救生命。

七、化疗及放疗

笔者未见有压疮癌变放疗、化疗成功的病例。压疮癌变对放疗、化疗均不敏感。

第二节　代表病例

预防压疮癌变的方法就是早期根治压疮。特别是对于持续 10 年以上压疮，应该提高警惕，根据临床表现早期排查是否有癌变。

一、病例1

病例 1　女性，46 岁。先天性脊柱裂，$L_3/L_4/L_5/S_1$ 裂孔。对脊柱裂孔没有手术治疗。

18 岁时一切正常，包括尿便正常，两下肢包括足踝肌力正常，感觉正常，足踝没有畸形，能骑自行车及从事体力活动。从 19 岁开始出现症状，排尿不利，不能控制，出现尿失禁，双侧小腿开始变细、无力，逐渐出现足下垂，不能走路。到 30 岁时大部分时间坐轮椅和床上生活。35 岁时开始左侧坐骨部出现压疮，压疮面积逐渐增大、溃烂。从 40 岁开始完全不能自主排尿，需要尿管排尿。从 40 岁开始骶尾部肿块逐渐增大。从 41 岁开始左侧阴蒂生长一肿瘤，肿瘤蒂长 15cm，瘤体 10cm×10cm。到 45 岁时，整个左侧臀部全部溃烂。入院时病理诊断为鳞状上皮癌浸润，重度贫血，低蛋白血症，泌尿系感染。虽然做了有限的病灶清除，压疮创面继续恶化，因尿毒症死亡。

治疗经过见图 16-1 ~ 图 16-4。

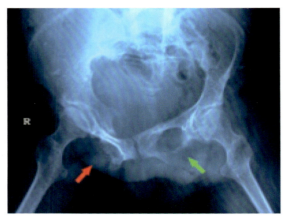

图 16-1　骨盆 X 线正位片

示左侧软组织密度增高影，绿箭示坐骨部骨吸收变细，红箭示右侧坐骨溶解消失

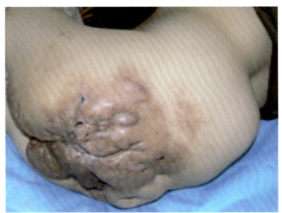

图 16-2　腰骶部巨大肿块

臀部及坐骨部软组织肿块凹凸不平、色素沉着，渗出液有恶臭，病灶包括全部左侧臀部、阴部及部分右侧臀部

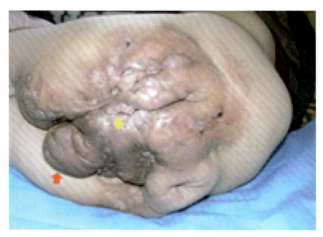

图 16-3　双侧臀部巨大肿块

凹凸不平，肿块的中间为瘘孔（黄箭示），瘘孔小并有大量渗出液流出，瘘孔周围皮肤瘢痕浸润，阴部巨大肿块（红箭示）

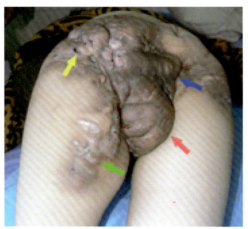

图 16-4　俯卧位示

左臀部压疮（黄箭示）、阴蒂部肿块（红箭示）及左大腿后侧压疮（绿箭示），压疮波及右臀部（紫箭示）

术中切除肿瘤及压疮、囊壁，切除后缝合切口，放置多路洗净管。术后，臀部压疮迅速破溃，肿物增大，病理诊断为鳞状上皮癌浸润。术后 5 个月因感染及尿毒症死亡。

经验教训：随着年龄增长，先天性脊柱裂部位的神经结构性缺陷及神经张力增高，造成病变部位以下持续的神经功能障碍。这种神经功能障碍主要表现在双侧膝以下神经功能减退和缺失，肌肉失去动力，最终造成膝以下肌力瘫痪而不能走路。长期坐位和坐轮椅造成坐骨部压疮。压疮恶化和由于长期的瘘孔分泌物的刺激，导致压疮癌变，多为鳞状上皮癌。癌变浸润深部组织，直至坐骨被吸收、溶解。

脊柱裂应早期治疗，缓解神经根的张力，可以达到延缓下肢神经损伤及持久的效果。

压疮发生后应该积极地尽早治疗，坐骨部压疮治疗的效果良好，疗效持久。患者对坐骨部压疮没有及时治疗，最终形成巨大肿块癌变，这是教训。

病变浸润阴蒂形成巨大肿块，直接堵塞阴道口，压迫尿道口，造成最低位尿路梗阻。由于膀胱积尿，造成双侧输尿管扩张、积尿，最终导致双侧肾盂积水，肾皮质菲薄，直至丧失功能，因尿毒症死亡。早期切除阴蒂的肿物可避免因肿物压迫阴道及尿道口。

该病例 18 岁以前完全正常，随着脊柱裂肿物的扩大而病变继续发展。

早期对脊柱裂进行手术，预防和减缓瘫痪，积极地治疗压疮是预防癌变的唯一措施。永久性膀胱造瘘可以缓解和治疗膀胱、输尿管、肾盂积尿，可能有希望延长患者的生命。

病例 2　男性，53 岁。34 年前患胸椎结核，胸$_{12}$脱位后凸畸形脊髓压迫症，双下肢痉挛性瘫痪，20 年前坐骨部形成压疮，虽然经过局部治疗，始终没有好转。近 3 年来压疮创口增大，创面成乳头状，每日流出大量稀薄的恶臭脓液，创面易出血，合并贫血、2 型糖尿病、高血压。于 2015 年 6 月入院治疗。

治疗经过见图 16-5 ～图 16-11。

经验教训：患者为中年男性，34 年前患脊柱结核，始终没有手术，形成后凸畸形脱位继发脊髓压迫症，造成下肢痉挛性瘫痪。对脊柱结核和畸形应该及时进行病灶清除、脊髓

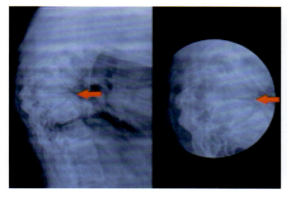

图 16-5　患胸椎结核

胸$_{12}$椎体脱位楔形变，后凸畸形（红箭示）

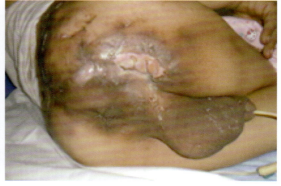

图 16-6　左侧坐骨部压疮

创口较大，长 5cm，瘘孔边缘皮肤瘢痕、浸润，表面乳头状改变，创面容易出血，从瘘孔内排出大量恶臭脓液，用止血钳探测潜行的深度为 10cm

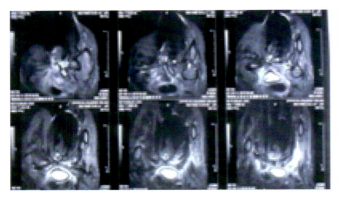

图 16-7　MRI 显示有大量混杂信号

右侧坐骨支及坐骨结节骨髓炎，并周围软组织弥漫性炎性浸润、臀部皮肤瘘孔形成。盆底软组织间隙弥漫炎性浸润

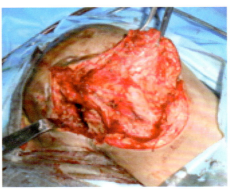

图 16-8　切除瘘孔瘢痕

对囊壁彻底搔爬，邻近皮瓣一期封闭创口，囊内放置持续洗净管，准备术后洗净

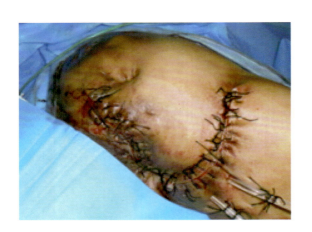

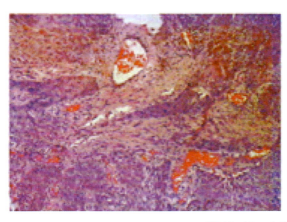
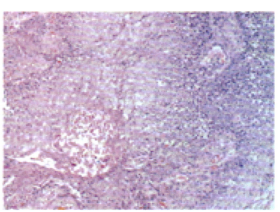

图 16-9　旋转皮瓣，一期封闭切口

图 16-10　右坐骨部病理诊断

鳞状上皮增生紊乱，部分上皮细胞有中度异型性异常角化，局部似有侵袭性生长，不除外高分化鳞状细胞癌；鳞状上皮增生伴上皮角假上皮瘤样增生，局灶见大量炎性肉芽组织，少量鳞状上皮细胞有轻度异型性；鳞状上皮疣状增生伴上皮角假上皮瘤样增生伴肉芽，可见瘢痕组织

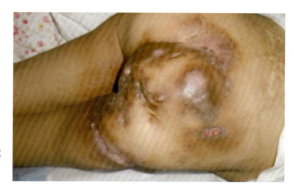

图 16-11　**术后洗净 3 周**
皮瓣成活，但是瘘孔再次破溃，经换药 2 个月仍然不能闭合，创口内流出稀薄、恶臭的白色脓液

减压、内固定稳定脊柱。遗憾的是患者没有手术。由于长期截瘫，坐位和坐轮椅形成右坐骨部压疮，压疮形成后没有治疗，最终癌变。坐骨部压疮积极治疗一般疗效较好，但复发率高。笔者未见坐骨部压疮行半骨盆切除的文献报道。

　　病例 3　男性，45 岁。先天性脊柱裂、畸形，左足感觉功能障碍。30 年前左足姆趾感染，出现脓肿，虽然经过治疗，左足姆趾破溃流脓仍然没有好转。1 年前，左足内侧出现菜花样增生，并伴有恶臭黄色液体流出。近 1 年，溃疡迅速扩大，波及足底内侧及足背。于 2015 年 9 月入院治疗。临床表现及治疗经过见图 16-12 ～ 图 16-17。

　　胫骨结节下截肢，切口一期愈合。

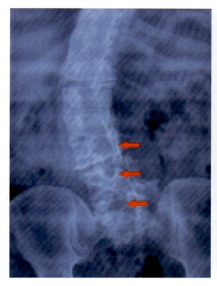

图 16-12　$L_3/L_4/L_5/S_1$ 裂孔、骨缺损（红箭示）

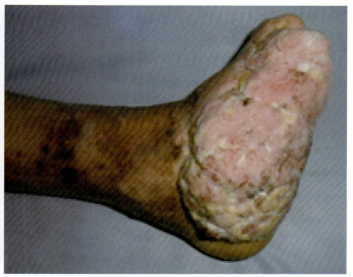

图 16-13　**左足内侧观**
巨大创面，呈菜花状，姆趾已经脱落，病灶局部 12cm×10cm

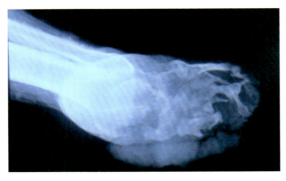

图 16-14　X 线片

前足变形，骨缺损、骨吸收；中足骨密度减低，骨质疏松

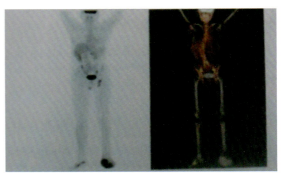

图 16-15　PET-CT 检查

左足底部不规则形软组织肿块，代谢不均匀增高，左足部分骨质结构不完整，符合恶性病变；左侧腹股沟及髂血管旁、腘窝多发大小不等淋巴结伴代谢增强，考虑转移可能大；左侧胫腓骨皮质毛糙，考虑慢性炎症，左侧下肢肌萎缩；右腿部、右足肌组织条片状稍高代谢，倾向非特异性摄取；双肺微小结节，未见明显高代谢，随诊；前列腺增生；脊柱弓形侧弯，胸$_{4\sim5}$、胸$_{11\sim12}$椎体融合；脊柱骨质增生

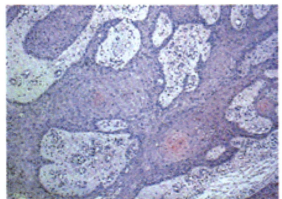
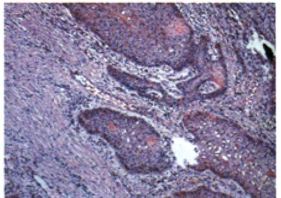

图 16-16　病理诊断

鳞状上皮组织溃疡形成，溃疡周围增生的鳞状上皮形成不规则，细胞轻度异型性，似呈浸润性生长，高度怀疑癌变；鳞状上皮形态不规则，浸润性生长，可见角化珠形成，细胞轻度异型性，倾向于高分化鳞状细胞癌

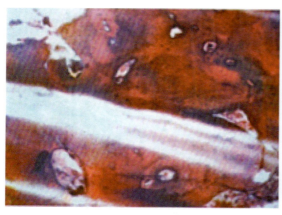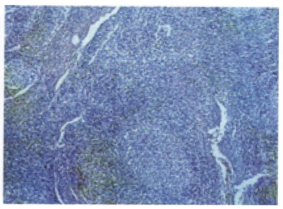

图 16-17　病理检查

淋巴结反应性增生（软组织）；板层骨组织局灶见坏死，黏合线紊乱（骨组织）；淋巴结反应性增生（腹股沟淋巴结）

病例 4　女性，50 岁。先天性脊柱裂、臀部反复破溃 13 年。37 岁时臀部出现脓肿，自行破溃流脓。经反复多次手术，坐骨部瘘孔始终没有愈合。发热，左腹股沟处感染破溃，左髋疼痛、脱位，左髂腰部脓肿形成。体温波动在 38 ～ 40℃。白细胞 110.9×10⁹/L（119 万 /mm³），红细胞沉降率 128 mm/h，CRP（+++）。呈衰竭状态，转入笔者医院。局部表现及治疗经过见图 16-18 ～图 16-23。

病灶清除后第 3 天，每个病灶中心都有新的生成物，病灶周围仍有红肿。坐骨部再次病灶清除，一期缝合，持续洗净，取病灶组织做病理检查。

术后疼痛明显减轻，体温下降，术后 9d，病理报告结果为鳞状细胞癌。本病的最后

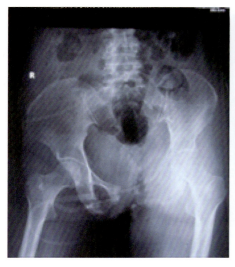

图 16-18　骨盆 X 线片示

左侧髋部密度增高、坐骨破坏、吸收

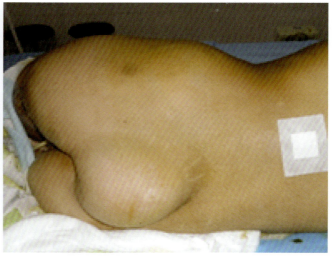

图 16-19　先天性脊柱裂

没有做过手术

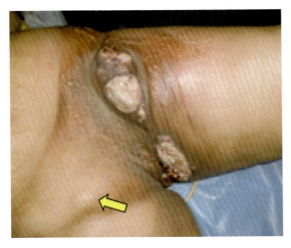

图 16-20   腹股沟部巨大溃疡

溃疡面中突出的部分为肿大的淋巴结。上面的病灶正通过股动脉，下面的病灶边缘增生，似癌转移。黄箭头示右腹股沟淋巴结大，两个病灶四周软组织肿胀、皮肤发红

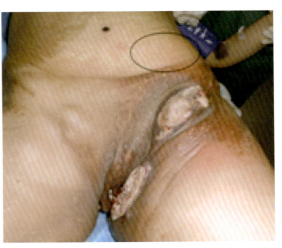

图 16-21   腹股沟部巨大溃疡

黑圈部分膨隆、压痛，为髂腰肌巨大脓肿，引流出1500ml 灰白色脓液，病灶内有大量团块状组织，病理诊断为转移癌

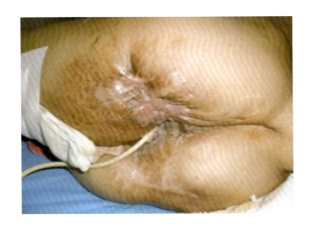

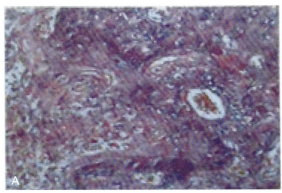

图 16-22   术后手术瘢痕

紧靠阴道壁有一巨大瘘孔，每日排出脓液，恶臭

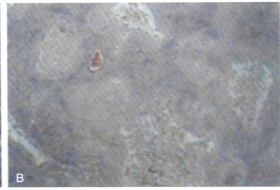

图 16-23   最终病理诊断为鳞状细胞癌

病理诊断：骨内病变：鳞状细胞癌（中分化）；（软组织 C-F 号）鳞状细胞癌（中 - 低分化）

诊断为：①先天性脊柱裂继发左侧坐骨部压疮；②阴道旁瘘孔；③腹股沟溃疡（2 处）；④左髂腰肌脓肿；⑤化脓性髋关节炎；⑥类白血病反应；⑦贫血；⑧低蛋白血症。

经验教训

1. 合并类白血病反应的原因　压疮癌广泛转移；多灶性重症感染。

2. 类白血病反应　类白血病反应可由各种不同原因引起，易与白血病相混淆，临床特点白细胞极度增多，伴随周围血中幼稚细胞比例相对增多，称为类白血病反应（Leukemoid reaction），常随病因去除而很快消失。类白血病反应可分为中性粒细胞、单核细胞、嗜酸性粒细胞及淋巴细胞等，临床以中性粒细胞类白血病反应较多见。

3. 可能的发病机制　①血管边缘池的白细胞向循环池大量转移；②骨髓储存池释放白细胞量迅速增多，此大多由严重炎症或感染引起，可能与粒细胞集落刺激因子（G-CSF）分泌增多有关；③白细胞生成增多，由细菌内毒素、肾上腺皮质激素、各种集落刺激因子刺激祖细胞，促使迅速增殖与分化。

4. 临床类型

（1）中性粒细胞类白血病反应：白细胞总数可高达 5 万～12 万 /mm³，并有少数幼稚细胞，多见于严重细菌性感染、肿瘤转移、出血或溶血及颗粒细胞缺乏症的恢复期。有时白细胞高达 22 万 /mm³，血液中出现中幼粒、早幼粒及少数原粒细胞，甚至呈现慢性粒细胞白血病血象。后者见于播散性结核、骨转移癌、淋巴瘤、持续癫痫、化学中毒等。

（2）淋巴细胞类白血病反应：最常见于婴幼儿百日咳。白细胞数高达 20 万 /mm³，伴有成熟小淋巴细胞显著增多。疱疹样皮炎、表皮脱落性皮炎、水痘、转移性黑素瘤也可发生类似慢性淋巴细胞白血病的血象。传染性单核细胞增多症、流行性腮腺炎、病毒性肝炎及某些药物过敏可发生酷似急性淋巴细胞类白血病反应。

（3）其他类型反应：罕见情况下淋巴结核、肠结核及纵隔畸胎瘤，血中可出现单核细胞性类白血病反应；白细胞可高达 8 万 /mm³，单核细胞占 42%。寄生虫病（如急性血吸虫、阿米巴病等）及黑素瘤的个别病例血中嗜酸性粒细胞增高，类似慢性嗜酸性粒细胞白血病。

5. 诊断和鉴别诊断　通常情况，类白血病反应都由一定原因引起，诊断不困难。对粒细胞类白血病反应，可借助粒细胞碱性磷酸酶活力剂血清维生素 B_{12} 测定及 pH 染色体测定与慢粒相鉴别。当原发病隐匿或病情复杂，宜多次观察血象和骨髓象，严密动态观察，往往能区别白血病和类白血病反应。类白血病反应时通常有贫血和血小板减少，红细胞形态多无变化。随着原发疾病好转，类白血病反应迅速消失（表 16-1）。

类白血病反应在骨科就诊的患者极少，骨科医师对此并发症不了解，遇到这种情况要尽快请血液科医师会诊。该病与原发性白血病容易鉴别，首先该病有明显的原发疾病，同时出现白细胞增高，超过 5 万 /mm³（文献报道最高有超过 20 万 /mm³，本例白细胞达 119 万 /mm³，如此高的白细胞数的类白血病反应未见报道）。转入笔者医院后，经过综合治疗及应用抗生素，手术病灶清除后，白细胞从 119 万 /mm³ 降到 50 万 /mm³，贫血也得到纠正。

类白血病反应治疗的原则是治疗原发性疾病，随着原发性疾病的治疗，类白血病反应将逐渐消失。

表 16-1　发生类白血病（leukemoid reaction）的疾病

发生类白血病的疾病	恶性肿瘤（骨转移癌、G-CSF 产生肿瘤）	
	感染症	类似于慢性、急性骨髓性白血病 　粟粒结核，败血症等
		嗜酸性白细胞增多症 　寄生虫病
		类似单核性白细胞增多症 　粟粒性结核，败血症的恢复期
		类似淋巴性白血病 　百日咳、水痘
		类似淋巴性白血病 　疱疹病毒、巨细胞病毒感染症
	中毒、热伤（睡眠差、痛等）	
	血液疾病（无粒细胞症、溶血反应、大出血后）	

二、总结

脊柱裂继发踇趾感染、破溃流脓，虽然经过治疗，但是始终没有治愈。近 1 年来，溃疡迅速增大，呈菜花样，病理报告为鳞状细胞癌，不得已而截肢。术前，同侧腹股沟疼痛，可触及肿大的淋巴结，PET-CT 检查腹股沟淋巴结大，高度为转移癌。手术行腹股沟淋巴结清扫，摘除鸡蛋样大的淋巴结，病理检查没有癌变。

对于足底部压疮应积极治疗，预防癌变。本例癌变扩散的时间仅为 1 年就发展至此实属少见。瘘孔癌变平均时间为 10 年以上，对于溃疡创面要高度警惕癌变。

压疮癌变的发病原因

1. 炎症刺激学说　慢性骨髓炎窦道发生后，在长期炎症刺激下，上皮细胞大量增殖，瘢痕形成，局部血供不良，过度增生的上皮幼稚细胞发生癌变，即长期炎症刺激诱发癌变的学说。

2. 局部刺激学说　瘘孔长年不愈，持续经受外来的撞击、摩擦等机械刺激，以及紫外线、电离辐射、化学制剂、病毒侵袭，造成上皮过度增生，可能是癌变的重要原因。

3. 免疫功能降低　久患骨髓炎，患者全身和局部抵抗力下降，对致癌基因和致癌因素的抑制功能降低，给癌细胞增生、浸润、扩散以可乘之机。

4. 血供差和修复能力弱　坐骨部和足部是癌变的好发部位，可能与该处受伤机会多，软组织少，血供少，修复功能弱，癌变与患创伤性骨髓炎后，易形成经久不愈的瘘孔和（或）瘢痕组织有关。

5. 局部特征　压疮癌变发病时局部有比较典型的特征，出现疼痛，渗出液增加，恶臭，肿瘤形成及易出血。因此，慢性骨髓炎局部出现以上的情况就应该考虑恶性肿瘤的可能。局部易被尿便污染。

（王兴义　王公奇）

第 17 章

压疮预防与治疗进展

第一节　进　展

　　压疮是压力或压力联合剪切力导致的一种皮肤和（或）皮下组织局部损伤，通常发生于骨隆突部位。亚太地区使用"压力性损伤"这一术语。本书均使用"压疮"这一术语，其概念等同于"压力性损伤"。

一、压疮护理的重要性

　　随着患者安全与护理质量越来越受到重视，压疮预防已经成为医院及其他医疗服务机构甚至是全球整个医疗体系的重点关注问题。在美国，据估计每年约有 250 万例患者因压疮到急诊、急救医疗机构就诊，其中约 6 万例患者死于压疮相关并发症。压疮的发生率因医疗机构而异，医院的压疮发生率为 0.4% ~ 38%，技术熟练的护理机构压疮发生率为 2.2% ~ 23.9%．居家护理压疮发生率为 0 ~ 17%。

二、压疮护理的费用

　　压疮治疗给全球范围的医疗机构和医疗系统造成了高昂的经济负担。美国医疗保健研究与质量局（ AHRQ ） 2008 报道显示每年压疮相关治疗费用约为 110 亿美元；研究表明个体治疗费用差异较大，每例患者的治疗费用在 3.7 万 ~ 7 万美元。高昂的压疮治疗费用同样发生在澳大利亚，据估计，12 个月周期内的压疮相关支出高达 16.5 亿美元；压疮导致住院时间延长所造成的机会成本约为 2.85 亿澳元。

　　目前尚无对整个欧洲在压疮预防和治疗上的总体支出做出估计。一些关于单个国家的研究文献显示。

　　1. 英国　压疮管理费用高达全年卫生保健预算的 4%，据估计，每例压疮患者的治疗费用高达 3 万英镑。英国卫生部报告显示各期压疮的治疗费用因严重程度而增加。

　　2. 荷兰　每年为压疮患者支付的费用估计值 3.62 亿 ~ 28 亿美元。据最保守的估计，压疮相关支出约占荷兰卫生保健总预算的 1 %。

　　3. 西班牙　据估计压疮治疗费用约为 4.61 亿欧元，约占全年卫生保健总支出的 5%。

　　近期一篇关于压疮护理成本的综述表明，在不同医疗机构中，每例患者压疮预防日均费用在 2.65 ~ 87.57 欧元，而压疮治疗日均费用在 1.71 ~ 470.49 欧元。这篇综述进一步证实了压疮预防的成本要远远低于压疮治疗。

除了带来急剧增长的经济负担，压疮治疗占用了大量护理时间，并且可能会显著影响医院的业绩排名。很多国家和支付方正在开发或已经采用了包括压疮发生率在内的质量上报系统。如果超过政府和支付方规定的压疮发生率上限，医保支付比例可能会降低甚至取消医保支付。此外，压疮也会严重影响患者满意度和生活质量。压疮患者称压疮对他们的生活质量产生了严重的负面影响，包括情绪、身体、心理和社交等各个方面。尤其是患者深受疼痛、溃疡、异味和渗出物的困扰。

三、预防医院获得性压疮

研究显示医疗机构床位中有 20% ~ 25% 的住院患者患有压疮，其中 60% ~ 80% 的压疮是在患者住院后发生的。压疮易于在住院后相对较早发生，通常是在住院后 2 周内。一项研究发现 15% 的老年患者在住院后 1 周内发生压疮，另有一项研究显示长期护理机构老年患者最容易在住院后 4 周内发生压疮。在急诊急救医疗机构中，重症监护室（ICU）的压疮现患率最高。

考虑到压疮的治疗费用约为预防费用的 2.5 倍，在住院后尽快采取压疮预防措施具有至关重要的作用，已经成为所有压疮管理项目的重点。

四、识别压疮风险患者

所有患者都可能发生压疮。美国和国际压疮预防推荐意见均包含了压疮风险患者筛查及风险评估的方法，以及随后采取的压疮预防策略。

五、风险评估工具／量表及其应用

国际指南推荐意见建议，应在入院后 8h 内完成压疮风险评估。由于风险评估工具识别的是已知的多种危险因素，并不能够准确预测压疮是否会发生，因此需要理解这些工具的局限性，并使用它们为临床判断提供依据。下面简要介绍三种最常用的经过验证的评估工具（表 17–1）。

不同的风险评估工具具有不同的评分 – 风险对应关系，因此在病历中应记录所使用的工具名称。例如，Waterlow 量表评分 9 分表明患者无压疮风险，而 Braden 量表评分 9 分则表明有极高的压疮风险。当患者情况变化时应重新进行风险评估。

每次风险评估均应涵盖全面的皮肤评估，包括皮肤颜色改变、皮温、质地和湿度等变化。检查皮肤时应包括医疗器械下方及其周围的皮肤。

很多医疗机构选择每天至少进行一次皮肤评估，可以在每次更换护工或换班时、术后、操作后进行。因患者的病情可能会迅速发生变化，这样可以确保所采取的干预措施始终是适当的。

表 17-1　常用的经过验证的风险评估工具

风险量表	应用
压疮风险预测 Braden 量表	该量表对 6 项因素进行评估：感觉、潮湿、活动能力、移动能力、营养及摩擦力 / 剪切力。对每项因素进行评分是 1 ~ 4 分，除了摩擦力 / 剪切力这一项的评分是 1 ~ 3 分；量表总分为 6 ~ 23 分，分值越低表明发生压疮的风险越高；针对儿童患者有专门的 Braden Q 量表，由 7 个条目组成。每个条目的分值是 1 ~ 4 分（1 分 = 高风险）；量表总分为 7 ~ 28 分，分值越低表明患儿发生压疮的风险越高
Norton 量表	该量表发明于英国，共对 5 项因素进行评估：身体情况、精神状况、活动能力、移动能力及失禁，总分为 5 分（风险最低）至 20 分（风险最高）；评分在 14 分及以上表明患者存在压疮风险
Waterlow 评分（或 Waterlow 量表）	该量表评估了患者发生压疮的风险，共对 9 项因素进行评估：体格（体重 + 身高）、压疮风险解剖部位的皮肤外观检查、性别、年龄、失禁情况、移动能力和营养。另有 3 项特殊的风险因素：组织营养不良、神经功能障碍和大手术或创伤。量表总评分为 1 分（风险最低）~ 64 分（风险最高）。Waterlow 总分 ≥ 10 分表明存在压疮风险，总分 ≥ 15 分表明存在高风险，总分 ≥ 20 分表明存在非常高的风险。该量表由于评估项目过多而存在争议

六、压疮预防方案

对所有压疮风险患者都应采取压疮预防方案。这需要多学科团队的参与，制订并实施标准化的预防措施，并可根据患者的具体风险因素进行个体化调整，同时需要关注直接的压力再分布。

七、集束化护理措施

给予患者适当的护理方案，以最小化或消除压力、剪切力和摩擦力，管理皮肤湿度，维持适当的营养和水化。最常见的措施包括选择适当的高规格支撑面，以及执行结构化的皮肤护理方案。

无法移动的患者发生压疮的风险最高，应鼓励他们频繁更换体位（4 ~ 6h 更换 1 次）。对于无法自行更换体位的患者，应启用体位调整时间表，尽可能包含让患者坐在床旁座椅上的时间，以及针对卧床高风险患者的足跟部减压措施。

促进皮肤健康是预防压疮的关键。保持适当的皮肤水化对维持皮肤完整性至关重要（通过适当的营养和液体摄入），湿度过大则会影响皮肤功能和对外界损害的抵抗力。对于粪失禁或尿失禁患者，应使用适当的屏障产品，以减少皮肤破溃的风险。

通常会对这些措施进行组合，以简化对患者皮肤损伤体征的监测，以及使用适当设备 SSKIN 护理组合（表 17-2）。护士应及时与患者和同事沟通干预措施的必要性，这有助于确保推荐的干预措施得到正确的落实。

表 17-2　SSKIN 护理方案

SSKIN 集速化护理方案	预防与治疗
支撑面（Support surface）	使用适当的压力再分布支撑面，根据患者需求的变化进行重新评估
皮肤检查（Skin inspection）	定期检查全身皮肤，特别注意骨隆突部位，并记录在患者的健康档案中
保持活动（Keep moving）	应用翻身/变换体位的时间表，促进/鼓励患者自行身体活动。必要时请职业治疗师/理疗师会诊
失禁和潮湿（Incontinence and moisture）	确保对失禁（尿失禁和便失禁）、汗液或渗出物进行适当处理，并结合结构化的皮肤护理流程以保持皮肤完整性
营养与水化（Nutrition and hydration）	鼓励患者规律饮食，并在必要时辅助患者。如有需要，可请营养师会诊

　　需要定期对员工进行关于识别压疮风险、压疮预防和治疗措施的教育与培训，以解决员工流动性、知识水平参差不齐及动机等方面的问题。在繁忙的重症监护环境下，当员工在工作中重视压疮预防，可显著提高对体位调整及产品使用方案的依从性，从而降低压疮的发生率及严重程度。

八、敷料在压疮预防中的作用

　　预防性使用的敷料特性各不相同，选择最适合患者个体和临床需求的敷料非常重要。

　　透明薄膜敷料或水胶体敷料的厚度较薄，更适合用于设备接触部位。泡沫敷料具有高吸收性，与其他类别敷料相比能够更有效地管理皮肤表面湿度。脆弱的皮肤更易遭受损伤，边缘含柔软的硅酮黏胶的敷料更容易被揭开，便于定期进行皮肤评估引。与单层结构敷料相比，多层结构敷料用于预防足跟部压疮时在组织负荷再分布方面显示了明显的优势。

九、多层结构硅酮黏胶泡沫敷料

　　尽管多层硅酮黏胶泡沫敷料无法将压力降低至某些专用床垫的水平，但它们可以作为压疮高风险患者补充性的预防措施。这些高危患者包括在加护病房（HDU）或重症监护病房（ICU）接受治疗的危重患者、入院接受手术的患者和骨科、创伤患者。

　　一篇关于多层柔软硅酮黏胶泡沫敷料应用于骨性突起的系统综述显示，此类敷料能够降低高危患者群的压疮发生率。术前及术后持续在骨隆突部位应用敷料以最大程度降低压疮发生风险，该措施已经被纳入住院患者压疮预防的标准护理流程中。有文章报道了黏性及非黏性泡沫敷料的使用经验，尤其是用于足跟部位，与对照组相比可降低压疮的发生率。

　　在患者住院期间，应定期揭开/去除敷料进行皮肤检查，确保每天查看骨隆突部位。

十、使用医疗器械的患者

在医疗器械下方及其周围（如鼻胃管、气管造口、氧气面罩等），由于持续存在的未缓解的压力或潮湿，压力性损伤可发生在非骨隆突部位的皮肤或黏膜。这类压疮通常与医疗器械的形状相吻合，最常出现于头、颈、面、耳等部位。应确保设备定位正确、尺寸适合、护理得当，同时频繁检查皮肤，尽可能减小皮肤损伤的风险，保护皮肤完整性。

美国国家压疮顾问组、欧洲压疮顾问组及泛太平洋地区压力性损伤联盟（NPUAP/EPUAP/PPPIA）发布的指南中提及医疗器械相关压疮，并建议使用预防性敷料管理器械周围皮肤的湿度及实现压力再分布。

十一、敷料的选择

1. 易于粘贴及去除。
2. 可定期检查皮肤。
3. 敷料厚度，尤其是与皮肤贴合紧密的医疗器械。
4. 医疗器械接触的人体解剖部位。

在患者病情允许时，定期调整医疗器械位置是预防器械相关压疮的关键。至少应在每次换班时采取该措施，虽然这取决于器械本身，以及是否允许去除器械或调整器械放置位置。

十二、压疮治疗

对于已经发生压疮的患者，应注意记录压疮面积（长度、宽度）和深度，应注明潜行部位和伤口周围皮肤情况。推荐意见支持使用经过验证的分类工具，例如，国际 NPUAP-EPUAP 压疮分类系统，对每处压疮进行分类。

每次评估压疮时均应进行分类和记录。有高级别证据支持所有压疮风险患者均应使用高规格泡沫床垫，如果需要额外的压力再分布，可选用主动型支撑面。标准的医院床垫不适用于已有压疮的患者。

应根据患者的个体化需求制订并实施整合的压疮护理计划，涵盖压疮护理的所有关键因素（如 SSKIN 集束化方案，见图 17-1）。让患者及其家属参与计划的制订很关键，以确保解决个体化问题和关注点。

局部伤口治疗应运用创面床准备原则，包括评估最佳清创方法，以清除所有坏死及失活组织。具有维持湿性伤口环境、促进再上皮化作用的敷料在压疮治疗中发挥了主要作用。

十三、敷料与伤口

伤口的尺寸、深度及所在部位，伤口创面情况，渗液量，伤口周围皮肤情况，是否存在窦道 / 潜行，更换敷料的频率，疼痛和舒适程度。

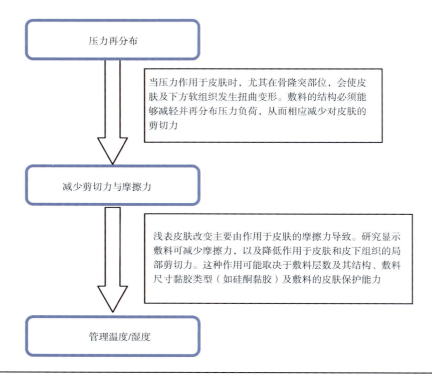

压力再分布

当压力作用于皮肤时，尤其在骨隆突部位，会使皮肤及下方软组织发生扭曲变形。敷料的结构必须能够减轻并再分布压力负荷，从而相应减少对皮肤的剪切力

减少剪切力与摩擦力

浅表皮肤改变主要由作用于皮肤的摩擦力导致。研究显示敷料可减少摩擦力，以及降低作用于皮肤和皮下组织的局部剪切力。这种作用可能取决于敷料层数及其结构、敷料尺寸黏胶类型（如硅酮黏胶）及敷料的皮肤保护能力

管理温度/湿度

皮肤湿度的改变（如由于皮肤表面接触部位汗液积聚）可能会增加浅表压疮的风险，敷料的结构可影响水分积聚及皮肤湿度。敷料对经皮水蒸气损失(TEWL)的管理作用被认为是维持皮肤表面最佳湿度以预防压疮的关键

图 17-1　SSKIN 集束化方案

如果有局部感染的迹象和症状，应考虑使用含局部抗生素（如银离子）的敷料控制生物负荷和（或）疑似生物膜。如果敷料一侧出现渗出物渗漏（如重力导致），应考虑使用覆盖面积更大、顺应性更好的敷料以确保持久、紧密贴合。此外，敷料应作用于伤口周围皮肤（如硅酮黏胶边缘），从而减少粘贴、去除和重新定位带来的疼痛或不适（图 17-2）。

敷料应尽可能持久的保留在伤口表面，从而避免干扰伤口创面。某种新型的敷料含有更换指示，显示何时敷料已达到最佳渗液饱和度。这种指示可减少不必要的敷料更换和护理随访频次。每次更换敷料时评估压疮情况，判断是否需要调整治疗方案，如果 2 周内压疮无愈合迹象，应重新评估治疗方案。

十四、记录的重要性

压疮预防与治疗干预措施的沟通与记录非常重要。护理单元与手术室之间应通过沟通确保干预措施的连续性。此外，让患者及其护理者参与护理决策的制订有助于提高患者满

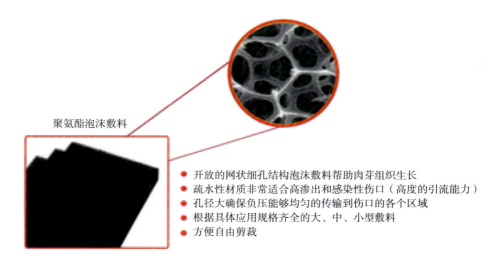

聚氨酯泡沫敷料

● 开放的网状细孔结构泡沫敷料帮助肉芽组织生长
● 疏水性材质非常适合高渗出和感染性伤口（高度的引流能力）
● 孔径大确保负压能够均匀的传输到伤口的各个区域
● 根据具体应用规格齐全的大、中、小型敷料
● 方便自由剪裁

图 17-2　敷料

意度并改善依从性。护理记录有助于沟通交流，也有助于避免因发生医院获得性压疮而导致的法律纠纷。当律师进行病历回顾时如果看到所有必要的压疮预防干预措施均已落实，且符合临床原则，那么唯一可得出的结论就是该例压疮是难免的。电子病历应便于记录压疮风险评估和皮肤评估、照片、压疮的预防与治疗措施。

十五、记录的必要因素

1. 风险评估及风险因素，以及全面的皮肤和组织评估。
2. 识别压疮是医疗机构获得性还是非医疗机构获得性。
3. 压疮的类型。
4. 压疮的部位。
5. 循证医学方案的详细内容，包括皮肤护理及其设备、减压装置、活动/体位调整时间表和院内专家会诊等。
6. 与患者及其护理者共同制订的循证伤口管理方案。
7. 该医疗机构所采用的上报机制。
上报以上参数将有助于医疗机构对结果进行评估。

十六、压疮治疗最新进展

降低压疮的发生将缩短护理时间、减少床位的占用，提高医疗机构的工作效率。治疗压疮总会带来更长的住院时间和更高的住院费用。尽管预防措施起初会增加费用（例如，启用标准护理中来包括的高规格泡沫床垫），但可通过减少压疮加重、避免发生并发症，从而在总体上实现成本节省。通过避免诉讼可以节约额外的费用。

虽然过去一直在使用敷料为伤口愈合提供最佳环境，现在人们越来越期望敷料能够有助于疼痛管理，仅需最少的更换次数，以及可靠而且具有成本有效性。

新兴的预防性使用敷料也可能对压疮护理费用产生影响。Swafford 等报道了一项为期12 个月、针对 ICU 成年人患者的压疮预防项目，采取了一系列预防措施，包括应用硅酮黏胶泡沫敷料。在研究期间，医院获得性压疮的发生率降低了 69%。这是在 ICU 患者例数增加了 22% 的情况下得到的结果。医疗器械相关压疮的发生率也有所降低（从住院患者例数的 2% 降到 0.4%），部分原因在于颈托下方使用了敷料。总体上，据估算共节省了 100万美元的费用，很大程度上归因于采取了这些预防措施，这项研究使该院在全院范围内开展该压疮预防项目。后续应开展大规模研究，调查采纳多层硅酮黏胶泡沫敷料的更全面的压疮预防方案对不同患者群体的预防效果。

超声检查应用在压疮的诊断，优点是无痛苦、费用低、深度、大小明确。此检查方法最早应用于日本和美国，只有 5 年的时间。

保鲜膜疗法是日本独有的治疗压疮的方法，优点是费用极低，患者自己也能操作，处理一般创面只需 2 ~ 3min，适应证掌握得好，疗效好，治疗时间短，特别适用于城乡镇及偏远山区及海岛。旅途中，自己可以换药。所用的保鲜膜就是普通食品保鲜膜。

早年，日本川嶌真人报道 8 例坐骨部压疮，病灶局部清除后，在病灶残腔内放入 2 根持续洗净管，一期缝合切口，术后持续洗净 2 ~ 3 周，压疮治愈。这种方法适合于坐骨部Ⅲ度压疮及能缝合的所有部位压疮。笔者医院进行 60 余例，全部成功。

高压氧治疗压疮，近年国内均有报道。最近 3 年，日本川岛整形外科病院发明这种方法，已经治愈 300 例，多次在日本及美国报道。

转移皮瓣治疗深部压疮，治疗时间短，治愈率高，彻底改变压疮长年累月换药的住院观念。

Ilizarov 技术治疗足踝部压疮中取得疗效，使过去及现在认为应截肢的严重压疮患者可以保肢，且术后功能良好。这类压疮多见于先天性脊柱裂等引起的夏科关节。笔者是这类手术方法的发明者和实践者。治疗成功后，都不截肢。即使足踝严重感染，骨与皮肤大量缺损的患者，也能使丢失的下肢再现。

压疮癌是压疮最为严重的并发症，致死性并发症。笔者已经遇到 8 例。患者特点：①年轻；②压疮长时间没有治愈；③病因多为先天性脊柱裂及脊柱结核合并截瘫。在世界范围内，压疮癌是笔者首次提出并列入压疮中。

第二节　RENASYS 爱纳苏负压治疗系统

RENASYS 爱纳苏负压治疗系统是一项非侵入性的，有效的伤口闭合系统。它通过使用精制的，有调节的负压来帮助患者加快伤口愈合，整个系统由负压治疗仪，创新的软管敷料包，专利透明黏性薄膜和储液罐组成（图 17-3）。

一、负压治疗 NPWT 的临床治疗目标

1. 有效的从组织学和细胞水平层面上帮助患者加快伤口愈合。
2. 减少换药次数，有助于节约资源，减少总体费用和住院费用。
3. 伤口最终关闭之前可作为临时覆盖。
4. 显著的改善患者的生活质量。

二、适应证

伤口治疗负压包用来与 Smith & Nephew 负压伤口治疗仪（NPWT）联合使用，适用于经临床评估能得益于负压治疗的患者。

负压伤口治疗仪（NPWT）适用的伤口：①急性；②创伤；③亚急性和撕裂伤；④溃疡（如压疮或糖尿病性溃疡）；⑤部分皮层烧伤；⑥皮瓣和移植。

三、禁忌证

1. 未经治疗的骨髓炎。
2. 裸露的动脉、静脉、组织或神经。
3. 带焦痂的坏死组织。
4. 癌性伤口（提高生活质量的姑息性治疗除外）。
5. 非肠道及未勘查瘘管。
6. 吻合口。

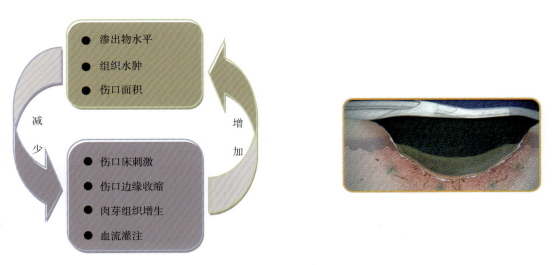

图 17-3　负压伤口治疗的多重作用机制

四、创新型软管吸盘垫的特点

创新型软管吸盘垫见表 17-3。

（一）临床操作简单

创新型软管吸盘垫可用于治疗最难包扎的伤口部位且无须使用旁路移植技巧，从而使负压治疗更为容易，节省耗材费用；能管理不同类型和不同渗出液量的伤口，即使是最难包扎的伤口部位（表 17-4 ~ 表 17-7）。

表 17-3　出色敷料包组合（创新型软管吸盘垫）

	RENASYS GO 负压治疗仪	RENASYS EZ Plus 负压治疗仪
产　品		
主要优势	（1）提供精确可调节的负压（40 ~ 200mmHg） （2）提供持续 / 间歇治疗两种模式 （3）轻巧便携（1.1kg）	（1）提供精确可调节的负压（40 ~ 200mmHg） （2）提供持续 / 间歇治疗两种模式 （3）负压泵输出功率高，能有效处理大渗液量的急、慢性伤口
其他产品特性	（1）无噪声的持续治疗 （2）直观方便的操作界面 （3）提供 300ml/750ml 的配套密闭储液罐满足不同患者的需求 （4）报警设置及锁定设置提高了安全性 （5）电池可持续使用 20h 	（1）无噪声的持续治疗 （2）直观方便的操作界面 （3）报警设置及锁定设置提高了安全性 （4）电池可连续使用 40h （5）重量较轻（3.3kg） （6）提供 250ml/800ml 的配置密闭储液罐满足不同患者的需要

表 17-4　RENASYS GO NPWT 治疗系统设备组成

RENASYS GO NPWT 治疗系统	
RENASYS GO 设备	
产品信息	产品编号
RENASYS GO 产品组成 泵 电源线 开始使用指南 肩带 / 便携背包	66800164 Renasys Go 包装 包含电源线、 便携包、肩带、 说明书
RENASYS GO 储液罐	
750ml 储液罐	66800916
300ml 储液罐	66800914
RENASYS GO 零部件	
RENASYS GO 电源线	66800161
RENASYS GO 便携包	66800162
RENASYS GO 便携肩带	66800163

表 17-5　RENASYS EZ Plus NPWT 治疗系统设备组成

RENASYS EZ Plus NPWT 治疗系统	
RENASYS EZ Plus 设备	
产品信息	产品编号
RENASYS EZ Plus 产品组成 泵 储备罐支架 电源线 快速使用指南	66800697
RENASYS EZ Plus 储液罐	
800ml 储蓄罐	66800912
250ml 储蓄罐	66800913
RENASYS EZ Plus 零部件	
RENASYS EZ Plus 储蓄罐支架 （可用于各种规格储蓄罐）	66800060
RENASYS EZ Plus 电源线	66801056

表 17-6　RENASYS EZ Plus NPWT 治疗系统的敷料包

RENASYS-F Soft Port 治疗系统			
敷料包 （型号编号）		敷料包尺寸	透明薄膜 ［数量（尺寸）］
小号 （66800794）		10cm × 8cm × 3cm	1 片（30cm × 20cm）
中号 （66800795）		20cm × 12.5cm × 3cm	2 片（30cm × 20cm）
大号 （66800796）		25cm × 15cm × 3cm	3 片（30cm × 20cm）
超大号 （66800797）		48cm × 41cm × 1.5cm	6 片（30cm × 20cm）

表 17-7　RENASYS-F Soft Port 敷料包配件

RENASYS-F Soft Port 敷料包配件		
项目	独立包装吸盘垫	三通接头 （Y 型管）
产品编号	66800799	6680091
尺寸规格	头端 15cm × 10 cm 长度 69cm	－
外形		

（二）顺应性强

柔软带垫子的软管代替传统硬塑料管，能减少患者因压力引起的伤害，提高负压治疗的舒适度；即使患者移动的时候也能正常工作，使得整个负压治疗过程更舒适（图 17-4）。

（三）临床有效性

通过对软管吸盘垫到储液罐的堵管做检测和预警，提高了患者的安全性；不管软管是否被挤压折叠或打结，此负压治疗系统仍然能正常工作。

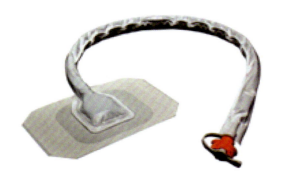

图 17-4　软管吸盘垫

（王兴义　王文璋　张国伟）

参考文献

韩斌如，王欣然 .2013. 压疮护理 . 北京：科学技术文献出版社 .

付小兵 . 2011. 糖尿病足及其相关慢性难愈合创面的处理 . 北京：人民军医出版社 .

王兴义，王伟，王公奇 .2016. 感染性骨不连 . 北京：人民军医出版社 .

范启申，周祥吉，刘立杰 .2011. 骨科显微与微创手术学 . 北京：人民军医出版社 .

鲁玉来，范启申，王学春 .2012. 骨与关节化脓性感染外科学 . 北京：人民军医出版社 .

王伟，王兴义，王公奇，等 .2013.Ilizarov 法短缩延长术治疗感染性打断骨缺损 42 例 . 人民军医杂志，64
　（56）：446–447.

王兴义，王伟，鲁玉来 .2014. 继发于慢性化脓性骨髓炎的瘘孔癌 15 例诊疗回顾 . 中国矫形外科杂志，22
　（1）：83–89.

杜心如，徐永清 .2014. 临床解剖学：脊柱与四肢分册 . 北京：人民卫生出版社 .

塩原哲夫，宮地良樹，渡辺晋一 . 2012. 今日の皮膚疾患治療指針 . 第 4 版 . 東京：医学書院 .

日本褥瘡学会 . 2015. 褥瘡ガイドブック . 第 2 版 . 東京：照林社 .

日本褥瘡学会実態調査委員会 . 2017. 報告 1 療養場所別褥瘡有病率，褥瘡の部位・重症度（深さ）. 第 3 回（平
　成 24 年度）日本褥瘡学会褥瘡会誌 . 東京：日本褥瘡学会実態調査委員会，58–68.

日本褥瘡学会実態調査委員会 . 2017. 報告 2 療養場所別褥瘡有病者の特徴およびケアと局所管理 . 第 3
　回（平成 24 年度）日本褥瘡学会褥瘡会誌 . 東京：日本褥瘡学会実態調査委員会，127–140.

日本褥瘡学会教育委員会ガイドライン改訂委員会 . 2015 . 褥瘡予防・管理ガイドライン（第 4 版）. 褥
　瘡会誌，17（4）.

水原章浩 . 2011. 褥瘡のラップ療法 . 東京：医学書院 .

Noda Y, Watanabe K, Sanagawa A, *et al* . 2011.Physicochemical properties of macrogol ointment and emulsion
　blend developed for regulation of water absorption. Int J Pharm, 419（1–2）:131–136

山口徹，北原光夫，福井次矢 . 2011. 今日の治療指針 . 東京：医学書院 .

廣瀬秀行，田中秀子，間脇彩奈 . 2011. 適切な車いす座位を維持した状態は高齢者尾骨部褥瘡治癒を妨
　げない . 褥瘡会誌，13（1）：54–60.

水原章浩 .2014. 那須ユキエ . 褥瘡エコー . 東京：医学と看護社 .

水原章浩 .2015. 感染褥瘡はこうやって治す . 東京：医学と看護社 .

一般社団法人日本褥瘡学会 . 2015. 褥瘡ガイドブック . 第 2 版 . 東京：照林社 .

水原章浩，尾藤誠司，大西山大，他 . 2011. ラップ療法の治療効果 ~ ガイドラインによる標準法との比較
　検討 . 褥瘡会誌 , 13（2）:134.

日本褥瘡学会編 . 2015. 在宅褥瘡予防・治療ガイドブック . 第 3 版 . 東京：照林社 .

青野，勝成 .2012. 仙尾骨部転移性骨腫瘍広範切除時の汚染手術に対して持続陰圧洗浄療法と陰圧閉鎖
　療法（Continuous NPI &NPWT）を施行した 2 例 . 日本骨・関節感染症学会雑誌，（26）：78–85.

市村 晴充，上杉 雅文，森田純一郎 .2012. 骨軟部組織感染症に対する陰圧閉鎖療法の治療経験 [J]// 日本

骨・関節感染症学会雑誌，（26）：86-90.

水原章浩, 大浦紀彦. 2011. 創傷の陰圧閉鎖療法. 東京：医学と看護社.

館正弘. 2015. 褥瘡の手術療法の確立を目指して. 日本褥瘡学会誌，17（3）：247.

澤村武. 2015. 脊髄損傷患者における再発を繰り返した坐骨部褥瘡の治療例. 日本褥瘡学会誌, 17（3）：341

岩本幸英. 2013. 神中整形外科学. 東京：南山堂.

日本褥瘡学会. 2012. 褥瘡ガイドブック. 第2版. 東京：照林社.

高橋正好. 2013. 小さな気泡の不思議な世界—マイクロバブル・ナノバブルの応用 に向けて. 化学,68（2）:12-15.

川嶌眞之，川嶌眞人，田村裕昭. 2011. 骨・関節・軟部組織感染症および皮膚潰瘍に対する高気圧酸素治療とオゾンナノバブル水の併用療法. 日本骨・関節 感染症学会雑誌, 25: 14-18.

川嶌眞之，川嶌眞人，田村裕昭. 2012. 骨・関節感染症に対する高気圧酸素治療の治療戦略. 整形・災害外科, 55: 739-746.

日本褥瘡学会. 2012. 褥瘡ガイドブック. 第3版. 東京：照林社.

青野勝成. 2012. 仙尾骨部転移性骨腫瘍広範切除時の汚染手術に対して，持続陰圧洗浄療法と陰圧閉鎖療法（Continuous NPI & NPWT）を施行した2例. 日本骨・関節感染症学会雑誌. 日本骨・関節感染症学会,26:78-82.

中島菊雄，平賀康晴，藤哲. 2009. 類白血病反応を呈した大腿切断術後感染例の経験. 日本骨・関節感染症学会雑誌，（23）：1-3.

压疮专业术语词汇表

GLOSSARY

专业术语词汇表研究委员会（日本褥疮学会）迄今为止定义和解释的共计 103 个专业术语［褥疮协会刊物，2007，9（2）：228-231；2008，10（2）：162-164；2009，11（4）：554-556；2010，12（4）：544-546；2012，14（1）：87-88］，按五十音图编制。根据本书的内容新增部分词汇。

压缩应力	Compressive Stress	是作用在外力压缩方向上的应力
负压疗法	Negative pressure therapy	一种物理疗法，在封闭环境下保护伤口，原则上为了形成 125 ～ 150mmHg 的负压而进行吸收。具有直接排出细菌及从细菌释放出外毒素的作用，以及肉芽组织血管的新生和除掉水肿的作用
所谓的"保鲜膜疗法"	So-called "wrap therapy"	利用非医疗器械的非黏结性塑料薄膜（例如，食品包装用保鲜膜等），包覆体表伤口的处置的总称
敷料法（生理盐水敷料法）	Wet-to-wet Dressing	是用生理盐水适度浸湿纱布填充在伤口中，在纱布干燥之前更换，保持创面湿润环境的方法。是在封闭性敷料普及之前经常使用的方法
敷料法	Wet-to-dry Dressing	是用生理盐水适度浸湿纱布填充在伤口中，再在上边敷上干纱布，湿纱布干了之后拿掉的方法。在纱布干燥过程中，使细菌及坏死组织附着在上边，通过每天 2 ～ 3 次这样的处置，可望有清创效果。适用于伴有感染、坏死等开放性伤口
营养评价	Nutritional Assessment	营养评价指的是主观或是客观地掌握评价营养状态，判断其程度。评价营养的方法中有主观评价法［主观综合性评价（subjective global assesment，SGA）等］和客观评价方法。客观评价方法中使用了被称为营养指标（Nutritional index）的各种身体测量值及血液生化检查值等，从这些指标所具有的特性可分类为静态营养指标、动态营养指标、综合性营养指标等

续表

坏死组织	Necrotic tissue	坏死指的是由于不可逆的损伤死去的细胞或是组织。在压疮中由于血流障碍而产生了缺血。与皮肤相比，脂肪组织及肌肉对于缺血的耐性很低，容易造成坏死。坏死组织根据水分含量颜色和硬度各异。干燥的硬的坏死组织成为焦痂（eschar）。含有水分的柔软的黄色坏死组织被称为腐肉（slough）
除去坏死组织/清创	Debridement	是除掉坏死组织、对生长因子等促进伤口愈合因子的刺激没有反应的老化细胞、异物及屡屡伴有这些的细菌感染灶，清洁化伤口的治疗行为。①使用封闭性敷料利用自溶的方法；②机械方法（wet-to-dry敷料法、高压清洗、水疗、超声波清洗等）；③利用蛋白分解酶的方法；④手术方法；⑤利用蛆虫的生物学方法等
NST（营养支持小组）	Nutrition support team	在日本营养疗法推进协会中（Japan Council Nutritional Therapy，JCNT）将按照各个症例及治疗各种疾病的情况正确进行营养管理称为营养支持（Nutrition support），将由医师、护士、药剂师、营养管理师、临床检查技师等多学科组成的实践团队（小组）称为 营养支持小组（Nutrition support team，NST）
NPUAP 分类	NPUAP pressure ulcer staging system	表示压疮浸润深度的一种分类方法，是美国压疮顾问委员会（National Pressure Ulcer Advisory Panel，NPUAP）1989 年提倡的分类系统。之前可分为Ⅰ期、Ⅱ期、Ⅲ期、Ⅳ期。但是，近年考虑到即使皮肤表面没有损伤，皮肤深处已经产生损伤这样的情况，增加了 deep tissue injury（DTI）这样的病情。鉴于此，在 2007 年的新分类方法中，规定了"疑似深部损伤压疮"［（suspected） deep tissue injury］、Ⅰ期、Ⅱ期、Ⅲ期、Ⅳ期甚至是不能判断压疮浸润深度Ⅲ或是Ⅳ时的"无法确定"6 个期间
椭圆形坐垫	Donut-shaped Cushion	以减轻身体压力为目的，经常用于跟骨、骶骨、尾骨部位等的一种坐垫。形状为圈形，在有洞的部分可以减轻身体压力，但是因为身体压力加在圆形坐垫的周边，剪力也发挥了很强的作用，所以预防及治疗压疮的效果不是很好
炎症	Inflammation	是在生物体上外加侵袭性刺激时，所产生的局部性的、偶尔是全身性的反应，是与排除侵袭性刺激和修复所损伤的组织有关一系列的生物体防御反应。自古以来炎症的主要症状是发红、灼热、肿胀、疼痛 4 种，加上功能性障碍，在临床上就是 5 大主要症状。在压疮中组织产生缺血性变化时，修复或是排除变性组织、再生组织等创伤愈合过程就是炎症的本身的特征。另外，其过程中由于细菌感染也会引起炎症
应力	Stress	外力在物体上起作用时，在内部所产生的单位面积上的力［单位为 Pa（帕）］即为应力。根据发生的方向，有压缩应力、拉伸应力、剪应力。关于复杂的人体组织，在单纯的材料力学模型中很难分析，需要在有限元法模型等中进行分析

续表

温热疗法	Thermotherapy	是通过加温生物体的组织温度，在局部及全身产生生理性效果的疗法。与辐射热方法（红外线疗法等）及传导热方法（水疗、热包疗法、煤油疗法等）相比，变换热（极超短波疗法、超声波疗法等）方法的温热疗法是浸润深度很高的治疗方法。考虑达标的组织及范围，选择最有效的温热方法，此疗法具有改善循环、缓解疼痛、控制肌肉挛缩、镇静作用等效果
溃疡	Ulcer	是由于治愈瘢痕，包括回复的上皮及其周围组织的连续性缺损。将在皮肤上深达全部真皮甚至达到皮下组织的深度缺损称为溃疡
外用制剂	Topical agent	是附着在身体表面的可获得局部性治疗效果的药剂。由有效成分的主剂和保持主剂、从身体表面吸收的基础制剂构成。作为主剂有肾上腺皮质类固醇、非类固醇类消炎镇痛药、控制免疫、抗生素、治疗皮肤溃疡药、止痒药、保湿药等。根据基础制剂的种类有油性软膏、乳剂性软膏（乳液）、露剂、胶浆制剂、粉末制剂等剂型。在外用疗法中有涂抹、粘贴、复合层、密封敷料（occlusive dressing technique，ODT）、喷雾法等
负重	load	指的是作用在物质上的外力。大多数情况下，指的是在身体质量上乘以重力加速度的力，亦即多表示为体重。如果将作用在下方的力称为"下重"的话，当然会引起误解，也有与在负重的跟部的接触压力混合的错误用法。另外，与加载重量后改变重量的"加重"，以及加上比所定的值要大的负担的"过重"读音是一样的，但意思不同，在使用的时候务必注意
痂皮	Crust scab	血清、脓液、坏死组织等干燥后形成硬的结构物。血液干燥后为血痂。在皮肤缺损伤口中创面干燥后容易形成痂皮
关节挛缩	Articular Contracture	关节构造体软组织损伤后的瘢痕粘连及不活动而成为失用性变化的一种，包括关节囊、韧带等软组织缩短，关节可动区域受限制的状态。由于长时间固定等，有筋膜、肌肉及皮肤等原因的情况称为缩短（tightness），通过扩张运动进行改善。还有在关节囊内的骨骼·软骨上的原因，没有关节功能时称为关节强直（ankylosis），可加以区分，未发现扩张运动有效果
感染	Infection	感染是病原微生物侵入身体内部繁殖，呈现出发红、肿胀、灼热感及疼痛等炎症症状的情况。某个程度以下的细菌繁殖，不伴有明显临床症状的情况称为定植（colonization）。感染从局部波及全身，就会引起败血症及菌血症
危险因素	Risk factor	发生压疮中的危险因素分为患者本身具有的个体因素和患者周围环境、护理因素两种。主要包括：①基本的动作能力；②病态骨突出；③关节挛缩；④营养不良；⑤皮肤潮湿；⑥水肿等构成，根据这些评价患者个体具有的发生压疮危险度（易发度）。另外，还有分散身体压力用具及皮肤护理等环境、护理因素
可食率	Eating rate	是实际上摄取食物的比率。一般的计算方法为可食率（%）=（所提供的食物量－剩饭量）/所提供的食物量×100（食物量的单位为g）。将75%以下的平均可食率设定为摄取食物不良状况

基本活动能力	Ability of basic activities	在"关于压疮对策诊疗计划书"（关于基本诊疗费的设施标准及其提交程序的处理步骤，2006 年 3 月 6 日保险医疗公布第 0306002 号）中是 6 个项目之一。其日常生活中的自理度通过可否在床上自主变换体位或是在轮椅上和椅子上可否保持坐姿及排除压力进行判断
90° 规则	Rule of 90 90–90–90 Rule	分散身体压力所用基本技术的一种记忆方法。为了分散在轮椅和椅子上坐姿的压力及防止剪力，需要髋关节、膝关节、足关节的任何角度都成为 90° 左右而通过坐垫等进行调整的方法
急性期压疮 慢性期压疮	Acute phase Pressure ulcer Chronic phase Pressure ulcer	将刚发生压疮后局部病态不稳定时期称为急性期。此时期在发病后有 1～3 周时间。此期间，压疮的状态为发红、紫斑、水肿、水疱、糜烂、表浅溃疡等多种多样的病态。慢性期压疮指的是急性期压疮的持续，感染、炎症、循环障碍等急性期反应消退、组织障碍的程度为固定状态。慢性期的压疮过程中也混合有急性期压疮或是新生压疮的情况
缺血再灌注损伤	Ischemia reperfusion injury	指的是置于缺血环境下的器官中发生血液再灌注时，产生活性氧物种（过氧化物、羟基自由基等）、自由基（一氧化氮等）、炎性细胞因子、化学介质等各种引发炎症的物质，引起了白细胞的活性化，以微血管为中心产生血管内皮损伤及微循环障碍，甚至是发生严重的组织损伤、器官损伤等
近红外线疗法	Near infrared therapy	照射光线中深入生物体内最多的波长带即为近红外线的物理疗法之一。近红外线是红外线中接近可见光且具有 760～2500nm（纳米）波长的电磁波，以促进伤口愈合为目的，可增加局部血流及提升皮肤温度
护理流程	Care algorithm	护理流程指的是为解决某些具体问题及课题所做出的明确步骤、排列出的处理流程。护理流程指的是有关患者的某个具体健康问题预防及管理步骤或是表示决策的方法，大多以流程图的形式表示
经管营养	Tube feeding	指的是仅经口摄取不能满足所需营养量时，使用管子在消化道内进行营养补充的情况。在考虑消化道的结构，以及功能、进行经肠营养的时间、误吞的可能性的基础上，选择给予途径及器具
经口摄取/经口营养	Oral intake/oral Nutrition	指的是从口摄取营养。广义上是包括在经肠营养法中。需要考虑误吞的可能性，选择适当的进食形态
减压	Decompression	与解除压力同样指的是降低接触压力。以毛细血管的内压达到 32mmHg 为基准，也有定义为在其之下为泄压，在其之上为减压。目前没有区别
高压氧疗法	Hyperbaric Oxygen Therapy	是将患者或是患部置于密封高压室中，使之吸入高压氧气的治疗方法。通过直接作用于血浆及缺血病变组织，升高组织的氧分压，达到改善低氧状态目的的治疗方法

外科治疗	Surgical Treatment	压疮治疗大致分为非手术治疗和手术治疗，后者中有手术处置和重建手术。在手术处置中有清除坏死组织（清创）、切开、排脓及潜行切开术等。另外，重建手术中有缝缩术、皮瓣形成术、植皮术、洗净术及畸形矫正、关节固定术等
高热量输液	Total parenteral nuttition（TPN）	利用中心静脉路径，给予包括糖类、氨基酸、脂质、电解质等输液的留置输液法的一种。一般给予包括 10% ~ 12.5% 糖类的输液。也称为中心静脉营养
光线疗法	Phototherapy	将光线照射在皮肤等上面，是利用光化学作用及温热作用的治疗方法。光线以可见光线为基准，在短波紫外线中光化学反应是主要的作用，长波的红外线主要是温热作用。除此之外，还有全相位的激光，通过照射在生物体上可以得到杀菌、破坏细胞、促进免疫、改善循环、镇静作用、缓解疼痛、促进伤口愈合等效果
硬结	Induration	指的是摸起来比正常组织硬的软组织包块。有因组织损伤而产生出血、炎症、组织变性等形成的急性期硬结和愈合后的硬结，亦即瘢痕。发生压疮初期的硬结预示着软组织的损伤，美国国家压疮咨询委员会（National Pressure Ulcer Advisory Panel，NPUAP）在 2007 年修改的病期分类中，对于外形上是浅表性压疮，但在深层能触摸到硬结的压疮，设定了称为(suspected)deep tissue injury(疑似深部损伤压疮)的新病期
好发部位	Common site	指的是某些病变易发的部位（躯体、器官）。在压疮中为骨突出的并且经常承受体重的骶骨部、跟部、大转子部等均为易发部位
老年人	older or elderly	根据世界卫生组织（WHO）的定义，65 岁为老年人（older）、65 ~ 74 岁为前期老年人（early–stage elderly）、75 岁以上为后期老年人（latter–stage elderly）。一般 65 岁以上的人口占总人口的比例称为老年化率。其值超过 7% 时，称为老龄化社会；超过 14% 时，称为老龄社会；超过 21% 时，称为超老龄化社会。日本在 1970 年进入老龄化社会，1994 年进入老龄社会，2007 年进入超老龄社会。中国已进入老龄化社会
细胞因子	Cytokine	将细胞生产、释放出的分子量为 30kD 以下的很小的可溶性蛋白或是糖蛋白，与靶细胞表面的受体结合，通过管理细胞的分化、繁殖、活性化、调节炎症、免疫反应、细胞繁殖等生物体的生理功能的液体因子总称为细胞因子。即使是相同的细胞因子在多样细胞中也会起到各自不同的作用，另一方面，即使是不同的细胞因子在某些细胞中也会具有相同的作用。一般在所产生的局部发挥作用，采取在邻近细胞发生作用的旁分泌模式，或是采取在产生细胞自身上发挥作用的自分泌模式。因为结构不同，所以大致可分为白细胞介素、干扰素、TNF（肿瘤坏死因子）家族、趋化因子

续表

30° 规则	Rule of 30	分散身体压力所用基本技术的一种记忆方法。为了分散在轮椅和椅子上坐姿的压力及防止剪力，需要髋关节、膝关节、足关节的任何角度都成为 30° 左右而通过坐垫等进行调整的方法。①为了分散大转子部、骶骨、肩膀的身体压力为采取半侧卧位时，使用坐垫将身体倾斜 30° 左右，以便扩大肩膀及臀部的接触面积，可以减轻骨突出部的压迫。②从仰卧位转换为半坐位时，为了最大限度降低身体下方的剪力及骶骨的压迫，将半坐位的角度限制在 30° 以下；同时，在半坐位之前，将大腿抬高 30°
自溶	Autolysis	指的是在肉芽形成的初期，通过以从成纤维细胞、血管内皮细胞、表皮细胞、细胞等分泌的蛋白酶为主的蛋白分解酶，以及嗜中性粒细胞、巨噬细胞等吞噬细胞的作用，溶解坏死组织。为了促进自溶，在注意防止感染的同时，重要的是保持伤口的湿润环境
失禁	Incontinence	指的是排泄物（尿、粪、屁）不经意泄漏
湿润环境	Moist environment	指的是通过覆盖皮肤缺损伤口，防止伤口干燥，适当保持包括伤口愈合缺之不可的细胞及细胞因子的渗出液的状态
湿性愈合疗法	Moist wound healing	在潮湿环境下保持创面的方法。在创面上保持包含在渗出液中的多形核白细胞、巨噬细胞、酶、细胞繁殖因子等。对促进自溶、除去坏死组织有效；另外，也是不妨碍细胞迁移的环境
上皮化／上皮形成	Epithelization	缺损的皮肤黏膜在愈合过程中通过上皮，亦即表皮黏膜上皮再次包覆的状态。在皮肤缺损部周围的表皮及从皮肤附属器官重新生长表皮（重生愈合）。但是，在没有残留附属器官的深层皮肤缺损中，创面通过在肉芽组织上置换之后，表皮从周围开始扩张（瘢痕愈合）
压疮重症度分类	Critical grade of pressure ulcer	是将压疮状态按照重症度分类的情况。日本压疮学会开发出了从深度（Depth）、渗出液（Exudate）、大小（Size）、炎症·感染（Inflammation/Infection）、肉芽组织（Granulation）、坏死组织（Necrotic tissue）、潜行（Pocket）7 个项目评价的 DESIGN 工具。现在修改为 DESIGN-R。在其他分类中有 IAET（国际 ET 协会）的分类、美国压疮咨询委员会阶段分类、欧洲压疮咨询委员会的等级分类等
压疮的假定发病率	Presumed incidence rate of pressure ulcers	（在调查日，患有压疮的患者例数 – 住院时已有压疮记录的患者例数）/ 调查日设施住院患者例数 ×100（％） 注：①调查日设施住院患者例数：不包括调查日当天住院、出院或是预计出院、住院者。②一例患者有多个压疮时，按一例患者例数计算。③即使是住院时已有压疮的患者，在住院时新产生压疮时，作为院内发生压疮处理，计入压疮预测发病率中
压疮内压疮	Decubitus in decubitus（D in D）	指的是在 Ⅱ 阶段以上的压疮过程中，会加入新的发生压疮因素，在现有的压疮内形成新的组织损伤。一般是在肉芽组织部位发现有变色及组织缺损。需要改善护理方法

续表

预测压疮发生量表	Predicting scale for pressure ulcer	将患者发生压疮的因素数量化,是预测发生压疮危险性的测量工具。用于鉴定发生压疮危险性的程度和影响发生的因素,通过对这些采取正确的预防对策,减少压疮的发生为目的。利用预测压疮发生量表评价风险最好是根据患者的状态、定期或是患者状态有大的变化时反复进行评价。除了布雷登量表之外,还有适合老年人卧床不起患者的 OH 量表、适合老龄卧床住院患者的 K 式量表、适合居家老人的居家版压疮发生风险评估量表、适合儿童的布雷登 Q 版量表、适合脊髓损伤者的 SCIPUS 量表等
压疮患病率	Prevalence rate of pressure ulcers	在调查日患有压疮的患者例数 / 调查日设施住院患者例数 × 100(%)在某个团体、某个时点具有具体疾病及病态人的比例。分子为在某一时点的患病例数,分母为在其时点团队的全部例数。这个也称为时点患病率,也有将某个团体与某个期间观察期间的患病率"期间患病率" 注:调查日的住院患者例数:不包括在调查日住院或是预计住院的患者。包括在调查日出院或是预计出院的患者。一例患者即使有多个压疮,也只作为一例患者计数
渗出液	Exudates	从缺损上皮的伤口渗出的组织间液。富含蛋白,包括与伤口愈合有关的各种炎症细胞、细胞因子、繁殖因子等
浸润	Maceration	组织特别是角质吸收大量的水分,膨胀为白色的状态。皮肤屏障功能降低,容易引起糜烂及感染。在压疮溃疡的边缘经常能看到
深部损伤压疮	Deep tissue injury(DTI)	是 NPUAP 2005 年使用的专业词汇。在表皮没有剥离的压疮(stageI)中,指的是发现疑似从皮下组织以下深部的组织损伤的压疮。在2007 年修改的 NPUAP 压疮阶段分类中,增加了(suspected)deep tissue injury(疑似深部损伤压疮)的新病期。另外,对于压疮之外的损伤,翻译为"深部组织损伤"
坐姿技术	Seating	是根据考虑重力影响后对身体的评价,灵活运用坐垫等,设计安全舒适坐姿的支援技术。特别是为不能端坐的患者设计坐姿的技术
水疗	Hydrotherapy	是利用静水压、浮力、水中阻力、温热、清洗等物理作用和因含有化学成分的化学作用的治疗方法。在局部的水疗中有漩涡浴、气泡浴、交替浴;在全身浴中有 Hubbard 槽、游泳池,有温热或是寒冷效果、促进伤口愈合、按摩效果及运动效果
皮肤护理	Skin care	是为了保持或是提高皮肤良好的生理功能所进行护理的总称。具体指的是,从皮肤上清除、清洗刺激物、异物、感染源等。阻隔皮肤与刺激物、异物、感染源等的接触,覆盖皮肤消除对皮肤的光热刺激及物理刺激,保持角质层水分的保湿、防止皮肤浸软而除去水分的护理等
剪力	Slide shear	剪力有表示对象与物体的移动造成变位量的"剪力量"(长度单位为 m)和加在对象和物体上的力表示为剪力(力,单位为 N)两个概念,前者为 slide,后者符合 shear

续表

骶骨坐姿	Sitting on sacral bone	是坐在轮椅及椅子上时，使脊柱向后弯，后背依靠着椅子靠背，臀部及大腿滑向前方，髋关节伸展，将大部分身体压力加在骶骨上的体位。是老年人容易站起来的坐姿，因为容易发生压疮，所以需要设计正确的坐姿
清洗压力	Washing Pressure	是清洗时所用的压力。作为利用水压效果清洗时的设定值，在有关压疮领域中使用的是成为 psi 的单位，但使用的是码磅单位，在国际单位中使用 Pa（帕斯卡）
剪应力	Shear stress	是通过外力，作用于任意断面的应力
前倾位	Senuki	是后背临时离开床及轮椅，释放剪力的方法
清洗	Washing	指的是利用液体的水压及溶解作用，从皮肤表面及伤口表面去除化学刺激物、感染源、异物等。根据清洗液的种类，有利用生理盐水的清洗、利用自来水的清洗，还有在此之上组合肥皂及清洗剂等表面活性剂进行被称为肥皂清洗等的方法。另外，还有希望通过水量增加效果的方法及通过水压增加效果的方法
创缘	Wound edge	指的是包围伤口周围表皮的最内侧。表皮化进一步发展的话，其边界容易模糊不清
伤口愈合过程	Wound healing process	刚形成伤口时的生物反应包括炎性反应，在广义上可以说是全部针对愈合的反应。因为炎症皮肤发红、其中损伤皮肤的中央部位在褪色的同时，形成了包括皮肤的"硬的坏死组织"（焦痂，eschar）。此焦痂从褐色逐渐变为黑色，除去焦痂的话，则现出了皮下的黄色坏死组织。排除、溶解坏死组织后取而代之的是红色肉芽组织的生长，不久，完成表皮化后，覆盖在脱色的皮肤上。将此过程称为凝固期、炎症期、生长期、重新构成期等。另外，根据压疮创面的颜色有黑色期、黄色期、红色期、白色期等简单的表示方法
创伤敷料	Wound dressing	创伤敷料大致分为敷料（现代的创伤敷料）和纱布等医疗材料（传统的创伤敷料）。前者是保持湿润环境，为伤口愈合提供最适宜的环境的医疗材料，根据创伤状态及渗出液量，需要分别使用。后者在渗出液少的情况使用，伤口会干燥，不能保持湿润环境。也有将通过敷在伤口上，保持湿润环境，给伤口提供最适宜环境的以往纱布之外的医疗材料成为创伤包覆材料或是敷料
繁殖因子 / 生长因子	Growth factor	是促进细胞繁殖、分化因子的总称。几乎全部是缩氨酸，通常，在所产生的局部发挥作用，采取作用与近邻细胞的旁分泌或是作用于产生细胞自身的自分泌模式。典型的有成纤维细胞生长因子（fibroblast growth factor，FGF）、表皮细胞生长因子（epidermal grouth factor，EGF）、血小板衍生生长因子（platelet-derived growth factor）、转化生长因子（transforming growth factor- α /- β，TGF-α /- β）、肝细胞生长因子（hepatocyte growth factor）等
调整创面环境 / 准备创面床	Wound bed Preparation	为了促进伤口愈合，调整创面环境的做法。具体是除去坏死组织、减轻细菌负荷、防止伤口干燥、管理过多的渗出液、处理潜行及创缘

续表

触底	Bottoming out	指的是即使利用了分散身体压力用具，身体表面与下面硬的支持面接触，没有起到分散身体压力效果的状态。手掌向上连手臂一起伸进分散身体压力用具下面时，与分散身体压力用具上的身体接触，能感觉到重量的现象
TIME	TIME	创面环境调整（wound bed preparation）是由 Schults 提出的对坏死创伤的治疗的概念。关于 wound bed preparation 提示应该排除的 4 个项目。分别取以第一个字母，叫作 TIME ·Tissue non-viable or deficient: 坏死组织或没有活性的组织 ·Infection or inflammation: 感染或是炎症 ·Moisture imbalance: 湿润不均衡 ·Edge of Wound-non advancing or undermined epidermal margin：伤口边缘的表皮生长不良或是有表皮上翻 通过对这 4 个项目的治疗，对治疗没反应的慢性创伤变为对治疗有反应并开始愈合
身体压力、接触压力	Interface Pressure	皮肤表面和接触面之间在垂直方向产生的作用力成为接触压力，其中因重力产生的压力成为身体压力
分散身体压力	Pressure Redistribution	指的是采取卧位及坐位时，减少长时间在同一部位产生压力的方法。有扩大身体和寝具及椅子等的接触面，降低某一个部分的身体压力的方法和经时性移动产生很高身体压力两种方法
分散身体压力用具	Pressure Redistribution Devices	通过扩大接触面积，减少和床、椅子等支持体接触时单位体表面承受的压力，或是通过经时性移动所加压力的部位，减少长时间、同一部位承受的压力的用具。用于卧位的用具除了特殊床垫之外，还有床垫及坐垫叠加使用的上铺坐垫式床垫、床垫，以及坐垫交替使用的交替式床垫等，用于座位的铺在轮椅和椅子上的坐垫及调整坐姿的靠垫等。用于分散身体压力用具的材质有气体、水、聚氨酯泡沫、凝胶、橡胶等
变化体位	Changing Position	指的是通过变换身体朝向、抬头角度、身体的舒适度、姿势等，移动与床、椅子等支持体接触而承受体重被压迫的身体部位的方法
蛋白分解酶	Proteolytic enzyme	是加水分解蛋白质及缩氨酸的肽键，生成缩氨酸及氨基酸的酶组。过去将以蛋白质为基质的作为蛋白酶、以合成缩氨酸为基质的作为肽蛋白解酶。现在，将切断蛋白质·缩氨酸链排列中央称为肽链内切酶（endopeptidease），包含以往被分类为蛋白酶的一大部分酶。另一方面，将从蛋白质·缩氨酸链的末端大约每隔 1.2 氨基酸残基切断后称为肽链端解酶（exopeptidase），以往被分类为蛋白酶的大部分属于此类。蛋白分解酶广泛存在与生物界，其生理功能为消化营养蛋白质、分解和重新利用废弃的结构蛋白质、活性化、以及不活性化功能蛋白质、防御生物等丰富多彩。在压疮中主要是分解坏死组织的胶原等蛋白质，起到清洁化伤口的作用

续表

超声波疗法	Ultrasound Therapy	是在生物体上照射超声波（2万Hz以上）的疗法。有连续波的温润作用和脉冲波的机械振动作用（非温热作用）。前者有改善循环、缓解疼痛、管理肌肉痉挛、镇静作用等，后者有减轻水肿、促进伤口愈合、浸透经皮药等效果。在照射超声波时，需要在皮肤上涂抹传播物资（超声波用啫喱）。超声波频率越高在浅层组织的吸收率越高，在深部使用低频超声波
营养不良	Malnutrition	营养不良指的是生物体在维持生命活动的基础上所需要的能量（热量）及各种营养素处于缺乏状态。一般的营养不良可以分为两大类：①蛋白和热量均为缺乏状态；②基本能保持热量摄取，但是明显缺乏蛋白的状态；但大多为这两种类型的中间型的Marasmus-Kwashiorkor型
DESIGN	DESIGN	是日本压疮学会2002年公布的判断压疮状态的量表，是由深度、渗出液、大小、炎症/感染、肉芽组织、坏死组织、潜行7个项目构成的评价工具。有用大小写文字表示重度、轻度分类程度用的工具，和为了监控愈合过程而数量化的评价过程用工具。后者有2002版和不仅是评价压疮过程，还可更正确判断重症度的DESIGN-R［2008年修改版，R为rating（评价、评分）的第一个字母］两种
电刺激疗法	Electrotherapy	是通过在经皮的生物体上通上电流，获得治疗效果的疗法。由于交流电刺激可兴奋神经、收缩肌肉，因此具有改善运动功能、替代·再建运动功能、缓解疼痛等的效果。直流微弱电流刺激时有促进伤口愈合的效果，通过导入离子法有经皮药浸透等效果
电磁波疗法	Electromagnetic wave therapy	电磁波短波中分为γ射线、X射线、紫外线、可视光线、微波、电波。γ射线、X射线称为电离放射线，具有很强的细胞毒性。紫外线、可视光线、微波为非电离放射线，被生物体成分吸收后产生化学反应和热。电波不被人体组织吸收。用于治疗时，根据波长被称为放射线疗法（γ射线、X射线）、紫外线疗法、光线疗法、温热疗法（红外线、微波）。使用各种波长激光的激光疗法也是电磁波疗法的一种
头部抬起	Head-side up	采取仰卧位者，抬高在床上的上半身的状态。此时，在背部、骶骨、尾骨由于产生了剪力，所以容易患压疮，则需要通过抬高头部等，解除剪力。此外，作为同义词还有半坐卧位（Fowler position）、半卧位（semi- Fowler position）
敷料	Dressing	指的是包覆伤口的医疗材料等，以及使用这些包覆伤口的行为。一般是用于为伤口愈合完善局部环境、隐蔽伤口、除去疼痛、预防感染的目的

肉芽组织	Granulation tissue	是回归对组织损伤的修复·炎性反应，从周围健康部位向组织缺损部位生长繁殖·被补充的结缔组织，参与伤口的收缩·上皮化。其名称来自看上去带点红色非常柔软。有新生血管、炎性细胞、成纤维细胞及其产生的胶原纤维等基质构成，随着逐渐陈旧化血管及细胞减少直至消失，取而代之的是成纤维化的进展，最终成为瘢痕组织。此外，良性肉芽表面呈细颗粒状鲜红色的外观，是具有很强繁殖力的结缔组织，表示处于适度的湿润环境下。另一方面，不良肉芽的表面粗糙，外观呈淡红色或是暗红色，是繁殖力很低的结缔组织，预示着在其环境中存在有抑制因子
日常生活自理程度	Daily life Independence Level	是表示行动不便老年人在日常生活中具有什么程度的自理能力的尺度，以需要看护的程度为标准进行判断。在厚生省大臣官房老人保健福利部长通知（老健第 102-2 号、平成 3 年）公布的判断标注中等级 J 为生活可以自理，等级 A 为半卧床不起，等级 B、等级 C 为卧床不起
卧床不起状态 / 卧床不起	Bedridden state	指的是因衰老、身体上及精神上疾病·障碍等，长期卧床的状态。一般指的是符合"行动不便老人的日常生活自理程度（卧床程度）判断标准"（平成 3 年 11 月 8 日老健第 102-2 号，厚生省大臣官房老人保健福利部长通知）的等级 B、等级 C 的状态。但是，没有规定疾病和行动不便的种类及程度、卧床期间等
生物膜	Biofilm	细菌等定植在创面及体表面，由于菌体及之后分泌的菌体外多糖体等，形成了覆盖在菌体表面的膜，其中有产生的细菌复合系。这种膜成为生物膜。铜绿假单胞菌及金黄色葡萄球菌是典型的生物膜形成菌，因噬菌作用及显示出对抗生素强烈抵抗性而广为人知
失用综合征	Disuse syndrome	是因行动不便、不活动、活动量小、长期卧床等随着过程的推移而产生的退行性病态、二级肢体功能障碍的总称。通过早期下床等可以预防。此外，退行性病态、二级肢体功能障碍指的是萎缩、皮肤损伤、关节挛缩、肌力降低、心血管·呼吸器官功能降低、泌尿器官·消化系统的功能降低、代谢·内分泌系统减低、精神功能低下等
瘢痕愈合	Cicatricial Healing	在创伤愈合中，有缺失组织、器官等重生愈合和仅恢复组织连续性的瘢痕愈合。在压疮中，前者符合"表浅慢性压疮（d）"的愈合过程，后者符合"深度慢性压疮（D）"的愈合过程。在瘢痕愈合中缺损部分不是通过修复过程重生，是在去除了坏死组织的创面上形成了肉芽组织，这些肉芽组织变化为瘢痕组织直至愈合
非接触型常温疗法	Noncontact Normothermic Wound therapy	是以改善伤口的血液循环为目的，利用 WarmUp 治疗器，每天数次，不接触发热体而将伤口温度保持在 38℃的治疗方法。对压疮等有效，但是现在没有使用
拉伸应力	Tensile stress	通过外力，作用在拉伸方向上的应力
糜烂	Erosion	不留下瘢痕，包括可以重生愈合的上皮或是其底层组织的缺损。在皮肤上直达表皮或是真皮浅层（残存有部分毛囊）的缺损称为糜烂

续表

皮肤·排泄护理认证护士	Certified Nurse in Wound，Ostomy and Continence Nursing	在创伤·造瘘术·失禁护理领域中，利用熟练的护理技术和知识，通过担负起实践、指导、咨询关爱三种职责，为实现高水平的护理实践，以及看护护理的普及和提高质量做出贡献的护士。皮肤·排泄护理认证护士具有日本颁发的保健、助产及护理中任意一种资格证书、有 5 年以上临床经验，其中有 3 年以上创伤·造瘘·失禁领域的经验，日本护士协会认证审查合格者。中国也有这样的认证机构
病态骨突出	Morbid bony prominence	OH 量表中 4 个危险因素之一，指的是由于臀部肌肉失用萎缩及长期营养不良状态而造成臀部皮下脂肪减少而骶骨相对突出的状态。由骶骨和臀部软组织的高低差（突出度）决定。应与大转子、髂骨角等解剖学上的骨突出（bony prominence）相区别
水肿	Edema	是在皮肤、黏膜、皮下组织、内脏等间质上积存有过多的组织间液的状态。在皮肤上按压后会留有指压压痕。由于炎症、低蛋白血症血浆向血管外转移增加了组织间液和因淋巴管的闭塞及心脏衰竭等引起循环衰竭等而抑制了组织间液的回流。是发生压疮危险因素之一
物理疗法	Physical agents	是在生物体上利用物理刺激方法的治疗方法。物理方法有热、水、光线、超高频、电、超声波、振动、压力、牵引等物理能量。物理疗法中有温热疗法、寒冷疗法、水疗、光线疗法、超高频疗法、电刺激疗法、超声波疗法、负压疗法、高压氧疗法、牵引疗法等。以舒缓疼痛、促进伤口愈合、促进筋·韧带等额组织弹性等目的时可进行物理疗法。此外，physical therapy 用于表示一般理学疗法的专业词汇，为了避免混淆，在物理疗法中习惯性使用 physical agents 表示治疗方法
封闭性敷料 / 保持渗出液敷料	occlusive dressing/ moisture–retentive dressing	不使伤口干燥，希望湿润环境疗法（moist wound healing）的所有覆盖法均称为封闭性敷料，是利用以往的纱布敷料之外的现代化的创伤包覆材料的敷料的总称
潜行	Undermining Tunneling	比皮肤缺损部位更为扩大的创伤腔体称为潜行。覆盖潜行的体壁称为顶壁或是顶盖
定位	Positioning	指的是具有运动功能障碍者，灵活运用坐垫设定身体各部位相对位置的关系，安全舒适地保持符合目的的姿势（体位）

续表

发红	redness	由于红斑（erythema）或是初期的紫斑（purpura）产生的表皮的红色总称为发红。红斑指的是由于真皮的毛血管扩张或是充血而引起的皮表发红的出疹子的名称。另一方面，紫斑是由于真皮内出血（红细胞漏出血管外）而产生的皮表的色调变化。这样，我们往往就认为可以很明确地区分红斑和紫斑，但是，其中间还存在有灰色地带（参见下图） **发红和红斑、紫斑的关系** 亦即，紫斑正如其名，是随着时间的推进而逐渐变为紫色，但是出血后看上去是红色的，用玻片按压后红色不消退。这种情况暂时称为"持续发红"，需要慎重观察其过程
摩擦 / 摩擦力	Friction	是在对象表面发生的外力。单位为 N。在力作用的负载面和平行方向上产生。眼睛能看到的部分有静止的和移动的，摩擦系数不同，静止时的系数成为静摩擦系数，移动时的系数称为动摩擦系数
慢性皮肤溃疡	chronic skin ulcer, chronic wound	在具有压疮、小腿静脉瘤、糖尿病等、血液流通障碍、感染、营养不良等延迟伤口愈合因子的患者上产生的难治性皮肤溃疡
带入压疮	Carry-in Pressure ulcer	指的是住院 / 进保健所 / 回家的患者已经罹患的压疮
临界定植	Critical Colonization	指的是迄今为止获得伤口部位微生物环境的方法不是无菌就是有菌，现在流行的是连续掌握两者（bacterial balance 的概念）。亦即，将伤口部位的有菌状态分为污染（contamination）、定植（colonization）、感染（infection）等而连续掌握，发现是由于其细菌对伤口部位的负荷（bacterial burden）和生物体方面抵抗力的平衡而产生了感染。临界定植位于其中的定植和感染之间，由于两者的平衡，比起定植，细菌数繁殖的更多，是向感染转移的状态
激光	Laser	激光是组合了 light amplification stimulation by emission of radiation 首字母实词的合成词通过诱导释放出在激光元素内的自然光而进行放大，导出的几乎是同相位的光线，具有单色、指向性、高亮度的特性。在治疗压疮中，低响应级别的激光用于促进肉芽形成的目的，高响应性级别的激光用作激光手术刀等

续表

瘘孔癌	Fistula orifice carcinoma	是指长期炎症瘘孔所形成的癌变。瘘孔的原因多为骨感染，骨髓炎，化脓性关节炎，压疮。一般认为，癌变的发生率为5‰。瘘孔癌变的原因，是炎症刺激，局部免疫力降低。症状是创面渗出物增多，恶臭，局部火山状肉芽或菜花状，癌变部位的骨质疏松和吸收。癌变的病理多为鳞状上皮癌。尚无根治的办法，对放疗、化疗都不敏感。早期治愈瘘孔是预防癌变的根本
压疮癌变	Bedsore canceration	是指长期压疮恶性变。多见于脊髓损伤后坐骨部压疮及脊髓不完全损伤的足跟部压疮。这类患者的特点是年轻，压疮可以长期存在而没有治愈。根据压疮的形态可分为囊穴状压疮癌变，主要是坐骨部压疮癌变和扁平状压疮，多见于足跟部压疮癌变。癌变后分泌物恶臭，创面有火山状肉芽，组织学改变为扁平上皮癌。癌变的原因多认为是炎症长期刺激。压疮癌变治疗效果不好
伊利扎罗夫技术	Ilizarov Technology	是俄罗斯库尔干全科医师 Ilizarov 发明的治疗骨关节外伤与疾病的技术。主要原理是牵张应力骨再生的原理。主要适应于骨不愈合、骨不连、骨缺损、骨畸形、肢体短缩的治疗与修复。在中国得到广泛的应用。是近代骨科的里程碑技术
骨搬运法	bone transport	是通过 Ilizarov 技术使短缩的骨头变长，达到与正常骨相同的长度。主要分为单纯骨延长和短缩骨延长。延长的方法是在正常部位截骨，通过 Ilizarov 机械每日使骨头延长。延长的速度一般为每日 0.1mm
急性短缩延长术	acute shortening distraction	是病灶彻底切除后将远近端一次对接、加压融合。在正常骨部位再做延长，还原骨的长度。其优点是对接点愈合快，能够缩短带外固定架的时间 a.病灶整块切除；b.一期短缩固定；c.确定感染控制后，追加固定环，在正常部截骨。d.待机延长，1d0.5~1.0mm，两下肢等长后等待骨皮质化（本图由王伟、王兴义、王公奇，绘）
胫骨与中足骨融合	Tibia and Metatarsus bone fusion	足跟部长期感染压疮造成跟骨缺损、距骨缺损的情况下，为抢救重建足部功能而设计的手术方法。将胫骨与中足部的骨用 Ilizarov 法加压融合。该手术最早由王兴义、王伟、王公奇发明创用，取得良好结果

续表

胫骨与前足骨融合 / 胫骨与跖骨融合术	Tibia and Metatarsal bone fusion	足跟部长期感染压疮造成跟骨缺损，距骨缺损，中足骨缺损，仅 仅遗留跖骨的情况。为修复重建足部功能，将前足后移与胫骨融 合。该手术最早由王兴义、王伟、王公奇发明创用，取得良好 结果 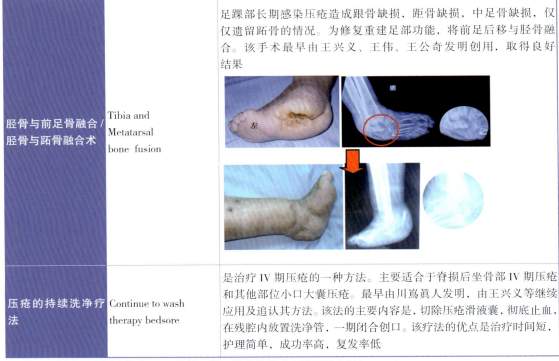
压疮的持续洗净疗 法	Continue to wash therapy bedsore	是治疗 IV 期压疮的一种方法。主要适合于脊损后坐骨部 IV 期压疮 和其他部位小口大囊压疮。最早由川嶋眞人发明，由王兴义等继续 应用及追认其方法。该法的主要内容是，切除压疮滑液囊，彻底止血， 在残腔内放置洗净管，一期闭合创口。该疗法的优点是治疗时间短， 护理简单，成功率高，复发率低

（日本褥疮学会褥疮指南 2015 年第 2 版，并在此基础上增添新内容）

（王兴义）